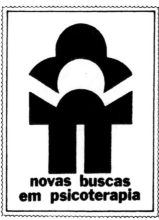
novas buscas
em psicoterapia

VOL. 21

Dados Internacionais de Catalogação na Publicação (CIP)
(Câmara Brasileira do Livro, SP, Brasil)

Atravessando : passagens em psicoterapia / John Grinder e Richard Ban-dler ; [tradução de Maria Sílvia Mourão Netto]. 6. ed. – São Paulo: Summus, 1984.

(Novas buscas em psicoterapia ; 21)
Direção da coleção : Paulo Eliezer Ferri de Barros.

ISBN 978-85-323-0179-6

1. Hipnotismo - Uso terapêutico 2. Linguagem - Psicologia 3. Psicoterapia I. Bandler, Richard. II. Título. III. Título: Passagens em psicoterapia.

84-0298

17. e 18. CDD-615.8512
17. e 18. CDD-401.9
17. CDD-616.891
18. CDD-616.8914
NLM-WM 415

Índice para catálogo sistemático:

1. Hipnotismo : Uso terapêutico : Medicina 615.8512 (17. e 18.)
2. Neurolinguística : Programação : Psicoterapia : Medicina 616.891 (17.) 616.8914 (18.)
3. Programação neurolinguística : Psicoterapia : Medicina 616.891 (17.) 616.8914 (18.)
4. Psicolinguística 401.9 (17. e 18.)

www.summus.com.br

Compre em lugar de fotocopiar.
Cada real que você dá por um livro recompensa seus autores
e os convida a produzir mais sobre o tema;
incentiva seus editores a encomendar, traduzir e publicar
outras obras sobre o assunto;
e paga aos livreiros por estocar e levar até você livros
para a sua informação e o seu entretenimento.
Cada real que você dá pela fotocópia não autorizada de um livro
financia o crime
e ajuda a matar a produção intelectual de seu país.

ATRAVESSANDO

Passagens em psicoterapia

John Grinder e Richard Bandler

summus editorial

Do original em língua inglesa
TRANCE-Formations
Neuro-Linguistic Programming and the structure of hipnosis
Copyright© 1981 by John Grinder e Richard Bandler
Direitos desta tradução reservados por Summus Editorial

Tradução: **Maria Silvia Mourão Netto**
Capa: **René Einsenbart**
Direção da coleção: **Paulo Eliezer Ferri de Barros**

Summus Editorial
Departamento editorial
Rua Itapicuru, 613 – 7º andar
05006-000 – São Paulo – SP
Fone: (11) 3872-3322
http://www.summus.com.br
e-mail: summus@summus.com.br
Atendimento ao consumidor

Summus Editorial
Fone: (11) 3865-9890

Vendas por atacado
Fone: (11) 3873-8638
e-mail: vendas@summus.com.br

Impresso no Brasil

Novas Buscas em Psicoterapia

Esta coleção tem como intuito colocar ao alcance do público interessado as novas formas de psicoterapia que vêm se desenvolvendo mais recentemente em outros continentes.

Tais desenvolvimentos têm suas origens, por um lado, na grande fertilidade que caracteriza o trabalho no campo da psicoterapia nas últimas décadas, e por outro, na ampliação das solicitações a que está sujeito o psicólogo, por parte dos clientes que o procuram.

É cada vez maior o número de pessoas interessadas em ampliar suas possibilidades de experiência, em desenvolver novos sentidos para suas vidas, em aumentar suas capacidades de contato consigo mesmas, com os outros e com os acontecimentos.

Estas novas solicitações, ao lado das frustrações impostas pelas limitações do trabalho clínico tradicional, inspiram a busca de novas formas de atuar junto ao cliente.

Embora seja dedicada às novas gerações de psicólogos e psiquiatras em formação, e represente enriquecimento e atualização para os profissionais filiados a outras orientações em psicoterapia, esta coleção vem suprir o interesse crescente do público em geral pelas contribuições que este ramo da Psicologia tem a oferecer à vida do homem atual.

Índice

Apresentação da edição brasileira	9
Prefácio	13
I *Introdução*	17
Exercício 1	20
Exercício 2	24
Exercício 3	40
Resumo	47
II *Induções Simples*	49
Indicador e Comando Verbal: Exercício 5-4-3-2-1	50
Indicador e Comando Não-Verbal	58
Sistemas Representacionais Sobrepostos	59
Captação de um Estado Anterior de Transe	65
Estados de Transe que Ocorrem Espontaneamente	66
Exercício 4	70
Estados de Transe de Ancoragem	78
Assinalação de Análogos	80
Exercício 5	83
Discussão: Ordens Negativas e Polaridades	84
III *Induções Avançadas*	87
Induções de Influência e Interrupção de Padrão	87
Sobrecarga	97
Poder Pessoal	102
Realidades Embaralhadas	103
Exercício 6	106
Incorporação e Lidar com Ab-reações	108
Bênção	116
IV *Utilização*	119
Instruções de Processo	119
Mudança Generativa: Sonho Hipnótico	137

Exercício 7 139
Rotinas de Limpeza 141
Construindo Generalizações: Uma Utilização Hipnótica 143

V *Remodelando no Transe* 159
   Introdução 159
   Remodelar 159
   Esboço de Remodelagem 182
   Discussão 183

VI *Técnicas de Utilização Específica* 205
   Gerador de Novos Comportamentos 205
   Esboço de Gerador de Novos Comportamentos 209
   Identificação de Transe Profundo 212
   Controle da Dor 217
   Amnésia 221
   Recuperação da História Pessoal 225

VII *Calibragem* 231
   Exercício 8 233
   Exercício 9 234
   Exercício 10 235
   Adivinhação pela Bola de Cristal 236

VIII *Auto-Hipnose* 245
   Discussão 251

IX *Perguntas* 257
   Bênção 269
Apêndice I 273
Apêndice II 273
Bibliografia 289
Glossário 291

Apresentação da Edição Brasileira

Em 1977 tomei contato pela primeira vez com a *Programação Neurolingüística* (P.N.L.), definida como um conjunto de técnicas que ensinam a entender os processos internos das pessoas através da identificação dos padrões de linguagem verbal e extra-verbal.

O primeiro livro traduzido para o português, e cuja edição lamentavelmente está esgotada, *A Estrutura da Magia* diz, à pág. 64: "Um dos mistérios no campo da terapia é que embora as várias escolas de psicoterapia tenham diferentes formas, todas alcançam sucessos até certo ponto".

Claro que boa parte disso depende essencialmente da capacidade intuitiva dos terapeutas, e quanto mais "magos" eles foram ou são, mais brilhantes os resultados.

Grinder e Bandler consideram entre os grandes "magos" terapeutas modernos, Fritz Perls, criador da *Terapia da Gestalt,* Virginia Satir, grande terapeuta de famílias, e Milton Erickson, psicanalista e hipnólogo criador de formas originais de indução hipnótica.

Todavia, uma análise cuidadosa dos métodos desses autores demonstra claramente que de alguma forma intuitiva eles criaram técnicas capazes de, magistralmente, atingir o fulcro do problema e da angústia.

Se técnicas existem elas podem ser estudadas, codificadas e ensinadas.

No livro que citamos acima, Grinder e Bandler demonstram claramente como o modelo de linguagem que um indivíduo possui amplia ou reduz a compreensão do mundo exterior. Cada humano interage com esse mundo principalmente através da representação lingüística que ele faz do mesmo. Um mapa, porém, não é o território que representa, como afirma Korzybski, e portanto as interpretações dependem da riqueza desse modelo.

Quando muito empobrecido dificultará o contato, reduzindo as opções para enfrentação da realidade, estreitando o mundo a ponto de torná-lo dolorosamente insuportável.

A P.N.L. cria um *metamodelo* de linguagem para uso terapêutico.

Neste novo livro enfatiza-se principalmente a formação dos estados de transe e a rica fenomenologia da hipnose a partir da moderna visão ericksoniana.

Com a poderosa penetração da psicanálise, principalmente no mundo ocidental, o hipnotismo foi relegado a um plano secundário. A hipnose, considerada inadequada e até inútil e maléfica, por muitos autores, teria sido praticamente esquecida não fosse a obra de cientistas do peso de um Pavlov, Schultz e Erickson.

Nos últimos dez ou quinze anos a hipnose voltou a ser fartamente utilizada em campo psicoterapêutico, mas as velhas perguntas: O que é hipnose? O que são estados de transe? e diria até, o que é vigília? permanecem sem resposta global e definitiva.

Grinder e Bandler, como outros antes deles, afirmaram: "Não há nada que se possa fazer com a hipnose, que não possa ser realizado em vigília."

Todavia, a hipnose afrouxa a pessoa, estabiliza um estado de consciência alterada para que a mesma possa ser mais útil.

Há pouco mais de vinte anos, quando a hipnose era diversão teatral no Brasil, um grupo de médicos obteve que sua utilização fosse legislada, e — por absoluto desinteresse por parte dos psicólogos da época —, somente aos médicos e dentistas foi permitido manipular "oficialmente" o transe hipnótico.

Claro está que legislar sobre algo tão indefinido cria situações absurdas e até cômicas, pois os mesmos estados de transe surgem no relaxamento de Schultz (apesar do fato de que o autor acreditava ter obtido algo diferente) e em outros tipos de "relaxamento" como na ioga, e mesmo no uso do "Hot Seat" de Perls, ou nos rituais do candomblé. Certos estados passionais e o próprio orgasmo pode ser considerado um estado de transe e não creio que possa ser legislado como acima.

Este livro demonstra ainda que a "dor" não é parte obrigatória da terapia, e que lembranças dolorosas podem ser canceladas ou, pelo menos, bem atenuadas em inúmeros casos, sem inconvenientes nem necessidade de transferência.

Transforma o conceito teórico de *inconsciente* numa realidade quase palpável, com a qual podemos conversar através de um sistema digital de intercomunicação.

Enfim, o livro é rico em técnicas fortemente ativas e utilizáveis por terapeutas de linhas diversas.

Aconselhamos, todavia, aos interessados que leiam principalmente *A Estrutura da Magia, Sapos em Príncipes* (Summus, 1982), *Resignificando* (Summus, 1986) e *Neurolinguistic Programming* (este último ainda sem tradução para o português), todos de Grinder e Bandler e o último com Robert Dilts e outros.

É uma leitura por vezes difícil mas fortemente enriquecedora.

Livio Tulio Pincherle

Nota à Edição Brasileira

A Sociedade Brasileira de PNL obedece aos padrões estabelecidos pela "American Society of Neuro Linguistic Programming", entidade que controla a qualidade dos cursos a nível mundial. No Brasil, aproximadamente 4.000 pessoas e empresas já passaram pelos programas de treinamento promovidos pela Sociedade Brasileira de Programação Neurolingüística.

Escrever para a Sociedade Brasileira de PNL é a maneira de garantir a qualidade do treinamento/serviços recebidos, além do endosso de Richard Bandler e John Grinder no Brasil.

Sociedade Brasileira de Programação Neurolingüística
Rua Camilo Nader, 300 - 14.º
05688 São Paulo, SP
Brasil

Prefácio

Hipnose é uma palavra que normalmente obtém respostas fortes das pessoas, algumas positivas, outras negativas. Certas pessoas consideram-na um embuste ou algo que só presta para fazer as pessoas agirem como galinhas; há quem pense que cura tudo, de caspa até pé chato e há aqueles que a consideram tão perigosa que deveria ser completamente abandonada. Experiências de transe têm existido em formas diferentes durante séculos, normalmente cercadas pela mística de algo "mágico" e inexplicável. O que este livro tem de peculiar é o fato de transformar o "mágico" da hipnose em procedimentos específicos compreensíveis que possam ser usados não apenas na realização de "hipnose" como também na comunicação diária.

Quando John Grinder e Richard Bandler fazem juntos um seminário sobre hipnose, em geral um deles diz: "Toda comunicação é hipnose", enquanto o outro diz: "Discordo, nada é hipnose; a hipnose não existe". Existe uma acepção dentro da qual ambos estão certos, na qual estão ambos dizendo a mesma coisa.

Se eu lhes falar a respeito de mergulhar * como fiz em minha recente lua-de-mel em Yucatan, descrevendo-lhes os rápidos movimentos dos peixes tropicais, de cores brilhantes, o som rítmico das ondas mansas batendo na praia e a sensação de subir e descer com as ondas mornas enquanto esquadrinhava o cenário subaquático, é de se esperar que eu consiga alterar-lhes o estado de consciência, de modo que possam experienciar alguma representação daquilo que eu experienciei. Se vocês ficarem entusiasmados com a idéia de irem lá também, terei empregado os mesmos padrões de comunicação que são utilizados por hipnotizadores eficientes... e por eficientes poetas, vendedores, pais e mães, políticos, líderes religiosos, etc. Se vocês

---

* Em inglês *snorkelling* = tubo para respirar embaixo d'água, que recebe o mesmo nome, *snorkel* ou *schnorkel*. (NT)

entenderem hipnose como a alteração do estado de consciência de alguém, então qualquer comunicação efetiva é hipnose. Um dos padrões hipnóticos mais simples é a "ordem negativa". Se eu disser: "não pense no azul", você *tem* que pensar no azul a fim de entender minha frase. Se um hipnotizador disser: "Não quero que vocês se relaxem cedo demais", o ouvinte muitas vezes descobre-se no início de um relaxamento como forma de entender o que querem dizer aquelas palavras. Iniciar com uma negação simplesmente alivia no ouvinte qualquer pressão de responder. O mesmo padrão é freqüentemente usado de forma inadvertida para a obtenção de respostas *indesejadas*. O pai ou mãe bem-intencionado pode dizer ao filho "Não derrube o leite", ou "Não tropece". O marido bem-intencionado pode dizer: "Não fique aborrecida", ou "Não quero que você fique preocupada com o que estiver acontecendo durante sua ausência". O ouvinte tem que de alguma forma representar o comportamento não desejado a fim de compreender o que foi dito, o que torna *mais* provável o comportamento indesejado. Desavisadamente, de certo modo, ele ou ela "hipnotizam" a criança ou o cônjuge, para uma resposta *indesejada*.

O mesmo padrão pode ser empregado para conseguir respostas mais úteis das pessoas, estejam elas em "transe" ou não. "Não fiquem muito curiosos a respeito do que irão aprender lendo este livro". "Não diria a vocês que ficassem muito ansiosos para descobrir como irão se modificar, de forma confortável, durante as próximas semanas". Uma vez que a hipnose não difere fundamentalmente de qualquer outra comunicação efetiva, "não existe essa tal de hipnose", enquanto processo separado e distinto.

A maioria dos livros apresenta a hipnose como algo que você se senta e faz consigo próprio ou com alguém mais, por um período delimitado de tempo, em geral com o intuito de solucionar problemas. Se você ainda considerar a hipnose dentro dessa óptica, após ter lido este livro, estará se impedindo de ter estes instrumentos em sua modalidade mais importante, ou seja, em sua própria vida. Os padrões de comunicação descritos neste livro são por demais úteis para serem abandonados sobre uma cadeira hipnótica em qualquer lugar. A maior parte das satisfações que todos desejamos na vida não acontece numa cadeira de hipnose; acontece com as pessoas que amamos, com o trabalho que realizamos e com as formas pelas quais nos divertimos e gozamos a vida.

Vocês podem usar de muitas maneiras as informações constantes deste livro, tanto pessoal quanto profissionalmente. Uma destas maneiras é a realização de mudanças *remediativas* quando da solução de problemas e da remoção de obstáculos. Este é o modo pelo qual a hipnose é normalmente utilizada para parar de fumar, perder peso, enfrentar medos irracionais, e assim por diante.

14

Mas vocês também podem se valer destas informações de maneira evolutiva para desenvolvimento próprio e para um aumento contínuo das próprias habilidades e alternativas de vida, aprendendo a fazer *melhor* o que já fazem bem. Podem conseguir isso de modo simples, como seja, aprender a comunicar-se com a família e com os sócios mais eficientemente, a fazer amor de modo mais satisfatório, aprender novas habilidades com mais facilidade e assim por diante. Podem também aprender como realizar transformações ainda mais abrangentes no seu modo de viver.

Grande parte do material deste livro é derivado da observação sistemática e cuidadosa que Bandler e Grinder realizaram sobre o trabalho de Milton H. Erickson, M. D. Até sua morte em 1980, Erickson era amplamente considerado como o maior médico hipnotizador do mundo. Era consagrado por seu trabalho bem-sucedido e muitas vezes "milagroso" com clientes "impossíveis", bem como famoso por seus vastos trabalhos sobre a hipnose.

Há muitos anos atrás, fui visitar Milton Erickson em sua casa em Phoenix. Após ter ele descrito alguns de seus memoráveis trabalhos com clientes, perguntei-lhe como é que sabia usar uma abordagem com um cliente, quando havia usado uma abordagem oposta com outro cliente que aparentemente apresentava o mesmo tipo de problema. Respondeu-me: "Só se precisa confiar na mente inconsciente".

Essa abordagem do trabalho hipnótico funciona maravilhosamente se você tem a mente inconsciente de Milton Erickson. Mas como é possível aprender a responder automática e inconscientemente de maneira tão eficiente quanto Milton Erickson, e ter uma mente inconsciente como a sua? A genial peculiaridade de Grinder e Bandler consiste na sua habilidade em observar alguém como Erickson e, a seguir, descrever em minúcias o que ele faz, quais as pistas às quais ele responde, e como é que se encaixa. Assim torna-se possível a outras pessoas aprender o modo de repetir os mesmos procedimentos e obter resultados similares. Após um período de treinamento, tais padrões podem tornar-se tão automáticos quanto o saber quais músculos movimentar a fim de esticar o braço através da mesa e pegar um copo.

Erickson escreveu o seguinte no prefácio do livro de Bandler e Grinder intitulado *The Patterns of the Hypnotic Techniques of Milton H. Erickson, M. D.*:

"Embora este livro de Richard Bandler e John Grinder, ao qual estou contribuindo com este Prefácio, esteja longe de ser uma descrição completa de minhas metodologias, conforme eles mesmos colocam de maneira tão clara, é uma explicação muito melhor do modo como eu trabalho do que eu próprio possa dar. Eu sei o que faço, mas explicar como, é excessivamente difícil para mim."

Além de apresentarem o modelo de comportamento de "magos" tais como Milton Erickson, Grinder e Bandler acrescentaram um vasto conjunto próprio de habilidades de comunicação efetiva, ao corpo de conhecimentos que ensinam aos outros. É raro encontrar duas pessoas como Bandler e Grinder que sejam comunicadores tão poderosos e eficientes. É ainda mais raro encontrar duas pessoas que sejam tão capazes de ensinar a outras aquilo que elas fazem de maneira tão requintada.

O material apresentado neste livro é detalhado, específico e cuidadosamente ordenado numa seqüência, começando com conceitos e exercícios simples e, passo a passo, evoluindo para etapas mais avançadas. Este livro foi criado a partir de transcrições literais de dez seminários diferentes sobre hipnose, editados em conjunto de modo a parecerem um único *workshop*. Não é feita distinção alguma entre os momentos em que Richard ou John estão falando, e os nomes da maioria dos participantes foram modificados.

Enquanto o estiver lendo, tenha sempre em mente que Bandler e Grinder estão em geral *fazendo* aquilo sobre o que estão falando. Algumas vezes são explícitos neste sentido e outras vezes não. O leitor astuto encontrará muito mais no texto do que aquilo sobre o que se comenta abertamente.

Este livro foi editado de forma a manter em nível mínimo a redundância com outros livros de PNL. Parte do material dos *workshops* originais já disponível em outros livros foi omitido. Vocês irão perceber que os livros *Sapos em Príncipes*, *Patterns of the Hypnotic Techniques of Milton H. Erickson, MD., Vol. I*, e *They Lived Happily Ever After* são acréscimos bastante úteis à informação contida neste livro.

Se você o estiver lendo pelo interesse em adquirir e desenvolver habilidades de comunicação hipnótica, ser-lhe-á agradável dedicar algum tempo apreciando a prática de cada pequeno trecho que lhe for apresentado de modo que consiga tornar-se sistematicamente eficaz. Se os trechos forem grandes demais para que consiga praticá-los confortavelmente, reparta-os em unidades menores e mais assimiláveis.

Se você o estiver lendo simplesmente para distrair-se ou movido pela curiosidade — divirta-se! O ensinamento de Grinder e Bandler é mais interessante e divertido do que o da maioria dos comediantes.

Connirae Andreas

I
Introdução

Nosso tema aqui é hipnose. Poderíamos lançar de imediato um argumento a respeito da existência ou não disso que se chama hipnose e o que viria a ser tal coisa, caso existisse. No entanto, como vocês já gastaram seu dinheiro e vieram aqui para um seminário de hipnose, não vou levantar essa questão específica. Espero que ao longo dos três dias que aqui passaremos juntos, vocês cheguem a entender em que sentido essa discussão poderia ser proveitosa. Espero que descubram que já sabem muitas coisas sobre hipnose, sob outras denominações, ou inclusive sem nome algum. Vocês poderão perceber que certas experiências pelas quais alguns já passaram são, na realidade, exemplos excelentes de estados alterados de consciência. No decurso destes três dias, irei lançar mão de ambos, em cada um de vocês, para que aproveitem e aprendam o que acontecerá aqui.

Presumo que cada um de vocês está aqui com pelo menos dois objetivos em mente. Um deles é descobrir de que modo a padronização hipnótica lhes pode ser útil seja qual for a área na qual estejam envolvidos: psicoterapia, gerência, educação, enfermagem, vendas, ou alguma outra coisa. Suponho que queiram descobrir que novas escolhas são oferecidas pela padronização hipnótica de forma a serem acrescentadas ao seu atual repertório a fim de que este se torne ainda mais eficiente na realização daquilo que fazem. Além disto, estou certo de que muitos estão interessados em realizar algumas modificações pessoais na qualidade de parte de sua experiência aqui.

Convido-os a participar com estes dois objetivos bem claros em suas mentes. Em nossa abordagem deste material iremos realizar demonstrações, discutiremos o que está se passando e iremos pedir-lhes que façam exercícios sob nossa supervisão após havermos explicado aquilo que gostaríamos que vocês fizessem.

A padronização hipnótica é igual a qualquer outra habilidade que pode ser aprendida. A fim de ser aprendida, tem que ser praticada. Presumo que a maioria das pessoas aqui dirige automóveis. Caso não dirijam automóveis, podem encontrar alguma habilidade perceptivo-motora que seja comparável e que vocês tenham aprendido a dominar, seja ela andar de bicicleta, andar de patins, praticar algum esporte. Se vocês se lembram da primeira oportunidade em que tentaram dominar a complexa habilidade de dirigir um carro, havia muitas coisas que precisavam ter em mira constantemente. As mãos faziam diversas coisas. Pelo menos uma delas estava no volante, presumivelmente, enquanto a outra operava o câmbio de marchas, caso o carro no qual estavam aprendendo a dirigir tivesse um. Ao mesmo tempo havia a necessidade de ser capaz de atentar para o que estavam fazendo os pés. Havia três coisas que poderiam fazer lá embaixo e algumas delas precisavam acontecer de forma coordenada. Talvez se lembrem de que freavam o carro e esqueciam de pisar na embreagem, ao mesmo tempo, ou das coisas desastrosas que aconteciam em seguida. Vocês tinham que prestar atenção a tudo isto, além de ter uma certa consciência daquilo que estava se passando do lado de fora do carro.

Da mesma forma que com qualquer habilidade perceptivo-motora complexa, o que é preciso é que a tarefa seja organizada em partes ou porções pequenas, de modo que se possa praticar cada pequena porção individualmente até que se a tenha dominado. Quando a pessoa houver conseguido praticar cada porção a ponto dela ter-se tornado uma habilidade automática, efetiva e inconsciente, ela estará livre para prestar atenção a novas possibilidades, a outros componentes da tarefa. Então, pode-se praticar estas novas porções até que também estas alcancem o mesmo *status* de padrão perceptivo-motor eficiente e inconsciente, ao qual não há mais necessidade de se dar atenção inconsciente.

O meio mais fácil de tornar-se hábil com a hipnose é praticando pequenas porções uma por vez, da mesma forma pela qual vocês já aprenderam tantas tarefas, inclusive dirigir um carro. Presumo que o teste final de sua capacitação em hipnose seja verificar se vocês conseguem chegar a interagir com alguém de modo tal a induzir o tipo específico de resultado hipnótico por ele exigido, sem ter que elaborar uma estratégia a nível consciente. Três dias, na minha opinião não são tempo suficiente para que se alcance esse tipo de funcionamento inconsciente, sistemático e gracioso, exigido de um hipnotizador realmente bom. Contudo, nossa incumbência nestes três dias será a de organizar a tarefa geral da hipnose em porções, pedindo-lhes que pratiquem os vários pedaços. Nosso trabalho será o de equilibrar a quantidade de tempo de que dispomos para que vocês pratiquem as habilidades específicas com o tempo que gastamos, fazendo tudo para termos certeza de que completamos um quadro coerente que venha a fornecer-lhes uma estratégia geral de hipnose. Acredito que vocês, e principalmente suas mentes inconscientes, irão continuar a praticar tais habilidades após este seminário. Espero também que continuem a acrescentar modos alternativos de conseguir o mesmo resultado, para seu repertório, partindo do que estiverem adquirindo aqui.

O que fazemos para viver é uma coisa obscura denominada modelagem (*modeling*). Quando modelamos, tentamos elaborar descrições de como fazer algo. Na qualidade de modeladores, estamos interessados em duas coisas: uma é fazer perguntas realmente boas a respeito do que é necessário ser sabido, a outra é fazer descrições do que parece que funciona. Algo meio parecido a escrever um livro de receitas de culinária.

Durante os próximos três dias, gostaríamos de ensinar-lhes um modelo para fazer hipnose. Não é a verdade. Não é uma resposta. Não é real. Se vocês acharem que sabem o que "realmente" se passando e quiserem discutir comigo o que está realmente acontecendo, não serei capaz de fazê-lo porque eu não sei. *Há* algumas coisas que eu realmente *sei* do que se tratam; entendo com a hipnose é efetuada. Por que funciona, não sei. Sei de fato que a hipnose funciona do mesmo modo que você aprende e lembra de tudo o mais. Funciona do mesmo jeito que você entende a linguagem.

Embora a hipnose não seja diferente de coisa alguma, na configuração que iremos ensinar-lhes, trata-se de um instrumento muito poderoso. E gostaria que vocês a considerassem um instrumento que realiza uma coisa específica. É um amplificador. Independente do que façam, seja vender carros, psicoterapia, ou trabalhar com jurados, podem fazê-lo e eliciar respostas mais intensas das pessoas. A hipnose permitir-lhes-á fazer aquilo que já fazem e ter um maior impacto com essa atividade. Em si, não adianta coisa nenhuma.

Quero também apontar que a hipnose não é uma panacéia. Venho usando a hipnose por sete anos e ainda acordo cansado de manhã, certas vezes. Uma vez que sou uma pessoa que de ordinário não toma café, se eu tomo uma xícara de café de manhã meu corpo vibra. Quando caio, meu corpo ainda fica machucado. Se estou com dor de dente e afasto a dor com hipnose, ainda tenho que ir ao dentista para fazer alguma coisa com o dente. Considero que estas são limitações não na hipnose como instrumento mas, primariamente, em mim mesmo... Neste exato momento, a hipnose e as artes da comunicação em geral estão, enquanto disciplinas, em sua infância.

O processo de aprender a fazer hipnose é um tanto incomum, porque, diferentemente da maioria das coisas que vocês aprendem, já sabem como fazê-la. O problema é notá-lo. Portanto, ao invés de passar por uma longa e detalhada descrição agora de manhã,

19

irei pedir-lhes que façam algumas coisas e que depois dêem uma olhada nisso.

Exercício 1

Irei pedir-lhes que formem grupos de três pessoas. Quero que uma dessas pessoas, pessoa A, pense em alguma coisa que combine com a seguinte descrição: *uma situação na qual você fica profundamente envolvido, com um foco limitado de atenção.* Para algumas pessoas, é fazer Cooper; para outras, é ler um livro. Pode ser escrever, ver televisão, ir ao cinema, dirigir o carro numa viagem longa, qualquer coisa que se enquadre naquela descrição.

Se você é A, quero que conte aos outros dois de seu grupo, B e C, qual é essa experiência. Diga-lhes apenas o nome da experiência: fazer Cooper, velejar, apenas uma palavra. Se você lhes disser do que se trata com muitos detalhes, vai tornar a coisa fácil demais para eles. Diga-lhes apenas uma palavra, sente-se novamente e feche os olhos e finja que está em hipnose; na verdade tudo não passa de fingimento mesmo. Quero que as duas outras pessoas descrevam aquilo que acreditam que *precisa* existir em termos sensoriais quando a pessoa está passando pela experiência. A palavra mágica é "precisa" porque se alguém está fazendo Cooper e você diz que o sol forte está batendo em você, isso não *precisa* existir ali. As pessoas podem fazer Cooper à noite, ou num dia nublado. Contudo, elas realmente precisam ter alguma temperatura corporal. Portanto, vocês precisarão ser *artisticamente vagos.* Quero que B e C falem alternadamente, cada um pronunciando duas sentenças ou duas frases. Uma dessas pessoas poderá dizer: "Você pode sentir a temperatura do ar em seu corpo e o lugar em que seus pés tocam o chão". A outra talvez diga: "Você observa os batimentos de seu coração. Você pode sentir a temperatura de sua pele." Estas são experiências que precisam estar lá.

Não irei apresentar mais nada em termos de descrição além disso, para efeito de começo. Quero que cada um de vocês tenha a sua vez e quero que observem a pessoa que está de olhos fechados, analisando de que modo responde àquilo que disserem. Quando vocês forem aquela pessoa sentada ali de olhos fechados, quero que observem que coisas facilitam a vocês entrar na experiência mais e mais, quais coisas tornam isto mais difícil. Fico por aqui e deixo que vocês usem suas próprias experiências como professor. Comecemos. Cada um tem mais ou menos cinco minutos.

Não quis falar muito com vocês no começo porque toda vez que inicio um curso de hipnose é um pouco difícil para mim impedir-me de fazer demonstrações completas. Pedi-lhes que observassem os tipos de coisas que lhes parecessem facilitar a retomada do estado de consciência que estava presente na ocasião em que realmente tiveram a experiência mencionada, e também as coisas que parecessem torná-la mais difícil. Que coisas pareceram sobressaltar vocês, quais pareceram levá-los a um relaxamento? Que coisas pareceram estar desarticuladas, que coisas permitiram a vocês se esquecerem um pouquinho do local onde estavam?

Mulher: Tudo que teve a ver com meu corpo me fez entrar mais fundo e tudo que teve a ver com minha mente, como o que pensei a respeito ou minhas reações em relação a isso, me levavam para fora.

Quero saber exatamente o que fez a outra pessoa. Dê-me alguns exemplos.

Mulher: Certo. Estava tocando piano. Quando a pessoa disse: "Você pode sentir o contato de seus dedos com as teclas", isso me fez entrar mais fundo. Se a pessoa dissesse uma coisa como: "Você pensa que a música é você", então eu vinha para fora.

Homem: Para mim era mais fácil quando o andamento de sua voz era o mesmo de minha respiração.

Que tipos de coisas tornaram mais difícil?

Homem: Hum, quando alguma coisa que ele dizia era incongruente com o que eu estivera pensando. Eu me via num ringue fechado de patinação e quando alguém sugeria uma coisa ao ar livre eu levava uma sacudida.

Sim, você está num ringue fechado de patinação e alguém diz: "Você olha para o céu e vê como ele está bonito".

Mulher: Minha parceira me disse: "Você pode ouvir e sentir sua respiração". Isso realmente me sobressaltou porque eu não conseguia fazer as duas coisas ao mesmo tempo. Pensei: "Não, espera aí. Não consigo fazer isso".

Certo, que tipos de coisas tornaram mais fácil?

Mulher: Quando ela simplesmente dizia uma coisa a fazer, de cada vez, tipo: "Você pode ouvir sua respiração".

Homem: Eu estava andando embaixo d'água quando alguém me disse: "Você pode sentir o barulho (*splash*) de sua mão cortando a água". Pensei: "Não, estou embaixo dágua. Não posso".

Mulher: Estávamos falando sobre música e, numa certa altura, ele falou alguma coisa a respeito de estar em sintonia com o mundo e isso realmente me fez entrar mais fundo.

O que tornou mais difícil?

Mulher: Ele não fez nada que tivesse dificultado.

Certo, agora ele pode ir para casa.

Mulher: Acontecia uma coisa. Se uma pessoa tivesse diminuído a velocidade de falar e a outra então falasse mais acelerado, isso me trazia inteiramente de volta.

Então uma das pessoas dizia (lentamente) "você se sentirá... muito... relaxada" e a outra dizia (rapidamente) "e mais e mais e mais relaxada".

Homem: Observei que meus parceiros empregaram apenas termos de sensação. Inicialmente, isso facilitou bastante, porque eu estava usando só um sistema sensorial, mas depois de um certo tempo me ouvi dizendo: "Quero ver alguma coisa". Não estava vendo nada.

Portanto, realmente havia a ausência de alguma coisa. Depois de um certo tempo as instruções passam a ser algo que se conhece como redundante.

Homem: Uma coisa realmente distraiu-me e me tirou para fora depois de eu já ter entrado na experiência: a frase "como desaparecem todas as demais experiências". Quando ele disse isso, de repente — bang! — eu estava de volta.

Você tinha que descobrir o que eram as demais experiências para que pudessem desaparecer. O que facilitou?

Homem: Coisas sensoriais: sentir o violão, sentir meus dedos se mexendo, olhar para a música.

Mulher: A omissão de algo óbvio tornou a coisa mais difícil para mim. Eu estava pintando um quadro e meus parceiros não mencionaram nenhuma vez a sensação do pincel em minha mão.

De que modo isso foi mais difícil para você? Como foi que atravessou a sua cabeça a idéia de que eles não estavam falando a esse respeito?

Mulher: Fiquei sentindo que havia algo incompleto ali; preciso preenchê-lo. Estavam falando a respeito de misturar as cores, de olhar a cena e de como o quadro estava indo tão maravilhosamente bem.

E não era isso que você estava fazendo?

Bom, eu precisava primeiro misturar as cores, ter um pincel na mão e pintar, para depois poder me reclinar e olhar o quadro.

Certo. Portanto não foi uma transição natural para você. Coisa do tipo: "Você está na praia, em pé, e sente o calor do sol em seu corpo e olha para trás para a praia e vê o quanto já nadou".

Agora, o que espero que vocês cheguem a entender nos próximos três dias é que muitas das respostas às perguntas relativas ao que faz uma pessoa entrar num estado alterado de consciência acabaram de ser descritas. A dificuldade que as pessoas têm para entrar em hipnose não é de natureza genética. Não se trata de algumas pessoas simplesmente *não poderem*. Na verdade, todos praticam isso o tempo todo. A dificuldade é que ninguém realmente o percebe. A hipnose é um processo muito natural, e hipnose é apenas uma palavra que descreve os instrumentos que vocês usam para fazerem sistematicamente com que as pessoas entrem em estados de consciência. As pessoas entram o tempo todo em estados alterados. Talvez na hora do almoço vocês entrem no elevador e cheguem até o alto deste hotel junto a pessoas que não conhecem, observando o que acontece a elas. As pessoas não entram num elevador e agem do jeito que normalmente agem. Elas ficam como que "em suspenso" e atentam para os andares que passam. Na realidade, se a porta se abrir antes de estarem prontas para sair, muito freqüentemente despertam e começam a sair. Quantos de vocês já não saíram do elevador no andar errado? Existe uma universalidade nesta experiência. Descobrir as coisas que são universais em termos das experiências das pessoas é a chave tanto para a indução da hipnose quanto para usá-la em qualquer sentido que você deseje a fim de realizar uma coisa.

Outra coisa importante é criar uma seqüência natural. Se alguém lhes diz: "Então, estava dirigindo pela estrada, e estava indo para o Texas e estava olhando pela janela, vendo os outros carros que passavam e o dia estava lindamente ensolarado e aí eu disse com meus botões 'mas que chuva mais forte!' " essa última frase vai sacudir vocês e interromper a escuta. Geralmente esse o ponto no qual alguém irá perguntar uma coisa qualquer ou começar a discutir e a discordar. Transições naturais levam as pessoas a estados alterados sem sobressaltá-las.

Há meios de se induzir um estado alterado também sobressaltando as pessoas. Ambos os modos de se usar a comunicação podem induzir estados alterados. Geralmente as pessoas utilizam aquilo que se denomina a técnica da confusão como procedimento de indução. Quando se emprega a técnica da confusão, *não* se tecem transições significativas. Induz-se um estado de confusão moderada nas pessoas e, *a seguir,* começa-se a tecer transições naturais desse ponto em diante. Veremos isso depois.

Se vocês prestaram atenção, os tipos de coisas que sobressaltaram as pessoas em geral não eram fundadas no sensorial, ou não eram universais naquela experiência. Se você está tocando piano, irá ter contato com teclas e dedos, mas não necessariamente sentir que "a música é você". Por exemplo, se você estivesse tocando, no piano, o "bife" você se sentiria um bife? * A coisa não seria necessariamente assim.

Exercício 2

Logo mais irei pedir-lhes que mais uma vez façam a mesma coisa, só que agora quero que se restrinjam a descrições do que *deva estar lá, na experiência sensorial e a serem inespecíficos.* Se você diz: "Você pode ouvir o barulho (*splash*) da água" e a pessoa está *embaixo* d'água, a coisa não funciona. Mas você pode dizer: "Você consegue escutar os sons que a água faz", porque estarão existindo alguns sons.

Desta vez, gostaria que acrescentassem um outro aspecto importante: gostaria que mantivessem um andamento vocal uniforme, e que usassem a respiração da outra pessoa como a *velocidade...* e a *taxa...* e o *ritmo...* da *fala...* *gerada* por vocês. Combinar a respiração da pessoa com qualquer coisa de seu comportamento — pode ser com sua própria taxa respiratória, com o andamento de sua fala, com alguma outra coisa — tem um impacto muito poderoso. Experimente-o e descubra o que de impacto contém. Quero que utilizem a mesma experiência e que conservem os mesmos grupos. Gastem dois minutos com cada um e não falem sobre isso. Deve levar de oito a dez minutos no máximo para que todos do grupo tenham feito a experiência. Observem se, desta vez, é diferente.

* * *

Gostaria de perguntar-lhes se observaram alguma diferença em termos de sua própria experiência, apesar inclusive do pouco de instruções que receberam. Houve alguma espécie de diferença para vocês? Alguns estão balançando afirmativamente a cabeça. Alguém aí para quem não houve a menor diferença?... Uma pessoa. Mesmo apesar daquele tiquinho de instrução, desse pouquinho de modificação, a experiência sofreu para todas as pessoas, menos uma, uma transformação. Para mim esta é uma profunda diferença, porque as instruções que lhes foram dadas são simplesmente um *pedacinho* do que existe de disponível.

A hipnose em si, no que me diz respeito, é simplesmente usar a si mesmo como um mecanismo de *biofeedback*. Vocês estive-

---

* No original *Chopsticks,* a saber, o jogo de pauzinhos de madeira com que os japoneses comem. Nessa pergunta, o autor indaga literalmente se, ao tocar a música só com os dois indicadores a pessoa se sentiria como dois pedacinhos de madeira. (NT)

ram fazendo isso quando combinaram a taxa de respiração da outra pessoa com o andamento de sua voz. Seu comportamento tornou-se um mecanismo de resposta (*feedback*) contínua para o comportamento do outro. Se você vai usar estados alterados para a indução de mudanças pessoais, por razões médicas de alguma espécie, para um relaxamento, ou como forma de meditação, as coisas que lhe permitirão ser capaz de responder a outro ser humano entrando num estado alterado não são predeterminadas geneticamente. São simplesmente os mecanismos da comunicação.

Se eu lhes disser que quero que pensem sobre isto (falando rapidamente) "muito-lenta-e-cuidadosamente", a incongruência entre o que eu digo e o modo como o digo fornece-lhes duas instruções contraditórias. Mas se eu lhes disser que quero que parem... e considerem... muito... lentamente... exatamente... que mudança... ocorreu... então... em sua experiência... o andamento... a taxa de meu discurso... os movimentos de meu corpo (ele ficou balançando ao ritmo de sua fala) não interferem com as palavras que estou dizendo. Na verdade, eles as *incorporam* e amplificam seu impacto.

Escutei alguém aqui dizendo as palavras "para o alto" (*up*) enquanto abaixava a voz. Isso é uma incongruência. Estas duas coisas não combinam. É como se falar de se estar entusiasmado num tom de voz monótono. Os hipnotizadores algumas vezes procedem assim. Existe uma idéia antiga, a de que você precisa falar em tom de voz monótono quando faz hipnose. Realmente é muito mais eficaz parecer excitado se você está conduzindo alguém de volta a uma experiência excitante. Entrar em transe não significa que você tenha que estar morto. Muitas pessoas me dizem: "Bom, não acho que entrei em transe porque eu ainda conseguia ouvir e sentir as coisas". Se você não consegue ver as coisas e ouvi-las, então é a morte; que é um estado diferente. Na hipnose, o que você ouve, vê e sente fica na realidade amplificado em sua maior parte.

Acredito que as pessoas em hipnose tenham muito *mais* controle sobre si mesmas do que pensam que têm. A hipnose não é um processo que retira o controle das pessoas. É um processo que lhes dá o controle de si mesmas na medida que lhes fornece um *feedback* que normalmente elas não teriam.

Sei que cada um de vocês aqui dentro é capaz de entrar em qualquer estado de transe, apesar inclusive de a Ciência haver "provado" que isso não é verdade. E, frente à maneira pela qual os pesquisadores o demonstraram, estão com a razão. Se você usa a mesma indução hipnótica com um grupo de pessoas, apenas algumas dentre elas entrarão em transe. É deste modo que trabalham os hipnotizadores tradicionais. No entanto, não estamos estudando

25

a hipnose tradicional. Iremos estudar o que se denomina de hipnose ericksoniana, nome derivado de Milton H. Erickson. Hipnose ericksoniana significa o desenvolvimento das habilidades de hipnotizador a um ponto tão sofisticado que se possa pôr alguém em transe durante uma conversa na qual a palavra hipnose jamais seja mencionada.

Aprendi há muito tempo atrás que não importa muito o que você diz mas sim o modo como o diz. Quando você tenta convencer alguém conscientemente, dominando-o, isto elicia nele uma resposta de resistência contra você. Há algumas pessoas que não resistem a serem dominadas e que entram em transe. Porém, nem a resistência nem a cooperação conseguem ser mais do que a demonstração da habilidade de resposta das pessoas. Todo mundo que vive pode responder. As perguntas são: como e para quê? A tarefa de vocês, ao fazerem hipnose, é *observar a que as pessoas naturalmente respondem.*

As pessoas vão ao meu consultório e dizem: "Já tentaram me hipnotizar durante anos e nunca deu certo". Sentam-se e me dizem: "Vamos, tente hipnotizar-me." E eu digo: "Não consigo hipnotizar você". Elas dizem: "Então, vamos, tente". Digo: "Não consigo fazê-lo. Não há nada que eu possa fazer; se eu decidisse forçá-lo a ficar de olhos abertos, então isso faria com que seus olhos se mantivessem abertos. Vou tentar. Fique de olhos bem abertos. Mantenha-se completamente alerta. Tudo que você for fazer fará com que fique exatamente aqui e exatamente agora." Então essas pessoas resistem a entrar justamente em transe. O princípio que eu usei foi simplesmente o de notar a resposta da pessoa à minha frente, e o de fornecer-lhe um contexto no qual pudesse responder apropriadamente de um modo que para ela fosse natural. A maioria das pessoas não é assim tão radicalmente resistente. De vez em quando é que se encontra um desses. Se você se der conta do que ele está fazendo e alterar seu próprio comportamento, a coisa pode ser realmente fácil.

Um hipnotizador de palco geralmente escolhe vinte pessoas da platéia e lhes dá uma série de ordens. Aí é que ele dispensa todos os sujeitos bons de se hipnotizar e fica com as pessoas que são apenas obedientes. Para mim, isso não é mostra de habilidade; trata-se de uma abordagem estatística para a realização da hipnose. Quero ensinar-lhes a observar como uma pessoa está apresentando respostas, de modo que vocês possam variar suas próprias condutas a fim de fornecer àquela um contexto no qual ela possa responder de maneira apropriada. Se puderem fazer isso, qualquer um pode entrar num estado alterado e, nele, vocês podem ensinar qualquer coisa que desejem que a pessoa aprenda.

Uma coisa que observei é que as pessoas são mais aptas a responder facilmente quando estão num estado que os hipnotizadores chamam de *rapport* (contato). O "contato" parece ser construído à base de comportamentos que combinam. Discordar de pessoas não irá formar um contato (*rapport*). Falar mais depressa do que as pessoas possam ouvir não irá formar contato. Falar a respeito de sentimentos ou sensações quando as pessoas estão fazendo imagens visuais não formará contato. Mas se você calibrar o andamento de sua voz pela taxa da respiração da pessoa, se você piscar na mesma velocidade que os outros piscam, se balançar a cabeça afirmativamente com a mesma velocidade em que eles balançam, se você se balançar no mesmo ritmo em que estão se balançando, e se você disser as coisas que na realidade devam mesmo ser pertinentes, ou as coisas que você sentir que têm a ver com a situação, estará formando o contato. Se disser: "Você pode ter consciência da temperatura de sua mão, dos sons desta sala, do movimento de seu corpo enquanto respira", suas palavras irão combinar com a experiência da pessoa, porque todas essas coisas estão lá. Chamamos de "espelhamento" (*pacing*) a este tipo de combinação.

Uma experiência universal neste país (Estados Unidos) é dirigir pela auto-estrada e perceber que alguém perto está dirigindo na mesma velocidade. Se você acelerar, eles aceleram com você, se você diminuir a velocidade, eles diminuem a velocidade com você. Quando você começa a combinar/espelhar alguém, forma um laço inconsciente de *biofeedback* e existe a tendência de a outra pessoa fazer seja lá o que você estiver fazendo, ou de falar seja lá o que você estiver falando. Se você calibrar o andamento, a velocidade e o ritmo de sua fala pela respiração da pessoa e depois, bem lentamente, começar a diminuir essa velocidade, a respiração do outro também ficará mais lenta. Se, de repente,... você fizer uma pausa, ele também a fará. Portanto, se começar combinando com o comportamento de alguém, tanto verbal quanto não-verbalmente, isto o coloca em posição de ser capaz de variar o que faz e conseguir que o outro o acompanhe.

Na próxima vez que vocês fizerem este exercício, quero que comecem combinando com a experiência *presente* da pessoa. Da última vez, vocês descreveram o que teria que existir em alguma experiência *anterior* da pessoa. Desta vez, começarão descrevendo o que deve estar existindo *agora* na experiência da pessoa. Então, se eu estou fazendo com Charlie, diria algo como: "E você está ouvindo o som de minha voz... e pode sentir o calor do lugar onde sua mão esquerda está apoiada, em cima da coxa..."

Existe um lado artístico na escolha dessas colocações. "Enquanto eu não disser esta sentença, vocês não terão consciência da temperatura e da sensação de sua orelha esquerda" e, de repente, vocês tomam consciência disso. Se eu disser a Ann: "Você pode ter consciência da sensação de calor no local onde sua mão encosta no queixo", provavelmente ela não estava ciente disso antes de eu ter

27

feito essa colocação. Mas quando o disse, ela pôde verificar imediatamente que minha verbalização era, de fato uma representação precisa de sua experiência. Passo a ter credibilidade e também começo a amplificar coisas que são verdadeiras mas que, para ela, estavam inconscientes antes que as mencionasse.

Se eu prossigo com colocações cinestésicas e depois digo: "E você pode tomar consciência do som das pessoas mexendo com papel, na sala", ela novamente deslocará sua consciência a fim de determinar se minha verbalização é precisa em termos de sua experiência. Estou devolvendo-lhe coisas que fazem parte de sua experiência mas que, normalmente, estão fora do âmbito de sua conscientização. Então, estou formando contato e, ao mesmo tempo, já estou alterando com tais manobras a sua consciência (*consciousness*).

Hoje iremos apenas explorar os princípios para *induzir* estados alterados. O que você faz para *utilizar* um estado alterado depois que o induz é um assunto separado que será abordado amanhã.

Durante muito tempo os hipnotizadores se preocuparam com a "profundidade" alcançada. Usavam a profundidade como indicação do que podiam ou não fazer. Que eu saiba, a profundidade não é um modo significativo de se pensar a respeito do transe; em alguns estados alterados são possíveis alguns fenômenos hipnóticos, enquanto outros não. Mas, *em si*, os fenômenos hipnóticos não são tão valiosos. Ser capaz de ter alucinações positivas ou negativas não é uma coisa realmente tão valiosa em si e por si. As alucinações podem ser usadas como instrumentos para se realizar outros fins, mas em si não são tão valiosas.

Descobri que se pode até ensinar as pessoas a produzirem fenômenos hipnóticos — alucinações positivas, alucinações negativas, controle da dor, e assim por diante — em estado de vigília. Existe aqui nesta sala, bem agora, uma pessoa que pode fazer essas coisas no estado de vigília. Há alguém aí que ainda pode ver um amigo ou animal imaginário que teve em criança? Ninguém? Pode levantar a mão, não vamos prender você. (Uma pessoa ergue a mão.) Certo, você consegue alucinar no estado de vigília. *Isso é* uma alucinação. Espero que perceba isso. Se não perceber temos um psiquiatra esperando do lado de fora com uma máquina para tratamento com choque elétrico.

Existem muitos dentre vocês que podem realizar alucinações negativas; isto é, podem olhar para alguém e não vêem a pessoa. Muitos de vocês já olharam para uma mesa tentando encontrar alguma coisa ali em cima e olharam em todos os lugares, não encontrando o que queriam. No entanto, a coisa estava ali, o tempo todo, bem na sua frente. Isso não é diferente do que as pessoas fazem em transes profundos. As crianças alucinam negativamente seus pais falando com eles o tempo todo! Quantos de vocês conseguem sentir o odor de uma rosa quando não tem rosa nenhuma ali? Quantos conseguem exatamente agora inspirar profundamente e sentir o odor da rosa? Num gráfico de hipnose isto significa que já avançaram setenta e cinco por cento do caminho para o mais profundo dos transes possível! Isto significa ou que vocês nunca estiveram em estado de vigília, ou que as pessoas que fazem gráficos não sabem do que estão falando.

Não é uma questão de profundidade; se alguém aqui dentro fosse experienciar o estado consciente da pessoa sentada ao lado, por um momento, isso iria fazer com que LSD parecesse trivial. Transe é apenas pegar sua experiência consciente e alterá-la nalguma outra coisa.

Na Califórnia o legislativo está aprovando uma lei segundo a qual apenas hipnotizadores licenciados podem induzir estados alterados. As ramificações desta lei em particular irão ser muito interessantes, porque quando as pessoas fazem amor elas certamente induzem estados alterados uma na outra. Pelo menos espero que fazer amor não seja o mesmo que aparar a grama! Gostaria de saber como é que vão fazer para que a lei seja cumprida. Todo mundo vai ter que dar um jeito de se tornar hipnotizador licenciado para que possa se casar.

Bem, de volta às suas tarefas. Além de combinar com a experiência da pessoa, por meio de colocações verbais que formem o contato, vocês precisam ser capazes de fazer alguma coisa com o contato que obterão. A chave para tal é ser capaz de fazer *transições*. Vocês precisam ter um modo gracioso de guiar uma pessoa, de seu estado presente, para um estado de transe, partindo da descrição de seu estado presente para a descrição do estado em que desejam que ela entre. O uso de palavras de transição permite-lhes realizar isto de modo suave. Palavras de transição tais como "enquanto" (*as*) ou "quando" (*when*) são palavras que implicam a existência de um relacionamento significativo entre duas colocações. "*Enquanto* você se senta aí, é possível perceber que estou prestes a dizer-lhe alguma coisa". Não há relacionamento algum entre você estar sentado em algum lugar e perceber alguma coisa. Contudo, *dá a impressão* de ser significativo, e é o tom da voz e a transição "enquanto" que implicam o significado.

Iniciar com informações fundadas sensorialmente permite fazer transições e eliciar respostas que induzem estados alterados. A base sensorial para transições necessita ser algo que a pessoa com quem você está trabalhando possa encontrar. Não é necessário que seja algo que ela já tenha presente em sua consciência, mas algo que consiga encontrar. Se me sento aqui, olho para Stan e digo: "Stan, você pode sentir a textura de seu bigode *e, enquanto* desliza seu dedo, pode perceber que sorriu e parou. Pode inclusive sentir seu cotovelo com sua mão *e* sentir a subida e a descida de seu próprio peito *enquanto* respira. *E* talvez ainda não o saiba, mas está quase ficando consciente da temperatura de seu pé direito."

Joe: Ainda não entendi o que você quer dizer com o termo transição.

Se eu lhe digo: "Você fez uma pergunta *enquanto* (*while*) estava sentado numa cadeira", estou fazendo uma transição. Estou usando a palavra "enquanto" para definir que duas coisas estão relacionadas. "Você fez esta pergunta *porque* quer saber alguma coisa que é importante". Bem, a maioria das coisas não está necessariamente relacionada, mas ao usarmos a palavra "porque" isso lhes confere um relacionamento. Se eu disser, "*Enquanto* (*as*) você se sentava naquela cadeira, inspirava e expirava", estas duas coisas ficam relacionadas pelo tempo. Não estão necessariamente relacionadas, mas eu as relaciono no tempo ao dizer "enquanto".

Estou falando a respeito de relacionar sentenças usando palavras transicionais. Se eu digo a uma pessoa: "Você está sentado nesta cadeira. Você está piscando os olhos. Você está esperando," isso não tem a menor semelhança com a qualidade fluente de "Você está sentado na cadeira *e* está piscando os seus olhos *e* pensando no que será que tudo isto quer dizer." Palavras tais como "e", "enquanto", (*as, while*) "porque", "quando", todas elas constroem um relacionamento entre partes de uma sentença. O relacionamento em questão é de tempo. Tal relacionamento permite que as pessoas se desloquem de uma idéia para outra sem disjunções. É o mesmo que dizer: "Você está de pé na praia, sentindo o calor do sol em seu corpo e olha para trás enquanto dá uma outra braçada na água". Mesmo sem estarem relacionadas as idéias, elas *tornam-se* mais relacionadas simplesmente pelo acréscimo de tais palavras conectivas. Pode-se utilizar idéias que não se coadunam e coaduná-las ao se usar com elegância este tipo de palavras. Quando as pessoas ouvem a linguagem, parte do que lhes permite fluir de uma idéia para a seguinte é constituída por este tipo especial de palavras. *E* vocês estão aqui *porque* querem aprender a ser capazes de realizar um determinado fenômeno chamado de hipnose. *E enquanto* forem vivendo os próximos três dias, lhes irei ensinando uma porção de coisas que fará com que isso funcione mais fácil. Porque funciona, eu não sei. Mas, *conforme* (*as*) forem começando a tentar algumas destas coisas, irão descobrir em suas próprias experiências que elas possuem um impacto. *Inclusive enquanto* estou falando com vocês agora, estou usando os mesmos tipos de palavras, *e* isso é parte do que torna a coisa mais significativa.

Joe: O "inclusive enquanto" que você acabou de usar é outro exemplo de uma transição?

Sim.

Joe: Certo, então entendo o que está dizendo. Você está enunciando palavras-chave que irão permitir uma conexão entre as diferentes sentenças que está expressando.

Sim. Eu poderia dizer: *"Enquanto* você está sentado naquela cadeira, pode sentir o calor de sua mão em seu braço *e* pode sentir o caderno nas pernas. *Se* você escutar, pode inclusive ouvir seu próprio coração batendo *e* não sabe realmente... exatamente... o que é que irá aprender nos próximos três dias *mas* pode perceber que existe todo um conjunto de idéias *e* experiências *e* entendimentos novos que poderão ser úteis".

Bem, essas coisas não estão necessariamente conectadas pela lógica. O fato de que sua mão está tocando seu braço e que seu caderno está em cima das pernas não significa que você irá aprender coisas. No entanto, dá a impressão de ser significativo e tem um propósito. O propósito não é de enganar, mas sim de fazer transições.

Muitas pessoas têm a idéia de que hipnose é uma competição, mas pensar na hipnose como competição é realmente uma perda de tempo. A pergunta é: "De que modo posso estruturar minha comunicação de modo a torná-la *a mais fácil* para alguém fazer aquilo que deseja?" Se chega alguém querendo entrar em transe para realizar mudanças terapêuticas, ou se estou usando a hipnose para algum propósito médico, para controlar a dor, para lembrar de coisas, quero que ela me seja tão fácil quanto possível para a realização destas coisas. Quero a mesma coisa para as pessoas com as quais me comunico. E, na medida em que me comunico com as pessoas, uso palavras tais como "enquanto" para reunir idéias de modo que elas não precisem pular de uma idéia para outra.

Homem: Você está dizendo que tenta vincular a sugestão a alguma coisa na experiência concreta imediata da pessoa a fim de tornar mais digna de crédito a sugestão?

Com toda certeza. Na realidade, você *pode* sentir sua mão ou sua perna e *pode* sentir seu caderno. Portanto eu posso vincular alguma coisa de aprendizado a essas outras. Não só a sugestão torna-se mais digna de crédito como também não é mais um "salto". Costumava pensar que o que tornava tão poderosas as palavras transicionais fosse apenas que elas tornam uma afirmação mais digna de crédito. Além disso, o fato de que as pessoas não precisam "saltar" simplesmente torna-lhes muito mais fácil o envolvimento com o processo.

31

Quando eu trabalhava com pessoas que faziam coisas como controle da dor, costumava fazer elaborações em cima de coisas que elas pudessem verificar. "Você consegue sentir a dor em seu braço, e ela dói horrivelmente, mas pode também sentir o batimento de seu coração, os movimentos de seus artelhos, e pode sentir o som em seus ouvidos conforme seu coração vai batendo. Pode sentir os óculos sobre o nariz, e é possível para você começar a sentir a outra mão, e aquela outra mão pode passar a ter sensações muito intensas. Você pode sentir cada dedo, e, na realidade, pode pegar todos as sensações de uma mão e colocá-las na outra."

Costumava pensar que era a lógica deste tipo de afirmação que a tornava convincente. Essa assim chamada lógica é parte do que torna eficientes tais afirmações; mais porém do que lógicas e convincentes, estas afirmações são um conjunto de instruções acerca de algo plausível. Essa plausibilidade torna-se mais fácil para as respostas das pessoas, quando estas permanecem num estado constante interrupção de consciência. Sabe, a hipnose possibilita à pessoa controlar seu ritmo cardíaco. Mas, em geral, quando as pessoas começam a tentar fazer alguma coisa como controlar seu ritmo cardíaco, elas começam a falar consigo mesmas e, depois, começam a pensar na Tia Susie, e depois se dizem: "Quero saber se isso vai dar certo". Estes saltos de idéias representam alterações na consciência, não alterações radicais, mas sutis.

A elaboração de transições mantém um relacionamento entre afirmações de modo que, ao invés de saltar de um estado de consciência para outro, a pessoa se desloca suavemente de um para outro. E, na medida em que você se desloca mais graciosamente de um estado de consciência para outro, é mais fácil realizar tarefas, especialmente aquelas que estão ligadas aos sistemas involuntários como o ritmo cardíaco e a pressão sanguínea. Não é um mecanismo de convicção; é um mecanismo que a torna *mais fácil*.

Um de meus critérios principais para a validade de alguma coisa não é se ela funciona ou não mas, ainda, quão *facilmente* funciona. Não creio que a terapia deva ser pesada para o cliente, *nem* para o terapeuta. Quando uma coisa está difícil, há aí a indicação de algo que não sabemos. A hipnose não deveria ser difícil ou antinatural. Deveria ser a coisa mais natural do mundo. Toda vez que alguém tem que se forçar e tentar, isto é uma indicação de que a tecnologia que está sendo empregada não é suficientemente sofisticada. Não é que fique ruim, mas indica que existem muito mais coisas a serem conhecidas. Faz sentido?

Homem: Realmente eu não estava acompanhando a última sentença.

Obrigado. Você esteve maravilhoso. O que estou dizendo realmente não faz sentido; porém, funciona. Eu elicio uma resposta muito diferente se paro de usar frases como "enquanto", "quando" e, de repente uso uma sentença disjuntiva como "Faz sentido?" Vocês começam a voltar no que eu disse, e é difícil fazer uma transição para a última sentença, porque não existia última sentença. Agora, enquanto estou descrevendo isto, se considerarem a experiência do que está ocorrendo bem no momento em que estou falando com vocês, vocês estarão se deslocando de uma idéia para outra. A graça com a qual estão passando de uma para outra idéia é sobre o que estamos falando. E se eu quiser saber se vocês entendem isto conscientemente, algo que é diferente de experienciá-lo ou de ser capaz de fazê-lo, terei de ser capaz de fazer uma transição suave até seu entendimento consciente. Enquanto estão sentados aqui considerando este aspecto, ele faz sentido?

Homem: Parece que você está falando a respeito de se usar várias pontes; por exemplo, aquilo a respeito de tornar seu estilo semelhante ao do paciente, ou talvez adotar os maneirismos...

Não. Eu não disse maneirismos. Você pode querer espelhar a postura corporal mas se a pessoa se coça, não é preciso que você se coce. Se você adotar abertamente os maneirismos de uma pessoa, há uma tendência disto infiltrar-se em sua consciência e se há uma coisa que você não quer fazer como hipnotizador é invadir a consciência da outra pessoa. Você quer encontrar mecanismos mais sutis; por exemplo, respirar no mesmo ritmo. Isto não é algo de que a pessoa se conscientize sempre. Mas, inconscientemente, a pessoa estará ciente disso e responderá.

Homem: Certo. Estas coisas são uma outra forma de fazer conexão entre idéias que você está tentando passar. Não sei exatamente como articular o que estou pensando; de certa forma você irá ser mais persuasivo se houver uma similaridade na sutileza de vários meios.

Sim, e eu faço algo mais que torna a coisa muito mais fácil de ser bem-sucedida na qualidade de hipnotizador. Não penso nela como persuasão. Muitas pessoas que fazem hipnose e que escrevem a tal respeito falam de "persuasão", de estar "por cima",* de estar em "metaposição", ou de estar "no controle". Algumas vezes, referem-se a si mesmos como "telefonistas" (*"operators"*), o que sempre considerei uma forma interessante de se autodenominarem. As pessoas que fazem isso também escrevem acerca da "resistência" porque pensar em hipnose como controle e obter resistência são coisas que andam de mãos dadas. Um modo de descrever o que

---

* No original *being one-up*, que significa ter obtido vantagem, especialmente psicológica. (NT)

estou sugerindo é que se trata de algo mais persuasivo. O outro modo de descrevê-lo é dizendo que é mais *natural*. É mais natural em vocês responder a coisas que se encaixam do que a coisas que não se encaixam.

Experimentem uma coisa. Fechem seus olhos por um minuto. A maioria de vocês aqui já ficou perto de um grupo de árvores nalgum momento de suas vidas. E, enquanto lá estavam de pé e olhavam para o alto das árvores, podiam ver as folhas e os galhos e sentir o cheiro do ar que estava em torno das árvores. Podiam sentir o tempo (*weather*), e a temperatura do ar; podem inclusive começar a ouvir uma brisa e, ao ouvirem essa brisa, talvez percebam os galhos e as folhas respondendo a este movimento. Voltam-se para a esquerda e vêem um enorme rinoceronte disparado na direção de vocês.

Se isso não desagregar a realidade de vocês, nada mais desagrega. Em termos da indução de um estado alterado, a disjunção pode ter um valor e uma função. Mas sua função não é a de delicadamente fazer alguém deslizar para algum lugar.

A comunicação desagregada é um instrumento muito poderoso em terapia familiar. As pessoas chegam e dizem coisas do tipo: "Gostaria que minha esposa me deixasse um pouco só", e eu digo "Certo, tranque-a dentro de um armário."

"Mas não é isso o que eu quero."

"Certo, o que é que você *quer?*"

"Só quero que ela pare de me dizer que quer coisas."

"Você quer que ela lhe escreva cartas?"

Estas não são transições naturais e eliciam tipos diferentes de respostas. São de muita utilidade no contexto da terapia familiar onde é preciso que as coisas aconteçam rapidamente e onde muitas vezes é preciso que se trabalhe em torno das limitações da mente consciente, golpeando de um lado para o outro.

Pode-se usar a ausência de transições para se eliciar respostas muito, muito poderosas. Estamos falando aqui de induções suaves de estados alterados. Pode-se também arremessar as pessoas em estados alterados, de forma muito rápida, comunicando sem transições que sejam lógicas, significativas e suaves. Mais tarde trataremos disto. Este é um método mais radical e não quero ensinar os dois ao mesmo tempo. Quero ensinar um e depois o outro. É sempre mais fácil de entender quando as coisas estão repartidas em porções.

Observei em meus ensinamentos uma coisa que menciono agora para vocês. É uma coisa engraçada a respeito de aprendizagem e do modo pelo qual as pessoas fazem generalizações. Se você diz a alguém: "Sabe, eu acho que Kansas City é realmente uma bela cidade", ela responde: "O que há de errado com Dallas?" Isto não é idiossincrático às artes psicológicas e comunicacionais; é uma coisa bastante disseminada. Em minha atividade pedagógica através do país, se digo a alguém "Isto é uma coisa que vai dar certo", de algum jeito ele forma a idéia de que alguma outra coisa *não dá* certo. E não estou falando que *não* se usar transições não dá certo. Estou dizendo que usar transições é útil. Elas ampliam o que você está fazendo e o aprimora. O oposto pode funcionar igualmente bem, mas você tem que empregá-lo diferentemente.

No contexto da hipnose não se vai longe andando depressa. Você vai longe indo devagar. Simplesmente se coloca a mente consciente do sujeito em suspenso. Ou, pode-se descrevê-lo como um desligar do que está na consciência, conduzindo-o para um estado alterado de consciência. Não é que o sujeito perca sua mente consciente e não possa ver, ouvir ou pensar; é só que o mesmo paradigma que opera sua mente consciente não está em funcionamento. Ainda está lá, não desapareceu, mas, quando se o leva para um estado alterado, pode-se lógica, sistemática e rigorosamente construir uma nova aprendizagem. O primeiro passo é aprender a fazer alguém entrar em estado alterado, usando para tal transições suaves.

Homem: Entendi a utilidade das transições, especialmente quando se está lidando com conceitos relativamente desvinculados. Serão necessárias quando estão relacionados, digamos num relaxamento, quando se está usando palavras tais como "sensações de tranqüilidade, de paz, de quietude, de bem-estar"? É necessário continuar agregando transições a estes tipos de frases?

Bem, a palavra "necessário" é engraçada. Necessário sempre se relaciona ao produto final. Certamente não é necessário; a pergunta é: "O que é que você quer alcançar?"

Homem: O que se torna o dispostivo mensurador para se saber com que freqüência é mais benéfico o uso de tais transições?

Seus olhos. Conforme vocês forem começando a fazer isto irão perceber que as pessoas parecem diferentes em estado alterado, em relação à sua fisionomia quando estão em seus transes normais de vigília; e à medida que você começar a perceber isso, começará a perceber quando é que faz coisas que criam descontinuidade nas experiências dos outros. É necessária uma visão muito boa a fim de se usar a hipnose, porque na maior parte do tempo as pessoas não estão devolvendo tantas informações quanto devolveriam normalmente. Não estão falando tanto nem se comportando de modo tão óbvio. Em certo sentido, isto facilita mais o trabalho porque não existem tantas coisas a confundir-nos, mas exige também que você seja dotado de maior acuidade visual. Se você não a tem, acabará fazendo o que faz a maioria dos hipnotizadores: confiam completamente em sinais com os dedos para obter respostas tipo sim-ou-não às perguntas que você faz. Isto não precisa ser assim. É uma boa coisa de se saber no caso de se estar recebendo o *feedback* desejado, ou para se usar enquanto se está desenvolvendo a sensibilidade. Porém, se você tem boa visão, pode conseguir qualquer *feedback* que deseje sem ter que construir artificialmente um mecanismo para isso. As pessoas respondem externamente, com modos que se pode ver, ao que está se passando dentro delas, internamente.

Se a pessoa tem a experiência interior de sentir-se desagregada quando você diz "quieta, relaxada, confortável" porque ela não se sente deste modo, você perceberá respostas não-verbais que indicam isso. E se você nota estes tipos de coisas, faz sentido mencioná-las: "Alguém diz: 'Por que você não relaxa?' e você tenta relaxar mas é difícil e não consegue, e diz a si mesmo: 'Ah, se eu pudesse'. Eu poderia dizer-lhe: 'Sinta-se confortável', mas é difícil *sentir-se confortável* deliberadamente. Mas é muito fácil pensar numa gota de chuva descansando numa folha." Muito embora estas duas não estejam relacionadas, a pessoa ficará muito mais relaxada pensando numa gota de chuva do que se ficasse *tentando* se relaxar.

Uma das coisas que me impressionava mais do que tudo em Milton Erickson era que ele não empregava a hipnose como um instrumento direto. Se ele queria que alguém deixasse de enxergar cores, ele não dizia: "Torne-se cego para cores". Ele dizia: "Você alguma vez já leu um livro? O que significa ter um livro lido (vermelho)? * Não significa nada. Alguém me disse certa vez que havia uma 'segunda-feira azul'. Eu disse a mim mesmo: 'uma segunda-feira azul. Isto não significa coisa nenhuma. São coisas que de algum jeito estão juntas mas não têm significado algum.' Não dizem nada para mim. Não é *preciso* que digam coisa alguma a você."

A diferença entre Erickson e os outros hipnotizadores que vi, ouvi e com quem estudei é que Erickson não tinha nenhum cliente resistente. Ou ele escolhia realmente muito bem os pacientes ou fazia alguma coisa importante que as demais pessoas não estavam fazendo. Milton prestava atenção ao modo pelo qual as pessoas respondiam e lhes fornecia o que era apropriado a elas. O uso de transições é uma coisa apropriada a todas as pessoas cuja língua mãe seja o Inglês, *porque* as transições fazem parte da estrutura básica do Inglês; fazem parte do modo pelo qual nossa língua é construída. *E enquanto* fazem hipnose, *se* usarem as transições, elas os ajudarão.

---

* No original, *read* (*red*). Pronunciam-se igualmente, daí o jogo. (NT)

36

Vi Milton fazer uma indução oficial de transe uma vez, o que era um fenômeno muito raro, acreditem-me. Na maior parte das vezes as pessoas chegavam e começavam a falar com ele de coisas intelectuais... e de repente o tempo havia passado. Mas certa vez ele induziu oficialmente um transe. Fez com que a pessoa se sentasse e disse: *"E enquanto* você senta aqui, quero que olhe fixamente para um ponto na parede, *e enquanto* você fixa esse ponto na parede pode perceber que está fazendo a mesma coisa, agora, que fez quando foi pela primeira vez na vida à escola aprender a tarefa de escrever números e letras do alfabeto. Você está aprendendo... aprendendo sobre alguma coisa que você realmente não sabe. E embora você ainda não o tenha percebido, sua respiração já se modificou (o andamento de sua voz se torna mais lento) *e* você está se tornando mais confortável *e* mais relaxado". Estas transições ajudaram a construir a continuidade. Agora, o que existe entre ir à escola e aprender números e letras do alfabeto, por um lado e, por outro, tornar-se mais relaxado, na melhor das hipóteses, é algo tênue.

Entretanto, o significado de *qualquer* comunicação — não só na hipnose como também na vida — não é o que você pensa que ela significa; é a resposta que ela elicia. Se você tenta elogiar alguém e a pessoa sente-se insultada, o significado de sua comunicação é um insulto. Se você disser que ele se sentiu insultado porque não o entendeu, isso é uma justificativa de sua incapacidade de comunicar-se. A comunicação em si foi um insulto. Você pode ou justificar e explicar as coisas, ou pode aprender com elas. Minha preferência é aprender com elas. Portanto, se eu me comunico e a pessoa toma a coisa como insulto, na próxima vez eu modifico minha forma de comunicar-me. E se, no futuro, eu quiser insultar aquela pessoa, saberei exatamente como fazê-lo!

Embora as transições não sejam tudo, são um instrumento útil. Não existe fórmula pronta em hipnose. A única coisa com a qual podem contar quando vocês se comunicam com as pessoas é que elas darão uma resposta. Se vocês lhes fornecerem comunicações diferentes em quantidade suficiente, poderão descobrir ao que é que respondem de modo apropriado.

O que lhes falei até este ponto é apenas o começo. Quero que também prestem atenção ao seu ritmo. Ritmo é algo muito, muito poderoso. Um hipnotizador bastante tradicional, chamado Ernest Hilgar, provou após quarenta anos de pesquisa que não existe relacionamento entre a habilidade de uma pessoa para alterar seu estado de consciência e o ritmo da voz do hipnotizador. Ele tem provas estatísticas disto. Mas, se vocês prestarem atenção à sua própria experiência enquanto estou lhes falando exatamente agora e quando... altero meu ritmo... para outro diferente... que seja

37

distintamente... diverso... e mais lento... a coisa, tem um impacto considerável. Enquanto mantiver esse impacto, não me importo com o que a "ciência" diz.

Bom, eu disse no começo que sou um modelador. Um modelador só constrói descrições. Descrições são apenas modos de se fazer com que as pessoas prestem atenção a coisas. Exatamente neste momento, estas descrições têm por objetivo fazer com que vocês prestem atenção a seu tom de voz e a seu ritmo. O primeiro hipnotizador que conheci em minha vida estava sentado tentando pôr alguém em transe quando entrei na sala. Ele ia ensinar-me como fazer hipnose, e estava falando numa desagradável voz anasalada: "Quero que você se sinta muito relaxado". Até *eu* perceber que não conseguiria sentir-me relaxado com uma pessoa chiando ao falar comigo. Mas ele "sabia" que só se precisava ter um único tom de voz, porque está dito em todos os livros que é de se esperar que você use um tom de voz monótono. Ele "sabia" que não fazia diferença o tom empregado, desde que fosse o mesmo.

Bom, falar em tom de voz monótono é apenas um meio de se evitar ser incongruente, no que me diz respeito. Se você usar o mesmo tom de voz o tempo todo, provavelmente então não será incongruente. Se você *for* incongruente, ninguém o perceberá, porque não existe variação em sua voz. No entanto, a variação em sua voz também pode ser um veículo que *acrescente* ao que você está fazendo.

Homem: Notei que quando você estava dando sugestões, algumas vezes usou palavras que implicam controle; palavras tais como "você sentirá" ou "você está sentindo", ao contrário de "isto é algo que pode ocorrer". Você faz uma diferenciação entre escolher palavras controladoras *versus* não-controladoras?

Sim. É a seguinte a diretriz: não quero que pessoa alguma com quem eu faça hipnose falhe a respeito do que quer que seja. Se estou fazendo sugestões a respeito de coisas que podem ser prontamente verificadas, é provável que empregue palavras tais como "poderia" ou "possa", às quais denominamos "operadores modais de possibilidade." "Seu braço *pode* (*may*) começar a levantar..." Deste modo, se aquilo que eu pedi não acontece, a pessoa não terá "fracassado". Se eu estiver fazendo uma sugestão a respeito de alguma coisa que é completamente inverificável, há mais probabilidade de que eu use palavras que implicam causação: "Isto *faz* com que você entre mais fundo no transe" ou "Isto *provoca* em você um maior relaxamento." Uma vez que esta sugestão é inverificável, o sujeito não será capaz de concluir que fracassou.

Se eu tiver usado cinco ou seis operadores modais de possibilidade e a pessoa houver respondido a todos eles, nesse ponto provavelmente estarei seguro para trocar para palavras que impliquem causação. No entanto, se minha sugestão seguinte for muito crítica, poderei continuar usando operadores modais de possibilidade. A linha básica de conduta é ter certeza de que ninguém fracasse a respeito de nada.

Muitos hipnotizadores forçam as pessoas até os limites do que podem fazer aplicando nelas o que se chama de testes de suscetibilidade. Tais hipnotizadores põem seus clientes em um estado alterado e tentam realizar uma série de tarefas hipnóticas graduadas, sendo que os clientes realizam algumas e fracassam em outras. O que geralmente acontece é que de um jeito ou de outro tanto os hipnotizadores quanto os clientes ficam com a idéia de que existem coisas que não podem fazer.

Quando estava lecionando na faculdade e fazendo cursos de hipnose à noite, muitas pessoas chegavam nesses cursos e diziam: "Bem, já estive em montes de transes e só consigo ir até certo nível". Não sei de onde surgiu esta idéia de níveis. De um jeito ou de outro, a qualidade de seu transe hipnótico é mensurada pela altura — a auto-estima sobe, mas na hipnose você vai para baixo. Há algumas pessoas para quem é preciso um estado realmente alterado para que tenham uma alucinação positiva. Outras pessoas têm alucinações positivas o tempo todo; chamam a isso de raciocinar. Se eu sou um hipnotizador e forço uma pessoa a entrar numa certa posição, isto a prepara para o fracasso. Se eu digo: "Você vai abrir os olhos e ver um *poodle* francês de 1,80 m" e, ao abrir os olhos, não há *poodle* francês nenhum, ela pode achar que não consegue ter alucinações positivas. Se ela entender essa instrução como um comentário acerca de si mesma ao invés de relativo àquele hipnotizador em particular, provavelmente ela acreditará que não pode fazê-lo.

De maneira típica, os clientes chegam e dizem: "Puxa, sabe, eu sempre quis ser capaz de ter uma alucinação positiva mas não consigo". *Eu* sei que todo mundo é capaz de fazer isso e que provavelmente já o fez algumas vezes. Quando me dizem que não conseguem, isso é uma indicação de que alguma coisa os *convenceu* de que isso é algo que escapa a seu âmbito de capacidades, o que só torna muito mais difícil para mim ser capaz de fazê-lo. Tenho que me esgueirar por dentro de suas crenças a fim de conseguir que tenham tal experiência. Ou então, posso simplesmente aceitar tal crença e dizer: "Bem, sabe, trata-se de uma limitação genética, mas este fenômeno não é algo necessário para se ser capaz de realizar coisas, a menos que se seja um engenheiro civil."

Vocês sabem que é isso que os engenheiros civis fazem para viver. Eles vão para a rua e olham para vales onde não existe coisa

39

nenhuma, ali alucinando pistas de alta velocidade e represas, e depois mensurando-as. Eles só precisam ter *determinadas* alucinações e não outras. Ver uma pista de alta velocidade onde não existe nada é "natural", chama-se "trabalho". Se eles enxergarem homenzinhos azuis andando para cá e para lá na pista, *então* estarão em apuros.

Uma vez que não quero que as pessoas fracassem e façam generalizações que não são verdadeiras, procedo de maneira muito, muito lenta na produção de efeitos verificáveis como os fenômenos hipnóticos clássicos. Não conheci muitas pessoas que tivessem uma grande necessidade de ver uma levitação de braço ou uma alucinação negativa. A maioria das pessoas passa por coisas assim o tempo todo e não sabe. Tais fenômenos não possuem valor algum em si mesmos e por si mesmos.

O que me interessa é conduzir pessoas a terem experiências que as convençam de que podem conseguir quaisquer mudanças que desejem para si mesmas. Pode ser que queiram ser capazes de controlar a dor quando vão ao dentista, ou mudar seus hábitos de sono, ou realizar mudanças psicológicas muito penetrantes; quero ajudá-las a obter tais resultados porque a hipnose pode ser um instrumento muito poderoso para a consecução de modificações psicoterapêuticas.

Muitas pessoas perguntam: "Para que se pode usar a hipnose?" A pergunta não é: *"O que* você pode fazer especificamente com a hipnose?" e sim *"De que modo* você pode usar a hipnose para fazer alguma coisa que deseje fazer?" Hipnose não é cura; é um conjunto de instrumentos. Se você tem um conjunto de ferramentas de mecânico, isto não significa que você seja capaz de consertar carros. Você ainda vai precisar usar as ferramentas de um jeito especial para consertá-los. Este é o aspecto mais mal-entendido da hipnose; ela é tratada como uma *coisa*. Hipnose não é uma coisa; é um conjunto de procedimentos que podem ser usados para alterar o estado de consciência de alguém. A questão de qual estado de consciência você usa para trabalhar um problema em especial é realmente um outro problema. É um problema importante e com ele iremos nos haver mais tarde. Mas, a primeira coisa a ser aprendida é como deslocar uma pessoa com rapidez e elegância de um estado de consciência para outro.

Exercício 3

Quero que vocês gastem outros dez minutos fazendo o mesmo exercício que já fizeram, no mesmo grupo de três. Desta vez, acrescentem os refinamentos sobre os quais estivemos falando. Já decorreu algum tempo desde que os descrevi, de modo que quero voltar a eles detalhando-os. Desta vez, ao invés de primeiro descrever a experiência para a pessoa, faça com que ela se sente, se recoste, feche os olhos e comece descrevendo os elementos de sua experiência presente. Quero que vocês usem três afirmações que sejam afirmações tipo espelhamento — descrições de experiências verificáveis. "Você está sentado numa cadeira... Você pode sentir o ponto em que seu corpo encosta na cadeira... Você pode sentir de que jeito seus braços estão cruzados... o ponto em que seus pés encostam no chão... a temperatura de seu rosto... os movimentos de seus dedos... Você pode escutar os barulhos na sala, das outras pessoas se mexendo... Você pode sentir a temperatura do ar... Você pode ouvir o som de minha voz..."

Todas estas afirmações podem ser verificadas. Quero que vocês digam três sentenças que possam ser verificadas e depois quero que acrescentem alguma coisa que *não* seja prontamente verificável. Podem acrescentar qualquer afirmação que seja uma descrição daquilo para onde querem que a pessoa vá: "...e você está ficando mais relaxado", "...enquanto continua se sentindo mais confortável.", "...e você não sabe o que é que eu vou dizer a seguir". Deste modo, você faz três afirmações tipo espelhamento, usa uma palavra transicional e acrescenta uma afirmação que conduz a pessoa na direção que você a deseja indo. "Você está respirando... Há sons na sala... Você pode ouvir as pessoas se mexendo... *e* você se pergunta, realmente se pergunta, o que é que está fazendo." Faça com que as transições pareçam tão naturais quanto possível. Um de vocês será o sujeito e os outros dois farão revezamento, fazendo um conjunto de afirmações de espelhamento e de comando. Depois que cada um de vocês tiver feito dois conjuntos, quero que comecem a incluir descrições da mesma experiência que usaram nas primeiras duas vezes em que fizeram este exercício, dentro das afirmações de espelhamento e de comando. "...enquanto você descansa e volta e pensa naquela hora em que estava fazendo Cooper." Observem como é diferente desta vez.

Mais uma vez, ajudará vocês espelharem de modo não-verbal: respirem no mesmo ritmo da pessoa com quem estão falando, ou usem o andamento de sua voz para combinar com a respiração da mesma. E é essencial que o que vocês dizem seja congruente com o modo pelo qual o dizem.

Quando parecer que seu sujeito está na experiência tão ou mais profundamente que antes, quero que comecem a violar estes princípios, um por vez. De repente, tornem o andamento de sua vocalização totalmente diferente. Observem se isto causa ou não um impacto. A seguir, retomem o que estavam fazendo e aí alterem o tom de sua voz. Depois, experimentem não usar transições. "Você está sentado aqui. Você está confortável. Você está relaxado. Você

41

não sabe o que irá acontecer." Observem o que acontece quando vocês fazem isso. Tentem acrescentar coisas que não sejam relevantes. "Você pode sentir os dedos tocando as chaves... e sabe que existe uma cozinha em algum lugar deste edifício." "Você pode sentir seus pés de encontro ao chão... e você sente o entusiasmo e o interesse dos políticos em Washington."

Primeiramente concentrem-se no uso de todos os elementos que acabamos de discutir. Depois que tiverem estabelecido um estado bem sólido, façam variar apenas um pequeno trecho e observem o que acontece. Depois, voltem a usar todos os elementos e a seguir variem um outro trechinho. Observem o que se passa com o rosto da pessoa, com sua respiração, com a cor de sua pele, com o tamanho de seu lábio inferior, com os movimentos das pálpebras. As pessoas durante o transe não falam muito, de modo que vocês irão precisar conseguir seu *feedback* de outro jeito. Se vocês forem fazer uma checagem depois, será tarde demais. Vocês precisarão ser capazes de verificar o que acontece enquanto está acontecendo, de momento a momento, e o melhor instrumento para realizar essa checagem é sua visão.

Usem de três a quatro minutos, cada um, para este exercício. Comecem.

Notaram como se ampliou o processo ainda mais, fazendo o exercício deste jeito? O que estive tentando demonstrar-lhes hoje de manhã, graduando estas coisas — fazendo vocês só praticarem, depois apresentando mais umas instruções, depois fazendo vocês novamente praticarem — é que eu gostaria que pensassem na hipnose como um processo de *amplificação*. Se pensarem na hipnose como um meio de *persuadir*, no final vocês acabarão não sendo capazes de fazer muito mais do que isso, praticamente. Se a entenderem como um modo de *controlar*, não serão capazes de fazer muito mais do que isso. Escolhemos uma situação dentro da experiência de uma pessoa, experiência à qual ela respondia de modo peculiar, e conforme vocês usaram estas técnicas em particular, conseguiram amplificar essa resposta.

Mulher: E quanto a conseguir levitação de braço e coisas do gênero? Isso também é amplificação?

Os hipnotizadores são muito espertos para irem atrás de respostas que eles *sabem irão acontecer de qualquer maneira.* Levitação de braço é algo atrás do que muitos hipnotizadores andam. E uma das primeiras instruções para se conduzir uma levitação de braço é: "Preste atenção em sua mão e ela vai começar a parecer mais leve". Experimentem inspirar profundamente e observem o que acontece com suas mãos ...Suas mãos estão com uma sensação de bem leve, porque quando vocês inspiram e seu peito sobe, isso traz suas mãos para cima. Portanto, se apresentarem suas instruções para mãos leves enquanto a pessoa inspira, isso será verdade.

Bons hipnotizadores escolhem coisas parecidas que eles sabem que irão acontecer. No entanto, não estão inteiramente conscientes de como estão fazendo a coisa. Existe um antigo método de indução que se vê nos filmes em que os hipnotizadores balançam um relógio de um lado para o outro. O hipnotizador diz: "O relógio está indo lentamente de um lado para o outro e você está olhando para ele, e você o enxerga enquanto o tempo passa. Enquanto você olha para o relógio indo e vindo, seus olhos começarão a se sentir cansados." Evidente que irão ficar cansados! Se você olhar fixamente para *qualquer coisa,* por tempo suficiente, seus olhos ficarão cansados.

Por volta do início deste século, as pessoas costumavam fazer hipnose fazendo o sujeito olhar para alguma coisa no alto. O sujeito estaria sentado e o hipnotizador de pé à frente dele, erguendo dois dedos de sua mão, enquanto dizia: "Certo, quero que você olhe fixamente para estes dois dedos, e enquanto você olha para eles, quero que olhe para eles com intensidade... E conforme seus olhos forem ficando cansados, suas pálpebras irão ficar cada vez mais pesadas e você *vai saber* que estará entrando num transe hipnótico". Se você ficar olhando fixamente para qualquer coisa que estiver acima de você, por tempo suficiente, seus olhos acabarão ficando cansados. "E conforme seus olhos começarem a ficar cansados, você começa a perceber alterações no foco de sua visão." Se você olhar fixamente para qualquer coisa, por tempo suficiente, seu foco se altera. "E suas pálpebras começarão a ficar pesadas. Você irá sentir a necessidade de fechá-las." *Óbvio* que sim. Todos fazem isso o tempo todo. Chama-se piscar.

Se aí eu lhes disser: "E quando seus olhos se fecharem, irão ficar fechados", a chance de que realmente fiquem é muito alta. Escolhi três trechos de experiência verificável e os associei a um outro que não é verificável. Procedi deste modo como uma transição natural e com um fluxo que combina com todos os elementos de sua experiência. Elaborei um processo passo a passo que conduz a um produto final. Estou dizendo: "Você está passando por esta experiência, que leva a esta outra experiência, que leva a esta experiência" e estas três são todas verificáveis. Seus olhos *irão* ficar cansados; suas pálpebras *irão* querer fechar-se; seu foco *irá* mudar. Conscientemente, você não sabe que estas coisas fazem parte natural da experiência, mas conforme as descrevo uma leva naturalmente à seguinte. Depois, eu acrescento uma coisa que *não* faz parte natural de sua experiência; vocês ainda estão acompanhando passo a passo, de modo que simplesmente embarcam na seguinte. Não se trata de terem sido convencidos. Vocês nem sequer pensaram se era verdadeiro ou falso. Estão simplesmente seguindo o fluxo. O uso de transições como essas permite-lhes seguir facilmente o fluxo.

Se pensar que a hipnose é um estado onde se controla alguém ou dentro do qual convence-se alguém, o perdedor acabará sendo você. Será limitado o número de pessoas com quem terá ação eficaz. E estará também perdendo em sua vida pessoal porque estará começando a se preocupar com quem detém o controle de você mesmo. Minha experiência diz que as pessoas respeitam-se muito mais em estados hipnóticos alterados do que no estado de vigília. Posso dar a uma pessoa uma sugestão que seja negativa e perniciosa no estado de vigília e essa pessoa será muito mais capaz de executá-la do que se estivesse em transe. Se pensar em todas as coisas que as pessoas já lhe disseram que fizesse e que eram desagradáveis mas que você fez, de qualquer modo, provavelmente estava no estado de vigília quando as realizou. Em transe, é muito difícil conseguir que alguém faça alguma coisa que não conduza a algo significativo e positivo. Parece que as pessoas discernem mais em estados alterados. É muito mais fácil enganar ou levar vantagem sobre alguém no estado de vigília do que em qualquer outro estado de consciência que eu conheça.

Acredito que a hipnose seja realmente *biofeedback*. No entanto, uma máquina de *biofeedback* não lhe pede para diminuir a velocidade de seu pulso. Só lhe conta o ponto em que está agora. Você tem que se propor ao objetivo final de conseguir seu pulso batendo em ritmo mais lento ou sua pressão sangüínea estando diferente. A máquina só fornece o *feedback*. Na qualidade de hipnotizador, você pode fazer as duas coisas. Pode fornecer às pessoas comunicações que combinem com o que está acontecendo, tal como uma máquina de *biofeedback*. Depois, pode começar a acrescentar outras coisas, passo a passo, que levem a pessoa a alguma outra situação, e ela será capaz de seguir o fluxo natural e confortavelmente. Pode criar uma situação dentro da qual o máximo que a pessoa precise fazer seja *responder* — coisa que as pessoas fazem o tempo todo, e que fazem melhor que tudo.

É muitíssimo mais fácil fazer mudanças pessoais num estado alterado do que no estado de vigília. O fato de não ter as escolhas que quer é uma função do estado de consciência dentro do qual você se encontra. Seu estado de vigília normal é, por definição, uma descrição de suas capacitações e de suas limitações. Se você estiver dentro de um estado no qual está limitado, e tenta fazer mudanças nessas limitações com seu estado normal de consciência, esta é uma situação sem saída.* Tais limitações constrangerão o modo pelo qual tenta enfrentá-las e você irá passar por muitas dificuldades. Se você entra num estado alterado, não terá as mesmas limitações que geralmente tem. Terá limitações mas elas serão *diferentes*. Se você entra e sai de estados alterados, pode se transformar a tal ponto que seu estado de vigília não mais irá parecer aquilo que era antes.

Quantos de vocês aqui são clínicos? Quantos aqui já mudaram tanto que nunca mais voltaram à pessoa que eram antes? ...E quantos nunca fizeram nada disso ...Estava esperando que alguém erguesse a mão de modo que eu pudesse dizer: "E como ousas ser um clínico!?" Um agente de mudanças incapaz de mudar — isso seria o máximo da hipocrisia. Para mim, hipnose é apenas um meio de acelerar mudanças. O que estamos trabalhando aqui é só aprender a fazer transições naturais, de um estado para outro.

Homem: Fico me perguntando como é que você sabe o momento em que a pessoa entra em transe. Você nos pediu que observássemos as mudanças, eu vi algumas, mas como é que eu posso saber se isto significa que a pessoa está entrando em transe?

Certo. Que tipos de mudanças vocês todos verificaram ao fazer as induções? Pedi-lhes que prestassem atenção ao que surgisse de diferente. Que modificações perceberam?

Mulher: Os músculos de seu rosto pareceram relaxar e seu rosto ficou mais achatado.

Isto é característico. No transe, ocorre um achatamento ou flacidez dos músculos no rosto e há uma simetria não característica dos estados de vigília. Descobri que primeiramente existe uma intensificação da assimetria facial, enquanto a pessoa começa a entrar no transe. Você sabe que conseguiu um transe razoavelmente profundo quando obtém uma simetria, novamente, simetria esta mais equilibrada do que a simetria típica do estado de vigília. Conforme a pessoa vai voltando do transe, pode-se determinar se ela está ou não no processo de retornar ao estado normal de consciência. Passam de uma simetria externa no rosto para um estado relativamente assimétrico e depois para aquela que é sua simetria normal. Que mais vocês viram?

Homem: Aconteciam pequenos estremecimentos dos dedos e de outras partes do corpo.

Quaisquer movimentos inconscientes, espécie involuntária e sobressaltada de movimentos repentinos, são realmente bons indicadores de um estado de transe em desenvolvimento.

---

* No original, "...a *'catch-22' situation"*. Isto quer dizer, em gíria, uma situação na qual a pessoa está fadada a ser sempre perdedora. (NT)

Mulher: A respiração realmente modificou-se.

Fico contente por ter dito isso desse jeito. Os padrões respiratórios das pessoas variam consideravelmente em seu estado normal e quando entram em estado alterado, seja qual for o padrão característico para si, esse será alterado. Se seu cliente é de tipo visualmente muito orientado, de respiração superficial e no alto do peito, quando num estado normal de consciência, é freqüente que esta respiração fique profunda, na parte baixa do estômago. Se a pessoa que está à sua frente é muito orientada cinestesicamente, de respiração tipicamente lenta e abdominal, essa respiração transformar-se-á nalgum outro padrão. Os padrões respiratórios estão relacionados aos modos sensoriais e serão alterados conforme a pessoa modificar sua consciência (consciousness).

Mulher: Se você vê uma pessoa cujo rosto é tipicamente assimétrico, isto quer dizer que existe uma grande quantidade de polaridade, ou uma grande quantidade de diferenças entre seu consciente (conscious) e seu inconsciente (unconscious)?

Eu não tiraria tal conclusão. Se você observa uma quantidade exagerada de assimetria facial, sabe que alguma coisa incomum está se passando. Concluo pela existência de algum desequilíbrio, seja químico, comportamental, ou ambos. Não o rotularia de diferença entre consciente e inconsciente.

Homem: Observei que, conforme as pessoas iam entrando mais fundo, as mãos ficavam mais quentes e rosadas.

Especialmente nos estágios mais profundos do transe, há um relaxamento muscular e um fluxo maior de sangue para as extremidades.

Homem: Qual é a relação entre os olhos se revirarem completamente para trás e estados alterados?

Nenhuma, que eu saiba. Se os olhos se reviram completamente para dentro da cabeça, esse é um bom indicador de um transe razoavelmente profundo. No entanto, muitas são as pessoas que entram em transes profundos de olhos abertos, de modo que este não é necessariamente um indicador de estado alterado.

Homem: O que significa você conseguir que os olhos se movimentem?

Há dois tipos de movimento. Um é o alvoroçar das pálpebras enquanto que o outro é a verificação de que os globos oculares estão se movimentando por trás das pálpebras, ao passo que estas propriamente não estão agitadas. Este último é denominado "movimento ocular rápido" e é indicador de visualização.

Bem. Existem estes sinais gerais de entrada no transe e, além destes, haverá muitas outras mudanças que se podem observar, as quais serão peculiares em termos da pessoa com a qual se está trabalhando. Estas mudanças serão simplesmente indicações de que a pessoa está trocando de estado de consciência. Quando você pergunta qual a aparência de um estado de transe, a pergunta é: "qual estado?" e "para quem?" Se você observar o tônus muscular da pessoa, a cor de sua pele, além do padrão respiratório *antes* de proporcionar uma indução, saberá qual é a aparência de seu estado normal. Conforme faz a indução, quando observa as alterações nestes parâmetros, sabe que o estado da pessoa está se alterando.

Além de procurar sinais gerais de alteração no estado de consciência da pessoa, precisa procurar os sinais de estar ou não em contato. Ou a pessoa dá respostas que são congruentes com o que você está pedindo, ou então dá respostas incongruentes, e isto será um bom indicador do grau de contato. Óbvio que, conforme você perde o contato, a pessoa vai voltando para o estado de vigília.

Resumo

A. Pode-se pensar no transe como uma amplificação de respostas e de experiências. Se você descreve uma experiência, falando a respeito do que *tem que estar nela,* ajudará a pessoa a amplificar sua resposta.

B. Combinar cria contato e é a base para se conduzir uma pessoa a estados alterados. Pode-se combinar com qualquer porção da emissão comportamental externa da pessoa. É especialmente útil combinar com algo como o ritmo respiratório que está sempre ocorrendo e do qual é provável que a pessoa não esteja consciente. Se você combinar o ritmo respiratório com o andamento de sua vocalização, pode simplesmente retardar a velocidade de suas articulações e a respiração da outra pessoa ficará mais devagar. Outro meio de combinar é verbalizar o que está presente na experiência presente da pessoa. "Você está sorrindo enquanto olha para mim, você pode ouvir a minha voz enquanto eu falo..."

C. Transições suaves possibilitam à pessoa entrar com facilidade em estados alterados. Palavras conectivas como "enquanto", "e", "conforme", tornam elegantes as transições.

D. Sinais gerais de transe: assimetria facial inicial, depois simetria facial mais do que o normal. Relaxamento muscular geral, pequenos movimentos musculares involuntários, rubor, mudanças do padrão respiratório.

II

Induções Simples

Esta tarde iremos descrever, demonstrar e fazer com que pratiquem muito sistematicamente uma variedade de técnicas específicas de indução hipnótica, de modo que começarão a ter escolhas no modo como induzem o transe. O que fizeram hoje pela manhã é tudo que precisam com algumas pessoas, mas com outras não terão êxito se aquilo for tudo que tiverem em seu repertório.

Os hipnotizadores tradicionais fizeram pesquisas que "provam" que apenas uma determinada porcentagem das pessoas são hipnotizáveis. O modo como provaram isso é usando exatamente a mesma indução com todas as pessoas, de modo que evidentemente só têm sucesso com uma certa porcentagem. Se você só tem uma indução, ela irá funcionar com algumas pessoas e fracassar com outras. A maioria dos hipnotizadores tradicionais não se incomoda sequer em acrescentar algumas das práticas básicas que vocês usaram hoje pela manhã, tais como combinar o andamento da vocalização com a respiração do sujeito. Quanto mais amplo for o âmbito das possibilidades de indução que tiver, com mais pessoas você conseguirá ser bem-sucedido.

Hoje de manhã gastamos um certo tempo discutindo que sinais fisiológicos acompanham um estado alterado de consciência. Vocês conseguiram detectar pelo menos algumas das mudanças distintivas no tônus muscular, nos padrões respiratórios, na cor da pele, no tamanho do lábio inferior, etc., na pessoa que estavam conduzindo a um estado alterado. Esses sinais especiais de estado alterado são precisamente aquilo que estarão procurando e em que estarão prestando atenção, agora à tarde, à medida que continuam a aprender induções.

O princípio básico de se fazer uma indução hipnótica é o de buscar sinais fisiológicos do desenvolvimento de estados alterados, e fazer o que for possível para amplificar estes sinais. Existem também maneiras específicas de se proceder. Há generalizações, padrões que você pode usar e que *provavelmente* conduzem na direção de alterar o estado de outra pessoa. Recordo-os de que todas as generalizações que lhes oferecemos são mentiras: ou seja, não irão funcionar para todas as pessoas ou em todas as ocasiões. São generalizações boas porque forçam vocês a notarem a experiência sensorial e a prestarem atenção ao que está acontecendo. Desistam *sempre* de uma generalização ou de um padrão em favor do que lhes estiver sendo apresentado concretamente em termos de *feedback* sensorial. Conforme estão trabalhando, se visualizarem sinais de um transe em desenvolvimento na outra pessoa, prossigam; o que estão fazendo funciona. Se não notarem a presença de tais sinais se desenvolvendo, façam *qualquer outra coisa*.

Os primeiros dois métodos que irei demonstrar são parecidos com alguns dos métodos que já utilizaram hoje pela manhã. No entanto, são importantes e úteis o suficiente para que eu queira descrevê-los de modo ligeiramente diferente.

Indicador e Comando Verbal: Exercício 5-4-3-2-1

Esta manhã vocês fizeram indicações e comandos verbais quando apresentaram três afirmações verificáveis e de base sensorial, usando uma transição e acrescentaram uma afirmação não-verificável. Pode-se tornar este método mais elegante fazendo-se as afirmações preliminares de modo quase que inteiramente orientado para o exterior e, depois, gradualmente, aumentando o número de afirmações não-verificáveis orientadas internamente. Freqüentemente Milton Erickson descrevia o transe como ter um foco interiorizado de atenção. Ao aumentar gradualmente o número de afirmações orientadas internamente, vocês estarão usando indicadores e comandos para direcionar para dentro a atenção da pessoa.

Portanto, quando puserem este método em prática, comecem fazendo cinco afirmações: quatro delas são baseadas no sensorial e, a seguir, vem uma que é orientada interiormente. Associem-nas com alguma palavra transicional como "e" ou "enquanto". "Você está ouvindo o som de minha voz *e* pode perceber as cores da sala *enquanto* sente seu braço na cadeira *e* pode começar a sentir um contentamento." Depois, vocês fazem três afirmações verificáveis seguidas por duas não-verificáveis, depois duas e três, uma e quatro e, nessa altura, já deverão ter conseguido o desenvolvimento de um estado razoável de transe.

Gostaria que todos pensassem por um momento: o que constituiria um exemplo de uma descrição não baseada no sensorial que poderiam oferecer conjuntamente com suas afirmações verificáveis?

50

Quero ter certeza de que entendem o que constitui uma descrição não baseada no sensorial de uma experiência interna.

Homem: E você vai se sentir confortável.

Mulher: E você vai sentir uma sensação deliciosa.

Mulher: Satisfeito.

"E você vai se sentir satisfeito com o progresso que está fazendo."

Homem: E você vai sentir que algumas coisas são diferentes.

Homem: E você vai se lembrar de coisas agradáveis.

"E você vai lembrar-se de uma coisa especialmente agradável."

Homem: Você está usando o futuro intencionalmente?

Na realidade, sugiro que vocês usem o presente progressivo por enquanto. "E você *está tomando* consciência da deliciosa experiência e *está começando* agora a lembrar-se..." "Agora você *está se conscientizando* da sensação de ser capaz de aprender a respeito de hipnose."

Barb, você viria até aqui? Gostaria de demonstrar.

Há duas coisas nas quais todos podem atentar enquanto eu trabalho. Uma delas é ter em mira as mudanças fisiológicas observáveis que sucedem em Barb, conforme ela vai alterando sua consciência. A outra é ter em mira o que estou fazendo verbalmente, porque estarei utilizando o padrão sobre o qual acabei de falar. Deste modo, poderão associar o que estou fazendo com as respostas dela.

Agora, Barb, de olhos abertos ou fechados — é uma questão de seu próprio conforto, apenas — gostaria que se sentasse aqui e me permitisse oferecer-lhe algumas descrições verbais. Uma coisa que você pode considerar e fazer é perguntar-se se as descrições verbais que estou oferecendo são ou não precisas em relação à sua experiência presente. Por exemplo, neste momento, você está sentada aqui e pode ouvir o tom de minha voz. E pode sentir o calor de seus dedos que estão entrelaçados.

O que acabou de acontecer? Espero que possam detectar isso, porque a resposta de Barb exatamente agora é um começo importante.

Homem: Ela estava assentindo com a cabeça.

Sim, estava, mas havia outra coisa ainda mais profunda.

Homem: Ela fechou os olhos e os abriu.

Bem, suas pupilas se dilataram. A parte que acho que poderiam ter visto até mesmo da última fila é a suavização de seus músculos faciais. Vocês conhecem o fenômeno denominado "olhar parado e vazio"? Você está conversando com alguém e de repente tem a sensação de que está inteiramente a sós? No Norte da Califórnia existe um termo técnico para isso "ir para o espaço" (*"spacing out"*).

Eu disse duas coisas para Barb, sendo que ela podia verificar as duas imediatamente. Conforme ela verificava as duas afirmações como verdadeiras, e especialmente quando verificou a segunda, houve uma congruência súbita entre o que ela estava ouvindo e o que estava sentindo, a qual permitiu-lhe começar a modificar o modo pelo qual estava percebendo o mundo em torno de si. Começou a entrar num estado alterado. Vou continuar mais um pouco, de modo que possam ter oportunidade de ver isso.

Como já disse, Barb, você pode fazer isso com olhos abertos ou fechados, qual seja o jeito mais confortável. E conforme se senta aí, pode sentir o apoio que a cadeira lhe oferece ao longo da região dos rins, e pode sentir o lugar onde as barras estão apoiando seus pés, bem na frente de seus calcanhares. E pode perceber, sentada aí, o calor do lugar onde suas mãos estão repousando sobre as pernas e as coxas, além de uma sensação de crescente conforto. E, da próxima vez que seus *olhos* começarem a *se fechar,* simplesmente permita que *permaneçam* assim e aproveite a crescente sensação de conforto interior. (Alguém espirra.) O som do espirro espalha-se por dentro de você, deixando-a ainda mais confortável. E, enquanto está aí sentada inspirando... e expirando... você tem uma sensação cada vez maior... de conforto... Procure ouvir esses sons em especial... e aproveite a sensação crescente... de segurança... para os objetivos que temos aqui...

Neste instante, Barb, gostaria que sua mente inconsciente fizesse uma escolha... a respeito de dar a você uma sensação de rejuvenescimento... e de renovação... enquanto você senta aí ouvindo o som de minha voz... *bem como* o tilintar das xícaras... mas com uma sensação de independência cada vez maior do que a cerca... e um conforto interior... e para os propósitos pelos quais viemos aqui fazer... como demonstração... você já se deu muito bem...

E irei pedir à sua mente inconsciente... que faça com que... uma... ou as duas... mãos e braços... comecem a levantar-se se na realidade... for adequado... em movimentos inconscientes... pequenos... e honestos... E pode se perguntar... enquanto está aí sentada... inspirando... e expirando... se essa resposta particular... seria ou não... a escolhida por sua mente inconsciente...

ou... igualmente útil... para os propósitos que temos nesta tarde... seria para seu inconsciente... oferecer-lhe uma sensação de conforto... e se mais apropriado... para lhe provocar... sensações de rejuvenescimento... lentamente voltar aqui e reunir-se a nós... nesta sala... sentindo prazer pela rapidez com que pode aprender... estas fases iniciais... de alteração de seu estado de consciência...

Seja qual for o caso... gostaria de nesta oportunidade... pedir... à sua mente inconsciente... que prepare algum material... O carpinteiro que se aproxima... da construção de um edifício tem... como seu instrumento básico... para começar... as pranchas de madeira... os pregos... e as ferramentas que carrega... As tábuas e pregos não têm sentido... enquanto não forem reunidas... de forma particular... e pregadas umas nas outras... Deste modo, também, fazendo pequenas marcas no papel... As marcas particulares no papel que chamamos de alfabeto são construídas... por pequenos pedaços de pau ou varinhas... E é muito mais fácil ver... claramente... o produto acabado... que o carpinteiro... pode construir... uma casa... uma garagem... do que ver a mesma forma... enquanto as tábuas... e os pregos ainda estão separados... uns dos outros...

Há modos... naturais... de perceber... que podem ser aprendidos... Do alto, no ar... um panorama inteiro... por exemplo... a costa marítima de São Francisco... pode ser vislumbrado numa única olhada... e seu sentido apreendido... E realmente... de dentro de um avião... é muito mais fácil ver coisas assim... e apreender... todo o sentido... da costa marítima de São Francisco... do que vagueando por entre seus edifícios... O mesmo é verdade em muitas outras áreas de nossas vidas...

Assim, escolha o que escolher... se inconsciente... fazer você voltar com uma sensação rejuvenescida... ou fazer com que você mergulhe ainda mais fundo... assinale para mim fazendo com que uma ou as duas mãos subam... Esta escolha deixo inteiramente a cargo de seu inconsciente... Gostaria de pedir que seja qual for a escolha feita, comece a reunir os materiais... aos quais me referi... de modo que suas percepções possam ser ordenadas... de modo novo e mais eficiente... (Ela abre os olhos e se espreguiça).

Como de hábito, só gastei as primeiras quatro colocações, mais ou menos, fiel ao padrão que disse que ia usar e depois simplesmente entrei numa outra coisa qualquer, que quis fazer. Comecei fazendo afirmações que podiam ser verificadas imediatamente pela experiência de Barb. Em qualquer momento do tempo, temos à nossa disposição uma quantidade potencialmente infinita de experiências fundadas sensorialmente. O artístico consiste em saber qual

53

parte da experiência sensorial escolher para mencionar. É particularmente útil escolher qualquer coisa que possa supor que esteja fora da consciência da pessoa *até você mencioná-la*. Por exemplo, estava muito seguro de que ela estava consciente do tom de minha voz. E ela estava mesmo. Isso não veio como surpresa. Porém, ela estava menos consciente da sensação das barras da cadeira e do apoio que ofereciam aos calcanhares de seus pés. De modo que, quando mencionei este ponto, vocês puderam ver mais mudanças observáveis em Barb. Ela precisou mudar sua consciência presente a fim de verificar se o que eu dizia era verdade.

Aconteceram duas coisas por força desta manobra. A primeira, ganhei credibilidade; o que eu dizia combinava com sua experiência. A segunda, é que uma vez que ela não estava dando atenção à sensação de seus pés tocando a barra da cadeira até que eu o mencionasse, isto também foi uma instrução camuflada para que sua consciência atual se modificasse — neste caso, na direção de dar atenção a uma sensação corporal.

Fiz uma meia dúzia de observações deste tipo. Depois, houve uma súbita modificação no tipo de verbalizações que estava oferecendo a Barb. Que foi que eu fiz?

Mulher: Aí você passou para as metáforas.

Fiz uma outra coisa antes disso.

Homem: Começou a comandar.

Sim. Primeiro eu estava apenas espelhando/indicando: fazendo afirmações que descreviam sua experiência. E depois que tipo de afirmações eu fiz?

Homem: Sugestões para fechar os olhos.

Fiz uma sugestão a respeito de fechar os olhos, mas ela já estava fazendo isso. Chamamos a isso de *incorporação*. Ela estava fazendo uma coisa de modo que a incorporei naquilo que estava falando.

Logo depois de fechar os olhos, comecei a fazer afirmações a respeito de estados internos que eu queria que ela desenvolvesse. Disse coisas como "uma sensação crescente de conforto e de segurança enquanto está aí sentada". Para mim, os sinais não-verbais que ela já havia oferecido — respiração mais lenta, relaxamento muscular, etc. têm o nome de "conforto". Para Barb pode ser que não. A palavra "conforto" tem tantos significados diferentes quantas pessoas existem nesta sala. Quando uso palavras tais como "conforto", não mais estou falando em termos fundados no sensorial. Estou sugerindo que tais estados se desenvolvem dentro dela — seja lá o que possam significar estas palavras para ela.

54

Espero que todos vocês tenham alguma idéia a respeito do que dizia o resto de minhas afirmações. Tenho que explicar que anteriormente Barb havia me pedido que trabalhasse numa espécie particular de mudança com referência a uma habilidade acadêmica que ela deseja. Contei-lhe algumas metáforas dirigidas no sentido de prepará-la para essa mudança. Vocês podem ou talvez não possam encontrar algum meio de tirar daí um sentido. Ela tem um modo de fazer sentido disso, e é o que importa.

Barb: Na hora eu não tinha. Eram assim palavras demais. Simplesmente desisti de tentar lidar com a coisa conscientemente.

Exatamente. E é essa uma das respostas que eu quero. "Era assim palavras demais, eu simplesmente desisti de tentar fazer sentido com isso. Mas diabo, de que é que você está falando? Carpinteiros e a vista aérea de São Francisco. E de dentro de um avião, é diferente do que se estivesse andando por entre os edifícios."

Em outras palavras, a última parte foi providenciada sob medida, de acordo com o pedido que ela me havia feito antes. Conforme eu ia citando as metáforas, sua mente consciente não entendia. No entanto, eu recebi sinais de que seu inconsciente entendera a referência e estava começando as preparações que lhe havia exigido. Alguma pergunta a respeito do que eu fiz?

Homem: Você decidiu não perseguir a levitação da mão?

Não, ofereci-lhe uma escolha. Sempre faço isso.

Homem: Não seria que você encontrou uma certa resistência à levitação e depois lhe deu uma alternativa?

Não houve resistência. A mão dela começou a subir. O movimento em seus dedos e polegar já estava lá. Aí apresentei a segunda alternativa e seu inconsciente escolheu essa. Se eu não tivesse escolhido a segunda alternativa, sua mão teria continuado a subir.

Fiz sugestões a respeito de levitação de mão e braço e tive em resposta uns tremores, o que praticamente sempre precede o movimento concreto. Nessa altura, recordei-me que deveria estar demonstrando induções e não fenômenos de transe. Então apresentei-lhe a sugestão de vir de volta com uma sensação de rejuvenescimento e de renovação e de delícia que ela alcançou com grande rapidez.

Um bom hipnotizador é como um bom governo. Quanto menos você faz para atingir eficientemene o resultado final, melhor você é em seu trabalho. Minha forma de mataforicamente pensar a respeito do que eu e Barb fizemos é que ela me permitiu entrar num *loop* com ela, dentro do qual pude devolver informações a respeito de certas partes de sua experiência, as quais lhe permitiram alterar radicalmente seu estado de consciência. Mas o tempo todo, *ela* estava comandando no sentido de que eu estava sendo responsivo às modificações que se operavam nela, incorporando-as e depois fazendo uma sugestão a respeito de onde deveríamos ir em seguida. Ela aceitou todas as sugestões que lhe fiz. Se, em qualquer momento, ela houvesse indicado que eu lhe havia feito uma sugestão inapropriada, eu lhe teria proporcionado alternativas.

Homem: Como é que você saberia quando uma sugestão fosse inapropriada para ela?

Uma inversão de todos os sinais crescentes de transe indicaria isso. Qualquer inversão de flacidez muscular, das alterações respiratórias, do tamanho do lábio inferior, ou mudanças na cor da pele teriam me indicado que eu havia acabado de propor alguma coisa que não lhe era apropriada.

Homem: Eu estava me perguntando o que você pensou de sua risada nervosa bem no começo, quando disse que suas mãos estavam experienciando calor. Ela riu mas você ignorou.

Isto foi quando eu interrompi e disse: "Espero que você tenha notado essa resposta". A resposta à qual eu estava me referindo era a flacidez muscular, a dilatação da pupila e um balanço imediato de seu corpo. Ela riu imediatamente após meus comentários. Ela não teria rido se eu tivesse prosseguido com a indução. Seu riso foi um reconhecimento de que estava funcionando. Eu havia dito apenas duas sentenças, já estava funcionando e ela detectou uma mudança. É verdade, Barb?

Barb: Sim.

Então, o riso nunca teria emergido se eu tivesse continuado com a indução. Sua resposta foi tão imediata e distinta que eu quis me certificar de que todos vocês haviam notado.

Mulher: O que aconteceu comigo quando você fez a indução é mais ou menos estranho. Eu estava tentando observá-lo porque era minha obrigação e, em vez disso, eu mesma entrei na coisa toda. Eu fique realmente embaraçada porque minha mão estava subindo e...

Bom, você teve muita companhia. Cerca de outras trinta pessoas que estavam sentadas por aí também o fizeram, portanto não se sinta tão embaraçada.

Larry: Será que você poderia nos dar mais palavras que usa para respostas internas, coisas que estava adivinhando que ela estava sentindo por dentro?

Bom, eu não estava adivinhando. Eu a estava conduzindo para esse ponto. Eu estava lhe pedindo que *criasse* aquelas experiências.

Eu não usei as palavras "segurança" e "conforto" com base naquilo que estava vendo porque não sei se os sinais que ela estava me oferecendo significam para ela segurança e conforto. Só sei que estas são palavras gerais muitas vezes associadas a relaxamento muscular.

Larry: Certo. Estou tentando descobrir outras palavras que você usaria nesse sentido.

Há muitas. Pode usar palavras como bem-estar, paz, serenidade, sensação de calma, de estar centrado. Todas elas são só palavras. Não têm qualquer significado intrínseco. São individualmente interpretadas por cada pessoa para suas necessidades pessoais.

Estou insistindo em se fazer uma distinção nítida entre descrições fundadas no sensorial e descrições fundadas no não-sensorial. As primeiras permitem-me entrar em sincronia com o outro. As segundas me permitem oferecer-lhe procedimentos muito gerais que ela pode usar de maneira idiossincrática. As interpretações que ela fizer destas últimas ser-lhe-ão ricas, significativas e individuais. Não tenho a menor idéia do que sejam, mas está tudo bem. Isso é conteúdo e pertence a ela. Minha obrigação é pôr o processo em andamento.

Esta é uma indução verbal muito simples e vocês podem sempre recorrer a ela. Vai funcionar. Simplesmente leva mais tempo do que algumas outras mais extravagantes. Quando a usarem, lembrem-se de *conectarem* as afirmações a respeito de experiências fundadas no sensorial com as afirmações relativas a estados orientados internamente. Isto é chamado de "modelagem causal". O modo mais simples e mais precário de conectar informações é usando a palavra "e". "Você ouve o som de minha voz *e sente* o calor do lugar onde suas mãos estão repousando sobre as coxas *e* uma crescente sensação de conforto *e...*" Na indução que fiz com Barb, comecei unindo a palavra "e" e depois passei para uma forma mais forte de associação. "A sensação de calor e de apoio, *enquanto* seu corpo acomoda-se na cadeira *irá permitir* que você se sinta ainda mais confortável."

Há três tipos de associação. A mais simples é "x *e* y". A forma mais forte em segundo lugar é *"Enquanto* x, y". "Enquanto vocês ouvem o som de minha voz, irão tornar-se mais confortáveis" ou *"Quando* eu estico a mão e toco seu joelho você tem a sensação de cair num estado ainda mais relaxado." *"Enquanto* vocês estão sentados aí, a ouvir o som de minha voz, sua mente inconsciente pode preparar uma recordação especialmente interessante de uma experiência infantil agradável." A forma mais forte "x *causa* y", utiliza palavras como *"causa"* ou *"faz com que"*. "Ao erguerem o braço isso *fará com que* vocês se embalem numa agradável recordação."

Portanto, o padrão é dizer quatro coisas que sejam imediatamente verificáveis e depois associá-las com um "e" a um estado orientado internamente que você está propondo. Primeiro vem a indicação/espelhamento, depois o comando. Conforme avançam, podem aumentar gradualmente o número de afirmações orientadas internamente, passando aos poucos de uma forma mais fraca de associação a uma outra mais forte.

Associações podem ser muito poderosas. É espantoso o tanto de associações que atravessam a mente consciente das pessoas e, sem embargo, elas têm impacto. Certa vez fiz com que uma pessoa ficasse literalmente cega num seminário. Estava demonstrando alguma coisa e disse: "Tudo que vocês precisam ser capazes de fazer é *ver a fim de fazerem isso.*" Eu havia associado o ver ao ser capaz de fazer a tarefa. Depois de eu ter acabado a demonstração, uma mulher ergueu a mão e disse: "Tenho uma pergunta". Perguntei-lhe qual era a pergunta e ela me respondeu: "O que você faz se não consegue ver nada?" Pensei que ela se referia a não haver percebido a mudança na pessoa, durante minha demonstração, e assim respondi: "Você não conseguiu ver qualquer uma das respostas?" Ela disse: "Não, está completamente escuro."

Ela não estava absolutamente preocupada mas eu estava pensando: "Ei, espera aí!" Cheguei perto dela e disse: *"Você não tem que aprender isso",* e — puf! — a visão dela voltou.

A resposta dessa mulher foi bastante incomum. Para a maioria das pessoas, a associação irá funcionar de outro jeito. Uma vez que podem enxergar, *serão* capazes de fazer a tarefa. Na medida que você souber o que está associando com o que, será capaz de lidar com qualquer impacto que venha a causar.

Indicador e Comando Não-Verbal·

Toda hipnose pode ser imaginada bastante utilmente como sendo *feedback*. Neste momento, Bob está sentado à minha frente. Estamos passando muitas informações de lá para cá tanto verbal quanto não-verbalmente. Dentre todas as mensagens que oferecemos um para o outro, algumas são conscientes — ou seja, ele e eu sabemos o que lhes estamos oferecendo — e outras não.

Uma coisa que posso fazer com as mensagens de Bob é selecionar aquelas que posso identificar como estando do lado de fora de sua percepção consciente, começando a alimentar estas respostas de novo, através de um espelhamento corporal. Quando as alimento de novo, irá acontecer uma coisa ou outra: a consciência dele se alterará e irá se cientificar daquelas coisas, ou suas respostas inconscientes serão simplesmente amplificadas, de modo que um número cada vez maior de suas respostas serão inconscientes e um número menor delas conscientes.

Depois de você ter espelhado algumas respostas inconscientes, pode começar a amplificar ou a conduzir para alguma outra resposta. Posso selecionar qualquer trecho do comportamento não-verbal de Bob para fazer isso. Posso espelhar sua dilatação pupilar dilatando minhas próprias pupilas e, depois, quando olhar para ele, começo a tirar meus olhos de foco na exata velocidade em que ele me seguir. Olhos fora de foco são um bom indicador de transe, porque acompanham o processamento interior, em oposição a focalizar alguma coisa no mundo exterior.

Posso acompanhar suas piscadas de olho e depois, gradualmente, piscar meus olhos mais freqüentemente e mais lentamente até conseguir que ele feche os olhos. Posso espelhar seus tônus muscular e depois devagar relaxar meus próprios músculos para auxiliá-lo no relaxamento. Quando você indica/espelha e conduz de modo não-verbal, não há necessidade de falar. Você só espelha para entrar em contato e depois lentamente coloca-se a si mesmo num estado alterado de consciência, certificando-se de que a outra pessoa o está acompanhando.

Indicar e conduzir é um metapadrão. Na realidade, faz parte de *cada uma* das outras induções que lhes estaremos ensinando. Vocês podem tanto usar a indicação e o comando não-verbais em si quanto fazendo parte de uma outra indução. Recomendo que, em certa altura, pratiquem *apenas* a porção não-verbal. Sem palavras, simplesmente coloque-se numa posição de espelhamento. Depois, podem muito lentamente — prestando atenção a quão depressa a pessoa os acompanha — pôr-se num transe profundo. Certifiquem-se de ter alguma forma de voltar.

Sistemas Representacionais Sobrepostos

Para aqueles que não sabem o que sejam sistemas representacionais, deixem-me explicar brevemente. Observamos há algum tempo atrás que as pessoas se especializam no tipo de informação que processam e ao qual prestam atenção. Se você dividirem as experiências em informações nos diferentes canais sensoriais, terão um pedaço visual, um pedaço auditivo, um pedaço cinestésico. Também têm pedaços olfativos (odores) e gustativos (paladares) mas estes dois canais em geral não absorvem porções muito grandes de sua experiência, a menos que você esteja cozinhando ou comendo. Em nosso estado normal, alguns de nós são primariamente cientes da experiência vi-

59

sual, outros primariamente auditivos e terceiros primariamente cinestésicos. Denominamos a estes sistemas, representacionais, porque são sistemas que usamos para representar nossa experiência. As palavras que usamos quando falamos a respeito de nossa experiência são uma indicação de quais canais sensoriais estamos usando conscientemente.

Agora, a coisa interessante é que se você pede a alguém para descrever seu estado normal de consciência e depois descrever o que é estar num estado alterado, a pessoa muitas vezes irá usar um sistema representacional diferente. Por exemplo, alguém pode descrever seu estado normal como "tendo uma sensação *clara, focalizada* de quem eu sou" (palavras visuais) e seu estado alterado como estar *"em contato* com o universo" (palavras cinestésicas).

Isto significa que, quando você descobre em que estado a pessoa está normalmente, em termos de sistemas representacionais, tem uma excelente indicação de qual seria um estado alterado para aquela pessoa — *qualquer outra coisa.* Se vem alguém que está realmente *em contato* com seus sentimentos e que tem em mãos o controle de sua vida, você pode querer levá-la a um estado alterado onde primariamente ela tome consciência de imagens visuais. Portanto, se ela entrasse e dissesse: "Bem, *sinto-me* assim com vontade de entrar em transe, porque estou *em contato* com ter muitas necessidades e fico *irritada* às vezes e quero *sentir-me relaxada* e *aplainar* algumas das dificuldades de minha vida", eu teria uma indicação sutil de que sua conscientização é principalmente cinestésica.

Jan, você poderia vir aqui um minuto? Conte-me alguma coisa que você gosta a respeito de sua casa.

Jan: Ah, eu adoro a vista. Moro num lugar que dá de frente para o mar, é simplesmente maravilhoso.

Ela está me oferecendo informação visual, de modo que sei que estou seguro que começo a falar sobre informações visuais. Isso irá indicar/espelhar sua experiência. Lembrem-se, o meta-padrão é indicar/espelhar e conduzir: acompanhar o que o cliente já está fazendo e depois conduzindo-o para alguma outra coisa. Esse "alguma outra coisa" é passar para sistemas que de ordinário ela não usa. Para ela, este será um estado alterado.

Provavelmente eu começaria pedindo um contexto que fosse visualmente agradável. Já sei que Jan gosta da vista do mar. Gosta da praia?

Jan: Sim!

Gostaria de convidá-la com olhos abertos ou fechados a seguir-me enquanto lhe ofereço uma descrição da experiência... de estar no mar... Se você fosse realmente capaz... de ir para o mar... num dia como hoje... uma das primeiras coisas que pode perceber... é que ao olhar para cima... você vê claramente... a coloração nítida do céu... Talvez você consiga ver algumas nuvens flutuando pelo céu... e, ao olhar em torno de si... pode apreciar... a claridade do ar... e, ao olhar para baixo, ver... a superfície da praia... e enquanto está lá de pé... olhando para a praia na qual está de pé... pode ver seus pés... e pode sentir... a sensação de seus pés... sobre a praia...

E quando você lança o olhar... através do oceano... pode ver uma onda... atrás da outra... rolando desde o horizonte... em sua direção... cada uma delas com uma forma única... uma curvatura diferente... uma cor particular quando estoura... E conforme você olha para as ondas... se mexendo... você percebe... que o vento está soprando borrifos do alto de cada onda à medida que ela quebra na praia... E olhando esses borrifos, você pode sentir... a umidade no ar... conforme a brisa sopra em seu rosto... E se agora você fosse andar uns passos... dentro d'água... e sentir o frio da água rodopiando em torno de seus pés... e tornozelos... você iria realmente apreciar isso...

Agora, se você olha para cima ou para baixo na praia, pode ver uma figura familiar... alguém que você não esperaria encontrar lá... e você acena... e essa pessoa responde para você... lembrando-a de outro tempo e lugar... e uma coisa bastante gostosa e surpreendente... que veio daquela experiência... e aprecia a experiência... e aprende... com ela... qualquer coisa que lhe possa ser útil... E quando você estiver preparada... e já a tiver apreciado... em seu próprio ritmo... levando o tempo que desejar... volte...

Então, que forma de comunicação estou usando?

Mulher: Pareceu-me que você usava primariamente visuais e muitas idas e vindas entre essas e cinestésicas. Você chegou nalgum ponto onde decidiu ficar no cinestésico?

Teria, se tivesse continuado com a indução. Quando faço idas e vindas, estou testando para descobrir se ela pode acompanhar. Pensem nisto como uma contrapartida a respirar em conjunto. Respiro com ela um certo tempo e depois altero minha respiração. Se ela me seguir, então estou em contato; tenho o comando e posso continuar a desenvolver qualquer tipo de experiência que seja apropriado.

A propósito, como é que eu sabia se ela era capaz de me seguir? Depois que eu disse as primeiras poucas coisas, eu sabia imediatamente que ela era capaz de seguir junto comigo. Como é que eu sabia disso?

Homem: A cabeça dela movia-se de modo congruente com suas instruções.

Sim. Quando eu falei sobre olhar para cima, a cabeça dela se virou para cima. Quando falei de olhar para baixo, a cabeça dela se virou para baixo. Quando falei de olhar para a frente, para as ondas, ela olhou para as ondas. Suas respostas corporais indicaram que ela estava tendo a experiência sugerida por mim. Isso basta como informação de que tenho contato. Agora, a pergunta é a seguinte: eu ainda estou em contato se trocar de sistema? Resposta: experimente e verá. Então fiz com que ela olhasse para baixo, para a praia. Depois eu disse: "E sinta seus pés contra a areia".

Jan: Eu senti.

Mulher: Então quando você a faz entrar num outro sistema, você tem a tendência de ficar lá?

Sim. A seguir, eu falaria principalmente das sensações em seu corpo. Conforme ela pisa dentro d'água, pode sentir o rodopio da água... e a umidade do ar... enquanto o vento sopra de encontro a seu rosto.

Primeiro eu crio uma imagem visual do lugar onde ela está e depois encontro um ponto de *sobreposição* entre a imagem visual e qualquer outro sistema. Portanto, neste caso, se ela olha para baixo, para a praia e vê seus pés pousados na areia, então pode sentir a solidez de seus pés sobre a praia. Se ela olha à frente e vê o vento soprando borrifos do alto das ondas que se quebram, então ela pode sentir a brisa de encontro a seu rosto.

Sempre existem dimensões visuais, cinestésicas e auditivas em todas as experiências. De modo que você começa com qualquer um dos sistemas representacionais que a pessoa lhe ofereça. Isso é indicar/espelhar: unir-se ao modelo do cliente. Depois, você pode usar uma fórmula verbal simples que é: "Você vê as nuvens se mexendo pelo céu... e quando você as vê se deslocarem... sente a brisa de encontro a seu rosto." Ver as nuvens se mexendo sugere vento. O ponto de sobreposição entre a imagem visual das nuvens se mexendo, levadas pelo vento, e o sistema cinestésico para onde quero conduzi-la é a sensação da brisa sobre seu rosto. A fórmula verbal é "enquanto X," que é o espelhamento, "Y", que é o comando.

Mulher: Você só usou o auditivo uma vez, que eu percebesse. Disse que ela poderia escutar o amigo chamando-a. Haveria uma razão pela qual não enfatizou o auditivo?

Não precisei dele. Nesta cultura, o sistema auditivo é raramente bem desenvolvido, exceto em músicos. Houve muitas outras oportunidades nas quais eu poderia ter incluído elementos auditivos; o som do vento, o som das ondas quebrando contra a praia.

Quero fazer uma distinção entre indução e utilização. Uma indução que vai visual-visual-visual e depois se sobrepõe com o cinestésico e quando ela acompanha, continuando com o cinestésico, irá alterar radicalmente seu estado de consciência. Isso aconteceu uma vez e tive todos aqueles sinais fisiológicos dos quais faláramos antes; nessa ocasião, só preciso construir uma experiência completa, mais uma vez. Aí eu iria incluir todos os três sistemas. Faria com que ela andasse até a pessoa, abrisse os braços, tocasse a pessoa, olhasse cuidadosamente para o rosto percebendo qual a expressão que estaria lá e depois ouvisse o que a pessoa tivesse para lhe dizer. Então eu usaria a fantasia com todos os três sistemas representacionais como matriz para quaisquer mudanças que ela almeje alcançar.

Mulher: Houve uma interrupção auditiva. O gravador de alguém fez um clique bem alto e fiquei me perguntando por que você não utilizou isso. Com certeza isso o interrompeu.

Interrompeu-me, mas não a ela. *Ela* não o ouviu. Eu sabia disso porque ela não respondeu. Não houve mudança em sua respiração, em sua cor de pele, em seu tônus muscular. Uma vez que não havia resposta, teria sido um absurdo se eu o tivesse mencionado.

Mulher: Se ela tivesse mesmo ouvido o teipe, como é que você teria incluído isso na indução?

"E há sons perturbadores, inclusive na praia."

Homem: E quanto a incorporar o balanço de sua perna?

Poderia ter feito. Poderia tê-la posto num balanço, na praia. Isso teria funcionado muito bem. Teriam sido boas escolhas a utilização do balanço de sua perna e algumas outras faces de seu comportamento. Você não tem que usar *todas* as boas escolhas todas as vezes, para fazer uma indução, apenas o suficiente delas para obter a resposta que quer.

Jan: Posso me lembrar de minha perna indo e vindo e naquela hora eu sabia por que, agora não sei.

De que modo é que ela poderia recuperar essa informação, usando os mesmos princípios de sobreposição de sistema representacional?... Jan, balance de novo a perna. Feche os olhos e balance de novo a perna e observe o que aparece visualmente... Um pouco mais rápido. Jan: Só rostos de pessoas.

Minha interpretação, quando volto a pensar nisso agora, é que ela regrediu em idade enquanto estava fazendo isso — ela se tornou uma menininha novamente, na praia. Existe uma diferença entre o modo como um adulto balança a perna e o modo como uma criança o faz. O modo como ela balança a perna agora é relativamente adulto. O modo como o fazia quando estava no estado

63

alterado era mais infantil. Ela era uma menininha outra vez, na praia. Você tem alguma idéia de sua idade, na praia?

Jan: A mesma de agora.

Ela *disse* a mesma idade que tem agora, mas também me ofereceu alterações não-verbais faciais e tonais que são características de repressão etária. Esse também é o modo como eu descreveria o jeito dela balançar sua perna, antes.

Certo, alguma pergunta a respeito deste tipo de indução?

Homem: Não me lembro de como começou primeiro. Você lhe perguntou alguma coisa?

Sim. Fiz uma coisa que considero extremamente útil. Disse: "Você gosta de ir à praia?" e observei sua resposta. Se eu tivesse simplesmente assumido de forma automática que ela gostava de ir à praia, eu não poderia ter sabido que toda a família tinha se afogado quando ela estava com três anos de idade, enquanto estava de pé na praia, olhando. Nesse caso, uma praia não teria sido uma boa escolha para a indução de relaxamento.

O princípio é descobrir qual sistema representacional uma pessoa usa de modo típico em seu estado normal. Algumas pessoas usam todos os sistemas, e com elas pode-se começar, na realidade, de qualquer ponto. No contexto da tensão — e a terapia é um destes contextos — as pessoas ficaram especializadas de maneira típica. Isso faz parte do modo como ficaram entaladas e chegaram até você para receber ajuda. Com respeito ao problema que se apresenta, estarão especializadas num sistema representacional ou noutro. A simples introdução dos outros dois sistemas representacionais será freqüentemente adequada para elas aparecerem com algum comportamento novo para si mesmas. Você pode fazer isso usando a sobreposição.

A sobreposição será sempre evidente naquilo que fazemos. Não só a sobreposição de um sistema representacional no outro, como a sobreposição do externo no interno. Conheço um homem que diz: "Faço induções de uma centena de modos diferentes." Fiquei interessado, de modo que o fiz demonstrar tantos quantos conseguia imaginar. Foram todas *idênticas* de um ponto de vista formal. Em todas as induções ele usava a seguinte seqüência: visual externo, visual interno, cinestésico externo, cinestésico interno, auditivo externo, auditivo interno. Cada uma de suas induções tinha conteúdos diferentes, mas esse era o único *padrão* que ele usava em induções. Embora ele só tenha uma seqüência, é um hipnotizador muito eficiente em termos de produzir os resultados usuais de um hipnotizador tradicional.

No contexto do trabalho aqui, neste grupo, poderiam começar com qualquer sistema a menos que tenham um parceiro que já seja gravemente especializado. No entanto, gostaria que vocês dessem aquele passo inicial a fim de passarem exatamente por aquilo que passariam na prática: perguntem à pessoa alguma coisa sobre sua experiência pregressa, observem os predicados que ela emprega e usem esse sistema como ponto de partida. Ofereçam quatro ou cinco descrições nesse sistema, e depois encontrem um ponto de sobreposição para conduzi-la para algum outro sistema.

Captação de um Estado Anterior de Transe

A mais fácil de todas as induções é perguntar a seu cliente se alguma vez ele já esteve em transe. Se sim, peça-lhe que conte com muitos detalhes a seqüência de acontecimentos que ocorreram na última vez em que entrou em transe. Peça-lhe a exata configuração do aposento, o som da voz do hipnotizador, e exatamente o que o hipnotizador fez para induzi-lo naquele transe profundo. Vocês irão perceber que a pessoa irá reviver a experiência para vocês enquanto a descreve. É um exemplo de regressão automática. A fim de que ela possa voltar e obter todas as informações em resposta às perguntas específicas que você lhe está fazendo, ela irá reexperimentar o estado de transe.

Se ela passar rápido demais pela experiência e você não estiver obtendo uma resposta completa, pode indicar-lhe não-verbalmente que diminua o ritmo, ou fazer-lhe perguntas que exijam dela a apresentação de mais detalhes. Pode-se perguntar: "Você estava sentada do modo está agora?" "Não, muito diferente." "Então poderia me mostrar como?" A posição de corpo que ela associou por último ao estado alterado de consciência irá ajudá-la a sobrepor-se de volta àquela experiência de transe.

"Você estava numa sala como esta?" "Não, as paredes eram verdes." "Deixe que seus olhos se fechem e forme uma imagem mental da sala na qual estava na última vez em que foi..." Você a distancia de estado presente, das coordenadas presentes de tempo e espaço, para lhe dar mais liberdade de captar todas as informações e portanto reentrar no estado de transe que para ela foi o mais eficiente.

Pode-se acrescentar outras técnicas de liberação como sejam ordens embutidas (vide Apêndice II) em suas perguntas para reforçar seu poder. "Bom, ele estava inclinado para a direita ou para a esquerda quando seus *olhos* começaram a *se fechar* primeiro?"

Esta é, realmente, a mais fácil de todas as induções. O que você precisa no máximo, em geral, é pedir à pessoa que conte de novo detalhadamente toda a seqüência de acontecimentos que ocorreram quando da última vez que entrou em transe profundo. Depois que este estado houver sido captado, você simplesmente o utiliza.

65

Quantos dos que aqui estão alguma vez passaram pela experiência de visitar Milton Erickson?

Se olharem em torno agora, podem saber quais as pessoas daqui que já visitaram Milton porque, frente a esta pergunta, elas captam a experiência de transe de ter estado com ele.

Estados de Transe que Ocorrem Espontaneamente

Existe um outro meio realmente fácil de ir em busca de um estado de transe. Todo mundo já esteve num transe sonambúlico; é só uma questão de se o reconheceram ou não como tal.

Esta manhã pedimos a cada de um vocês que escolhessem algum estado em sua experiência pessoal na qual tivessem um foco limitado de atenção. As outras duas pessoas do grupo falavam com vocês a respeito daquela experiência a fim de amplificá-la. Vocês podem conseguir o mesmo tipo de resposta sem saber nada a respeito da pessoa escolhendo e descrevendo estados de transe sonambúlico que ocorrem naturalmente em nossa cultura. O que fazer é muito fácil. Você se senta de frente para alguém e diz: "Bem, antes de começarmos, falemos a respeito de tipos comuns de experiências porque é meu costume, como comunicador, saber que tipo de história pessoal você tem, como forma de me valer de seus recursos a fim de instruí-lo nesta nova matéria da hipnose." Depois você descreve cinco estados de transe muito poderosos e de ocorrência comum. Você irá notar que, à medida que ela tenta entender suas palavras e encontrar exemplos daquilo sobre o que você está falando, em sua experiência pessoal, ela entrará num estado alterado.

O que acontece em sua experiência quando eu falo sobre os sentimentos que se tem uma viagem de carro longa? Esse é um exemplo de não dar uma sugestão direta de entrar em transe mas simplesmente de mencionar uma situação na qual os estados de transe acontecem naturalmente em nossa cultura.

Por exemplo, ontem eu guiei de... Santa Cruz, Califórnia, onde moro,... até o alto das montanhas de Santa Cruz e... desci pelo outro lado... até o aeroporto em São José. E tal como já aconteceu muitas vezes quando estou guiando... especialmente por um caminho que conheço... profundamente... Já dirigi por ele algumas vezes... a última coisa que recordo... antes de chegar ao aeroporto... foi entrar na auto-estrada 17, que é o percurso que faço do começo ao fim desde as montanhas Santa Cruz até São José para pegar o avião. E evidentemente guiei em toda a segurança... e durante a viagem... a monotonia da estrada... acho... induziu-me a uma espécie de resposta... automática e inconsciente... que eu poderia confiar... em que me levaria em segurança onde eu comecei... para onde eu queria ir...

E isso foi bastante coisa... como uma outra experiência que tenho certeza muitas pessoas junto com vocês que estão me ouvindo já compartilharam... que é a experiência de estar sentado numa palestra... à qual a presença é obrigatória... mas a pessoa que está falando... não é um orador empolgante... alguém que está apenas... falando de um modo que induz uma sensação... de aborrecimento... e oferecendo a vocês palavras sem prestar muita atenção quanto a estimulá-los... E, nestas experiências, tenho observado que minha mente tende a divagar... para outros lugares e épocas... que são menos monótonas e de algum modo mais estimulantes do que meu ambiente imediato presente.

Ou a experiência que tive em minha vida... de andar através dos bosques... num dia calmo... Algumas das áreas mais lindas naquela parte do país em que moro... são as maravilhosas florestas de sequóias... Já ouvi as pessoas compararem... o impacto visual... dessas florestas de sequóias... a entrar numa catedral... numa igreja grande de algum tipo... e a sensação de majestade e de calma... serenidade que trazem... E quando ando pelas florestas de sequóias... uma coisa a respeito delas... é o fato de serem tão homogêneas... que não suportam... muita variedade quanto à vida selvagem... especialmente pássaros... de modo que sempre há uma espécie majestosa de silêncio associada... com... passeios através da floresta de sequóia... e embora não haja muita variação... na experiência que tenho... quando ando por elas... certamente tenho uma sensação de calma... e de relaxamento... que eu aprecio... profundamente.

Qual é a coisa que estas três experiências têm em comum?

Mulher: Relaxamento, solidão.

Homem: Serenidade.

Mulher: Repetição.

São repetitivas. São monótonas. E se alguém de vocês olhou para o lado enquanto eu estava falando, pôde ver os sinais fisiológicos que estão aprendendo a associar com o desenvolvimento de transe, na maioria de vocês.

De modo que, um meio muito natural e encoberto de conduzir uma pessoa do estado de consciência em que está para um estado alterado, é contar uma série de estórias ou de episódios curtos como fiz, que em comum têm somente o tipo de resposta que você deseja eliciar daquela pessoa. Nessa altura, é apenas uma questão de quão afinado está seu aparato sensorial, de modo que possa notar se já alcançou ou não os tipos de respostas que quer. Você conta quantas estórias forem necessárias para chegar na resposta. Pode falar a respeito de andar de elevador. Praticamente todo mundo entra em transe dentro de um elevador. Eles olham para o alto, para os números, e então suas pupilas dilatam e eles ficam imobilizados. Nos elevadores, o único lugar culturalmente aceitável de se olhar são os números, ou as paredes, ou o chão.

Um outro exemplo: O que acontece quando estão dirigindo por uma rua e chegam num semáforo que está no vermelho? Vocês *param*. Quando o carro pára, vocês deixam de se mexer.

Quais são outros exemplos de estados de transe que ocorrem naturalmente?

Mulher: Ver um filme.

Homem: Estar sentado numa igreja.

Sim, embora estar sentado numa igreja esteja se tornando menos universal. Muitas pessoas não terão tido essa experiência e não serão capazes de identificar-se com ela, mas é uma boa escolha para aquelas que a tiveram.

Mulher: Ver televisão.

Sim. Se vocês querem passar alguma informação para seus filhos — se vocês querem que eles limpem o quarto ou outra coisa — apanhem-nos enquanto estiverem vendo televisão. Eles terão ido embora, vivendo aquilo que está se passando dentro da televisão. De modo que você se senta perto da criança e diz: (suavemente de modo a não interrompê-la) "... e você está com uma compulsão esmagadora de..."

Homem: Pacientes crônicos em hospitais mentais assistem televisão o dia todo. Nunca pensei em atingi-los nessa situação.

Você pode experimentá-lo desse jeito.

Quando estávamos começando a aprender hipnose, Richard Bandler e eu costumávamos fazer uma brincadeira um com o outro. Formávamos um grupo de "sujeitos ingênuos" — de pessoas que nunca tinham sido oficialmente induzidas num transe. Depois nos desafiávamos a conseguir daquelas pessoas que passassem de seu estado presente para um estado de transe sonambúlico com o menor número possível de passos. Uma das primeiras coisas que eu sempre pedia era um estado meditativo. A meditação é um estado muito alterado em relação à consciência normal. Eu perguntaria se poderia ter permissão de assisti-las entrar num estado meditativo sem interferir de modo algum. Eles entravam no estado meditativo — um estado dramaticamente alterado.

Quando estavam nele, eu diria: "Com sua permissão, agora irei oferecer uma sugestão no sentido de saírem deste estado meditativo, mantendo sua integridade completamente protegida, e entrando num estado chamado transe geral sonambúlico, a partir do qual podemos então fazer as mudanças que vocês pediram." Faço uma distinção nítida entre transe e meditação porque se não existe uma separação entre aquilo que é chamado de meditação e de transe sonambúlico, todas as vezes que meditarem retornarão ao estado de transe. Não quero associar os dois, a menos que para isso tenha um motivo específico.

Se e quando vocês praticarem tipos ritualísticos de hipnose, sugiro que esperem até haverem conseguido fazer o paciente entrar veladamente nuns dois estados de transe. Deixem-me dar-lhes o exemplo mais comum. Alguém chega e pede que você faça hipnose com ele porque está com um problema; você diz: "Claro. Porém, antes de começarmos, há umas duas coisinhas que necessito saber." A seguir, você induz uma série de transes. Diz algo assim como: "Bom, a primeira coisa a fazer é verificar sua habilidade para recordar-se detalhadamente de informações que irei necessitar para seu histórico de caso." De modo que você induz um transe iniciando um histórico de caso. Você pergunta: "Então, onde você nasceu?" e faz com que a pessoa descreva detalhadamente a casa na qual morava, os sons que ela fazia, as sensações que vivia lá, etc. E é óbvio que a pessoa vai-se; ela regride no tempo a fim de obter as informações detalhadas a respeito de seu passado. Uma descrição de transe é isentar a pessoa de suas coordenadas atuais de tempo/espaço. Isso combina com tal descrição. O único elo entre a pessoa e suas coordenadas presentes de tempo/espaço é a sua voz. Com respeito a todas as demais dimensões, ela está nalgum outro lugar.

A regressão é considerada um dos fenômenos de "transe profundo" pelos hipnotizadores tradicionais. Na realidade é uma coisa que o tempo todo você está tendo. Os terapeutas de linha Gestalt conseguem de modo típico que ocorram automaticamente fenômenos de transe profundos, com muito maior facilidade que um hipnotizador, e, todavia, a maioria deles resistiria à idéia de serem rotulados de "hipnotizadores". Em toda parte do mundo as pessoas estão olhando para cadeiras vazias e vendo as próprias mães ou pais, falando com eles e ouvindo as respostas. Estas são alucinações positivas auditivas e visuais. Constituem fenômenos de transe profundo. Mas não recebem esse rótulo, de modo que não há a presença de resistência.

A propósito, apenas como artifício pedagógico, preciso fazer aqui um reparo. Se alguma vez forem fazer uma palestra sobre hipnose, evidentemente que o ·grupo estará entrando e saindo de um transe. O único jeito que o grupo tem de entender o sentido de suas descrições de hipnose e transe é captando suas próprias experiências que se encaixem naquelas descrições. Dependendo da confiança que você tem em seu poder pessoal, pode chegar a conseguir que umas cem pessoas entrem em transe profundo bastante rapidamente, ou não, dependendo do tipo de resultado que deseja. Não existe um tema mais fácil no mundo a respeito do qual palestrar, porque conforme você vai falando vai acontecendo.

Pode-se também utilizar a observação das respostas dos outros para saber a quem escolher como sujeito quando vocês estiverem fazendo grupos. Você escolhe um dentre os vinte por cento do grupo que já entraram e saíram de pelo menos cinco transes sonambúlicos durante sua apresentação de cinqüenta minutos. Ao final desse *workshop*, você tem que ter a experiência sensorial de saber quem está respondendo ao entrar num transe profundo e levando para esse nível de consciência todo o material; quem está num estado misto, respondendo consciente e inconscientemente, e quem está inteiramente consciente ainda. Para demonstrar pontos pedagógicos, você deve ser sempre capaz de escolher sujeitos ímpares para demonstrações. Se há uma resposta em especial que pretende demonstrar, pode falar a respeito do que irá fazer, instruir as pessoas para as respostas que são apropriadas e observar quem desenvolve mais rapidamente tais respostas. Essa pessoa será o sujeito que deve ser escolhido.

Alguns aqui podem estar "viajando" mais rápido do que lhes poderia ser útil no tocante à aprendizagem deste material. Poderiam por um momento considerar-se parando, voltando-se para dentro de si mesmos e pedindo a alguma de suas partes que mantenha um estado de consciência bastante útil a propósitos de aprendizagem. Seria ótimo ter uma mistura de estar na experiência e também ser capaz de seguir conscientemente o caminho dos padrões que estão sendo usados. Façamos um minuto de silêncio enquanto vocês providenciam isso. Podem usar o formato da remodelagem se já o souberem...

Exercício 4

Acabei de apresentar-lhes cinco técnicas específicas de indução: 1) indicação e comando verbais, 2) indicação e comando não-verbais, 3) sobreposição de sistemas representacionais, 4) captação de um transe anterior, e 5) descrever situações em que o transe ocorre normalmente. Formem grupos de três e cada um escolha a técnica que lhe interesse e que ainda não praticou sistematicamente. A pessoa A escolhe uma indução e a faz com B. B simplesmente a aprecia.

A pessoa C irá usar toda a sua atenção consciente para notar as modificações que ocorrem em B, quando esta entra em transe.

Preste atenção a quais afirmações e comportamentos produzem o maior número de respostas e se há ou não quaisquer afirmações ou comportamentos que façam B sair do transe. C irá ser uma "metapessoa" para manter em mira o que está se passando. Na qualidade de pessoa C, se observar que o hipnotizador está falando rápido demais, faça um gesto com a mão que indica: "mais devagar." Se a voz do hipnotizador estiver alta demais e parecer que irrita B, faça algum sinal para que a pessoa A abaixe o tom de voz.

Quando for A, quero que depois de ter induzido o transe, dê a B algumas instruções gerais de aprendizagem e depois de retorno. Uma vez obtidas boas respostas de transe da natureza que Barb nos ofereceu aqui algum tempo atrás, então simplesmente fique sentado aí, inspire profundamente umas duas vezes, sorria e mentalmente dê amistosos tapinhas nas costas. Olhe para seu observador e indique de alguma forma sutilíssima que você está satisfeito pelo fato de ter conseguido um transe. Depois entre na mesma respiração que seu parceiro e quando falar, faça com que o andamento de sua voz siga o ciclo respiratório da outra pessoa. "E goze... destas experiências peculiares... que sua mente inconsciente... pode oferecer neste momento a você... uma sensação de maravilhamento... de aventura... à medida que você entra... em novos estados de consciência... obtendo desta experiência... uma sensação de segurança... a respeito de suas próprias capacidades... e flexibilidade... como ser humano... Depois de fazer isso completa... e profundamente... seu inconsciente... lentamente... respeitando-o ao máximo... pode trazê-lo de volta a este estado... proporcionando-lhe uma sensação de rejuvenescimento e de renovação... Estarei prestando atenção... Se em qualquer momento... estiver interessado... em minha assistência... para voltar... indique isso com um movimento da mão".

Agora sentem-se e olhem. Será uma oportunidade excelente para treinarem sua percepção na observação de modificações que uma pessoa demonstra conforme ela entra e sai de estados alterados. Se pegar um aceno de mão, então pode acompanhar sua respiração pela da outra pessoa e dizer, enquanto isso: "Irei contar... da frente para trás... de dez a um... lentamente... Quando chegar no 'um', os olhos irão se abrir... e você terá uma sensação... de rejuvenescimento... e estará... totalmente presente aqui. Depois contem da frente para trás com a respiração combinada, até chegarem no 'um' ".

Gastem uns minutinhos com o *feedback,* quando houverem acabado. B pode dizer a A qualquer coisa que na indução tenha sido de especial ajuda, ou que tenha considerado perturbador, ou que tenha atrapalhado o desenvolvimento do estado alterado. C pode acrescentar qualquer coisa que haja observado do exterior, especialmente os relacionamentos entre as sugestões de A e as respostas de B. Este será para A um *feedback* realmente útil. Depois do *feedback*, troquem de posição e tanto B quanto C deverão ter oportunidade de tentarem uma indução.

De modo que A é quem irá primeiro induzir o transe, depois dará instruções gerais de aprendizagem e finalmente dará instruções de como fazer o retrocesso, saindo do transe. Comecem.

Homem: Tenho uma pergunta. Quando estava pondo Lynn em transe, ela começou a demonstrar movimentos trêmulos na mão esquerda. Depois, ela disse que isto estava associado a um centro nervoso em sua bochecha que havia sido operada há muito tempo por causa de um cisto e que se supõe ainda exista alguma lesão no nervo. Mas, naquele momento eu não tinha a menor idéia do que fazer com aquilo, se é que havia alguma coisa.

A mínima resposta a qualquer coisa que aconteça que você não sugere diretamente enquanto está induzindo um estado alterado de consciência é incorporá-la de imediato verbalmente: "Sim, e você continua a ter aquelas experiências específicas e as sensações corporais associadas a elas." Isso valida a resposta e tranqüiliza a pessoa quanto a você estar alerta aos sinais que ela está lhe oferecendo, muito embora talvez não entenda o que representam os sinais.

"Linguagem do órgão" é um outro padrão realmente poderoso que considero útil para tratar com qualquer fenômeno que seja significativo. Por "significativo" quero dizer que não há dúvidas de que alguma coisa incomum está se passando, mas não tenho qualquer idéia do que possa representar.

"Agora, na primeira vez que uma pessoa... entra num estado alterado de consciência... isto freqüentemente as *sacode* um pouco... Mas geralmente elas têm à mão... uma forma de *agarrar à unha aquela* parte... do problema... que possa estar vinculada a esta síndrome em particular de modo que... lhes seja possível *desemaranhar* a realidade das mudanças... de cuja realidade elas podem realmente *apoderar-se*. Incluí quatro ou cinco alusões à parte do corpo e à atividade que está sendo realizada por aquela parte do corpo. Se ainda existirem quaisquer remanescentes da mente consciente da pessoa por ali, naquele ponto do transe, estas alusões não serão entendidas, o que é típico. No entanto, a mente inconsciente irá de modo típico entendê-las e tomá-las como uma mensagem que valida.

As duas manobras que acabei de lhes oferecer são modos de incorporar uma resposta óbvia que eu não pedi e validá-la. É meu modo de dizer: "Certo, reconheço o que você está fazendo e para mim está perfeito que continue fazendo isso." Em geral, esse tipo de resposta é adequado.

Um outro método ligeiramente mais poderoso que podem usar é dizer: "...e junto com cada movimento destes você entrará mais profundamente em transe." É típico que a seguir obtenhamos uma de duas coisas: ou a pessoa realmente entra num transe profundo, ou pára de tremer.

Podem também usar o tremor como um ponto de acesso à realização de algum trabalho terapêutico. "Aquelas experiências particulares... vinculadas aos movimentos dramáticos da sua mão... neste ponto do tempo... irão tornar-se disponíveis para você... apenas quando atingir um estado de transe convenientemente profundo... para apreciá-las... na qualidade de experiências de seu passado... as quais podem ou não ter tido então repercussões negativas... mas que agora pode identificar com conforto... como uma coisa à qual você sobreviveu... e pode derivar de uma revisão e de uma reaudição daquelas experiências particulares... maneiras de proteger-se... no presente e no futuro... aprendendo a partir de sua experiência própria... a qual é o alicerce de seus recursos atuais."

Tudo que é "baboseira" no sentido de que não inclui conteúdo algum. Mas é uma comunicação apropriada e significativa no sentido que você está lhe dizendo que faça alguma coisa com o que ela experiencia a fim de aprender dali.

Mulher: O que você faz se a pessoa não vem de volta?

Se você lhe diz que venha de volta e ela não volta, isso indica que você perdeu contato. Então, você tem que voltar e obter um contato. Poderia ser apenas espelhar a respiração da pessoa por um certo tempo. A seguir, peça-lhe que reúna todos os aspectos positivos desfrutáveis desta experiência, de modo a poder trazê-los de volta quando retornar, em poucos momentos. Conte de trás para a frente lentamente, de dez a um, enunciando cada número para cada uma das respirações que ela efetuar. Isto ajudará a garantir contato. Dê instruções para que quando você chegar no "um" ela pisque os olhos enquanto o controle está de volta à sua mente consciente, e ela ficará perplexa e deliciada pela experiência que acabou de ter.

Mulher: Tenho clientes que aparentemente passam para um sono fisiológico. Tenho pressuposto que de algum modo o inconsciente ainda está ouvindo, mas não estou de modo algum segura disso. Para mim não vem nenhuma resposta.

Certo. Antes de mais nada, não acredito na última colocação: que eles não lhe respondem de modo algum. Gostaria de sugerir para seus próprios propósitos de aprendizagem que use vários dispositivos não-verbais simples para descobrir se a pessoa ainda está lhe respondendo. O modo mais fácil de fazê-lo seria aproximar-se o suficiente para que a pessoa pudesse ouvir sua respiração e depois respirar junto com ela por vários minutos. Presumo que você possua a flexibilidade interna para não cair também simplesmente no sono. Pode dar a si mesma instruções no sentido de que irá copiar a respiração do outro e que, apesar daquela respiração estar associada de modo típico com o sono fisiológico, irá manter um certo nível de alerta. Depois de um minuto ou dois respirando com a pessoa, mude o padrão de sua respiração muito ligeiramente e, nessa altura, a pessoa deverá segui-la.

Você pode conseguir contato sem correr o risco de adormecer pondo a mão no ombro da pessoa e variando a pressão de seu toque de acordo com o ritmo da respiração do outro. Pode aumentar a pressão quando há a expiração e diminuir quando inspiram. Chamamos a isto de espelhamento "cruzado" porque você está espelhando com um canal sensorial diferente. Faça assim durante dois ou três minutos e depois modifique o padrão de sua pressão ligeiramente, observando se a respiração da pessoa lhe obedece.

Mulher: E se não seguir?

Se não seguir, então a pessoa está num estado de sono fisiológico e você precisa gastar mais tempo entrando em contato. Ainda pode fazê-lo mas leva mais tempo.

Criamos certa vez uma coisa chamada "terapia do sono", quando estávamos trabalhando num hospital psiquiátrico no qual as pessoas tinham acesso a seus clientes vinte e quatro horas por dia. Havíamos estado lá várias vezes; aquela seria a terceira visita. Os funcionários estavam maravilhados com as respostas que estavam conseguindo usando nossos padrões e lidando de modo muito eficiente com todos os pacientes *exceto* os anoréxicos. Estavam tendo dificuldades com os anoréxicos.

Anoréxicos são pessoas que se consideram exageradamente obesas. A percepção do resto do mundo é que elas estão a ponto de morrer de fome. São extremamente magras a ponto de sua saúde estar ameaçada.

Uma das coisas que instruímos o pessoal a fazer com os anoréxicos — que varreu do mapa aquele último bastião dos pacientes não responsivos — foi o que chamamos de "terapia do sono." Se você vive com uma pessoa para quem isto seja aceitável, pode tentá-lo também consigo.

Vá ao lugar onde a pessoa está dormindo e use uma ou outra das duas técnicas que acabei de mencionar, a fim de entrar em contato. Respire junto com a pessoa durante três ou quatro minutos para obter contato. Uma vez que a pessoa está num estado gravemente alterado, leva algum tempo para entrar em contato. Ou, ao invés de respirar com a pessoa, pode-se tocá-la e usar pressões diferentes. Pode-se entrar auditivamente em contato cantando ou entoando pequenas notas suaves, junto com os movimentos respiratórios. Pode-se usar qualquer padrão repetitivo que se controle em termos de próprio nível de manifestação, a fim de combinar com o ciclo respiratório da pessoa. Depois, muito cuidadosa e muito lentamente altere o que está fazendo, para descobrir se pode liderar a pessoa. Não modifique radicalmente sua própria respiração porque uma parte da habilidade de uma pessoa para estar adormecida e continuar assim, sem interrupção, depende da manutenção de seu padrão respiratório. A menos que você queira acordá-la, seria inadequado que modificasse seu padrão respiratório de modo radical.

A seguir, passe a determinar sinais com os dedos, uma coisa que lhes ensinaremos amanhã. "Enquanto você continua dormindo profundamente e descansa por completo, pode responder a certas perguntas que lhe faço levantando um dedo para "sim" e outro para 'não' ". A pessoa está num estado severamente alterado no qual seus recursos conscientes normais não estão à sua disposição e portanto não à sua frente, como obstáculo. Agora você pode começar a captar informações diretamente conseguindo sinais sim/não, ou propor modificações e novos comportamentos. Pode realizar todo o seu trabalho nesse estado, sem interromper o sono da pessoa.

Mulher: E se a respiração da pessoa não se modificar quando eu modificar a minha? Isto quer dizer que ela está realmente num estado de sono fisiológico?

Não. Pode-se conseguir contato com pessoas que estão em estado de sono fisiológico. A diferença é que você precisa levar mais tempo acompanhando-as antes de tentar comandá-las. Se você tenta comandar e não obtém a resposta, entenda isto como uma afirmação de que não espelhou por tempo suficiente; retorne e espelhe mais tempo.

As pessoas adormecidas respondem mesmo, mas mais lentamente e menos ostensivamente. Vale o mesmo para pessoas em sono anestésico durante as operações. Muitos médicos pensam que seus pacientes estão completamente desligados quando estão na mesa de operações. Isto simplesmente não é verdade. As pessoas aceitam sugestões pós-hipnóticas sob anestesia mais rapidamente do que as aceitam seja qual for o outro estado em que se encontrem.

75

Só porque seus olhos estão fechados e suas mentes conscientes "viajando" isto não significa que seus ouvidos não ouçam.

Certa vez trabalhei com uma mulher que estava levando uma vida muito louca e bagunçada. Algumas das coisas que estava fazendo eram-lhe destrutivas e por isso eu estava tentando fazê-la modificar-se. Trabalhei com ela por um certo tempo e não conseguia entender o que ela estava fazendo. Por fim, voltei-me para ela e disse-lhe empaticamente: "Olha aqui, você precisa parar completamente de viver desse jeito louco. Não está lhe fazendo bem nenhum e é só uma perda de tempo. E o que a leva a fazer isso?" Imediatamente suas narinas fremiram de modo dramático e ela disse: "Oh, estou realmente tonta!" Perguntei: "O que você está cheirando?" Ela novamente fungou e disse: "Tem cheiro de hospital." Perguntei: "Como assim, hospital?" Ela respondeu: "Conhece aquele cheiro de éter?"

Acontece que algum tempo antes ela havia sofrido uma cirurgia. Ela havia sido anestesiada e uma vez que o médico "sabia" que *ela* não estava lá, começou a falar sem rodeios. Olhou para dentro de seu corpo e disse: "Está com uma aparência horrível. Não acredito que ela suporte muito tempo mais."

Ela suportou. Às vezes é bom estar errado! No entanto, de um jeito ou de outro, ela formou a idéia de que a afirmação do médico significativa que *depois* da operação ela não iria suportar e não que ela não iria suportar *durante* a operação. A afirmação do médico foi ambígua; ele não havia dito: "Se você suportar a operação, tudo vai ficar bem." A afirmação dele não foi selecionada de acordo com nenhum critério significativo; ela apenas respondeu à mesma. Ela saiu da operação achando que não iria viver muito tempo portanto não lhe importava que algumas das coisas que estava fazendo fossem autodestrutivas.

Martha: Quando fizemos o exercício e eu estava entrando em transe, uma parte de mim perguntava: "Estou realmente entrando?"

Certo. E agora estamos falando a respeito de uma área muitíssimo interessante denominada "os convincentes". A coisa que convence Martha acerca da experiência sobre hipnose será diferente daquilo que convence Bill ou alguma outra pessoa.

Parceiro de Martha: Estou muito curioso a esse respeito. Seus olhos dilataram-se e fecharam-se mas depois ele disse que havia tido um diálogo interno o tempo todo acontecendo. Portanto, não se trata este de um estado de transe sonambúlico, certo?

Conforme a pessoa, varia o que se entende por transe sonambúlico. Não existe meio algum que eu conheça de defini-lo para todo mundo. Em geral, as pessoas ficam convencidas de estar em transe quando experimentam alguma coisa bem diferente de seu estado normal. O estado normal de uma pessoa pode ser o transe de uma outra. Para uma pessoa cuja consciência se especializou em cinestesia, o elemento convincente poderá ser, provavelmente, um conjunto de imagens visuais vívidas, coloridas e estáveis. Uma pessoa que ficou sem ter nenhuma sensação corporal durante trinta anos será provavelmente convencida por uma experiência de sensações cinestésicas detalhadas e fortes.

Homem: Escutei você dizendo antes que se alguém já esteve num transe sonambúlico, essa pessoa não terá nenhuma memória consciente disso.

Certo. É típico, quando você altera a consciência de alguém de modo tão radical, que essa pessoa ao voltar seja questionada por alguém da audiência: "Você entrou em transe?" e a pessoa responder "Não! O tempo todo eu sabia o que estava acontecendo." Se depois você mencionar algumas atividades específicas que ela realizou, dirá: "Não fiz isso! Você está brincando!" Ou seja, ela tem uma amnésia completa de um grande segmento daquela experiência de transe. A fim de favorecer nessa pessoa uma satisfação subjetiva por ter estado em transe, freqüentemente estabeleço uma sugestão pós-hipnótica que irei desencadear por meio de uma indicação cinestésica. Farei com que seja uma coisa óbvia e inexplicável, por exemplo, descalçar um sapato. Deste modo, a pessoa irá perceber que alguma coisa aconteceu para a qual ela não tem explicação.

Pode-se também descobrir antecipadamente qual é a "equivalência complexa" de transe para uma pessoa: que específicas experiências sensoriais constituiriam uma prova de que ela esteve em transe. Então, pode-se desenvolver esse tipo de experiência para a pessoa.

Na realidade, com o fim de alcançar uma modificação pessoal, é irrelevante se a pessoa acredita ou não que esteve em transe. Se você puder formar um estado alterado e usá-lo para ajudar a pessoa na realização das modificações pertinentes, isso é tudo que importa.

Quando vocês tiverem aprendido bastante a respeito de hipnose, descobrirão que nunca mais precisarão fazer qualquer indução "oficial" de transe, que seus clientes venham a identificar como tal. Serão capazes de naturalmente induzir estados alterados e serão capazes de utilizá-los para alcançar modificações, sem que a pessoa perceba conscientemente que alguma coisa como "hipnose" chegou sequer a ocorrer.

Estados de Transe de Ancoragem

Para aqueles dentre vocês que não estão familiarizados com o termo "ancoragem", queremos dar uma idéia do que é e de como se pode usá-la. A ancoragem já está detalhada em nosso *Sapos em Príncipes* (capítulo II) de modo que não iremos repetir agora essa informação. Não obstante, iremos realmente falar a respeito de ancoragem na medida em que se relaciona com a hipnose.

Toda experiência inclui múltiplos componentes: visuais, auditivos, cinestésicos, olfativos e gustativos. A ancoragem refere-se à tendência de qualquer elemento de uma experiência no sentido de recuperá-la inteiramente. Todos vocês já passaram pela experiência de andar pela rua e sentir um cheiro e depois, subitamente, estão de volta nalgum outro tempo e lugar. O odor serve como um "elemento recordador" de alguma outra experiência. Isso é uma âncora. Os casais geralmente têm uma música que chamam de "a nossa música". Isto também é uma âncora. Toda vez que ouvem essa música, reexperienciam os sentimentos e sensações que nutriram um em relação ao outro na primeira vez que a denominaram de "a nossa música."

Muitas das induções que acabaram de fazer utilizam a ancoragem. Quando ajudaram o parceiro a captar uma experiência anterior de transe, estavam utilizando as âncoras que já haviam estabelecido na experiência daquela pessoa. Se vocês pediram ao parceiro para adotar a mesma postura corporal que tinha durante a experiência de transe, para ouvir o som da voz do hipnotizador, ou fazer alguma coisa parecida com um transe, estavam usando âncora de ocorrência natural.

Se uma pessoa pode lhe relatar qual é sua experiência de transe, em termos sensoriais, você pode usar a ancoragem para construir-lhe esse estado. Só precisa repartir a experiência de transe que ela tem em termos de componentes visuais, auditivos e cinestésicos.

Se você começar pelo visual, pode perguntar: "Qual seria sua aparência, aos olhos dos outros, se você estivesse num transe profundo? Mostre-me agora com seu corpo. Irei espelhando você de modo a que tenha um *feedback* do que está fazendo e possa ajustar seu corpo até que esteja certo aquilo que está vendo." Quando ela lhe disser que está certo, você a ancora com um toque ou som.

Depois, é descobrir se ela está formando imagens internas e, caso esteja, de que tipo são. Se os olhos estão abertos, no transe profundo, pergunte-lhe o que estaria vendo do lado de fora. Conforme ela captar a resposta, ancore esse estado.

A seguir, passe para os sentimentos sensações. "Como é que você estaria se sentindo se estivesse num transe profundo? Como é que estaria respirando? Mostre-me exatamente de que modo estaria relaxado." Quando a pessoa demonstra de que modo estaria se sentindo, você ancora esse estado. Isso faz com que o componente auditivo do "transe profundo" deixe de ser ancorado. Você poderia perguntar-lhe se ela estaria consciente da voz de um hipnotizador e de que tipo de som seria esse. Depois, verifique se ela estaria tendo algum diálogo interno ou sons interiores no transe profundo.

À medida que você repassa sistematicamente a experiência visual, cinestésica e auditiva do transe, tanto interna quanto externamente, pode ancorar cada componente do "transe" ou com a mesma âncora ou com âncoras diferentes. Se usar âncoras diferentes para os diversos componentes, pode acionar todas elas simultaneamente para "lembrar" a pessoa do que é um transe. Esse é outro meio de usar a ancoragem para induzir um transe. Usando a ancoragem deste jeito, você pode inclusive formar uma experiência que a pessoa antes jamais tenha tido. Você simplesmente ancora as partes componentes da experiência todas juntas.

Assim que houver induzido um estado de transe, pode determinar as âncoras de modo que rapidamente possa reinduzir um transe sempre que desejar. Toda vez que faço induções hipnóticas sempre mudo o tom de minha voz, o estilo de movimentos, a postura e a expressão facial de modo que um conjunto de meus comportamentos está associado ao transe e um outro está associado ao estado normal da consciência. Assim que eu tiver induzido um estado alterado, isto me confere a habilidade de reinduzi-lo rápido, simplesmente dando início a meus comportamentos "de transe". Esses comportamentos servirão como sinais inconscientes para entrar em transe. Os "sinais de reindução" que os hipnotizadores utilizam são um caso especial deste tipo de ancoragem.

Os comunicadores eficientes em muitas áreas já estão usando este tipo de ancoragem sem o saberem. Certa manhã de domingo liguei a televisão e assisti a um pregador. Este pregador, durante certo tempo, falou em voz bem alta e depois, repentinamente, disse: "Agora, quero que vocês parem e (suavemente) fechem os olhos." O tom e o volume de sua voz modificaram-se inteiramente e as pessoas de sua congregação fecharam os olhos e demonstraram o mesmo comportamento que vejo em pessoas que meditam, pessoas em transe profundo, pessoas que se sentam nos trens e aviões e ônibus, passageiros de carros, membros de júri, pacientes em grupos de psicoterapia, ou psiquiatras que estão anotando o que o paciente está falando. Aquele pregador vinculou um tom de voz com seu discurso habitual e outro tom de voz com o estado alterado que denominava de "orar". Ele poderia utilizar aquele tom de voz para induzir rapidamente um estado alterado em toda sua congregação.

Se você lentamente altera seu tom de voz quando percebe que alguém está entrando num estado alterado, a modificação de sua voz irá tornar-se vinculada ao fato de entrar em estado alterado. Se você mantiver esse tom de voz modificado quando a pessoa chega no estado em que você deseja mantê-la, sua tendência será a de permanecer nele. O seu tom de voz ancora aquele estado alterado.

Se o cliente entra pela porta de seu consultório, você o faz sentar-se e pratica imediatamente uma indução de transe usando seu tom de voz normal, sua postura normal, e seu estilo normal de movimentação, você estará em apuros na próxima vez que desejar falar com sua mente consciente. A experiência que o cliente tem de você e de seu consultório será um "elemento recordador" do entrar em transe. Na próxima vez que ele entrar em seu consultório, quando você o fizer sentar-se e começar a conversar com ele, ele automaticamente começará a entrar em transe.

No início de minha carreira como hipnotizador, tive muitos problemas com clientes mergulhando num transe quando eu estava simplesmente conversando com eles. Eu ainda não estava fazendo uma distinção sistemática no meu próprio comportamento. Se você não faz distinções, seu comportamento normal será um sinal de reindução, queira você ou não.

Se fizer uma distinção em seu comportamento entre o momento no qual fala ao cliente a nível inconsciente e o momento no qual se comunica com ele a nível consciente, isso lhe fornecerá campo para escolhas sistemáticas quanto a manter ou não à mão, por perto, seus recursos conscientes. Se você tem consultório particular, pode usar duas cadeiras: uma para estados de transe, outra para quando deseja comunicar-se com a mente consciente da pessoa. Em breve, a mera indicação da cadeira em qual se sentar servirá como uma completa indução.

Assinalação de Análogos

Um tipo especial de ancoragem é particularmente útil quando você deseja eliciar respostas hipnóticas. É denominado de assinalação de análogos e envolve assinalar não-verbalmente determinadas palavras conforme você está conversando com alguém. Posso marcar estas palavras como mensagens separadas com meu tom de voz, com um gesto, uma determinada expressão, ou talvez um toque.

Poderia falar-lhes a respeito de pessoas que são realmente capazes de *relaxar* — pessoas que podem permitir-se *sentirem-se con-*

fortadas pela situação em que se encontram. Ou poderia contar-lhes uma estória a respeito de um amigo meu que é capaz de *facilmente aprender a entrar em transe profundo*. Quando eu estava dizendo a última sentença, estava assinalando *"aprender facilmente"* e *"entrar em transe profundo"* com um tom de voz ligeiramente diferente e com um aceno de minha mão direita. Estas constituem mensagens em separado dentro da mensagem óbvia que sua mente inconsciente *irá identificar* e à qual *irá apresentar uma resposta apropriada*.

Nesta altura, vinculei um tom de minha voz e um certo gesto com as palavras *relaxamento* e *transe,* para muitas das pessoas aqui. Agora, só preciso usar aquele tom de voz cada vez mais freqüentemente, e seu inconsciente *saberá o que fazer.* Aquele tom de voz transmite a mensagem muito mais eficientemente do que se lhes dissesse *que entrassem em transe,* porque ele ultrapassa a mente consciente.

Tudo isto é ancoragem. Uma palavra como "relaxe" é em si mesma uma âncora, um rótulo para alguma coisa de sua experiência. A fim de compreender o que quero dizer com a palavra "relaxe", você tem que se voltar para dentro e captar em suas experiências pessoais algo relacionado àquela palavra. Você tem um fragmento da experiência como modo de entender a própria palavra. E uma vez que estão *se sentindo confortáveis,* vinculo aquela experiência com um certo tom de voz. Então, o tom de minha voz também se torna uma âncora para aquela resposta.

Pode-se usar qualquer aspecto discriminável de seu comportamento para fazer isso. Milton Erickson, às vezes, mexia a cabeça para a direita ou para a esquerda quando queria assinalar alguma coisa como digna de atenção especial. A mesma voz irá soar ligeiramente diferente se vier de uma fonte localizada diferentemente no espaço. Pode ser que a diferença não seja suficiente para que se a note conscientemente, mas será suficiente para que se lhe responda inconscientemente, inclusive se você estiver de olhos fechados.

A propósito, a assinalação de análogos não é novidade. Seus clientes já o fazem e se prestarem atenção no que estão assinalando, pode-se aprender muito. Quando eu tinha um consultório particular, depois de algum tempo fiquei realmente aborrecido, de sorte que enviei uma carta a todos os psiquiatras que conhecia pedindo-lhes que me enviassem os clientes mais chocantes e difíceis. Enviaram-me pessoas fascinantes.

Um psiquiatra enviou-me uma mulher que acordava no meio da noite, suando profusamente e vibrando, e ninguém conseguia entender o que é que havia de errado com ela. Ela estava aterrorizada porque isto ocorria freqüentemente demais e ela tinha estado

81

em terapia por anos sem a menor redução nos seus sintomas. O psiquiatra estava lhe dando pílulas que buscavam controlar seus sintomas. Chegou inclusive a metê-la numa máquina de EEG por horas, certa vez, esperando que um destes ataques ocorresse para que pudesse medi-lo. Claro que o ataque não ocorreu de jeito nenhum até que a tirou da máquina. Novamente a atracou naquilo e ela então ficou sentada ali por horas e de novo não aconteceu nada.

Esta era uma mulher muito conservadora e oriunda de uma parte rica da cidade. Quando veio procurar-me estava aterrorizada porque seu psiquiatra lhe havia dito que eu era um bruxo que fazia as coisas mais bizarras. Mas ela estava, desesperadamente, querendo mudar de modo que veio assim mesmo.

Ela estava sentada em meu consultório com aparência muito tímida, quando entrei. Sentei-me, olhei direto para ela e disse-lhe: "Você fez terapia tempo demais. Sua mente consciente, portanto, falhou por completo de modo óbvio na forma de lidar com este problema e as mentes conscientes de seus terapeutas falharam completamente para a resolução deste problema. Quero que *apenas* sua mente inconsciente me diga *exatamente* o que eu preciso saber para modificar você — nada mais, nada menos — e não quero que sua mente consciente se intrometa para atrapalhar. Comece a falar *agora!*"

Este é um estranho bloco de instruções, não é mesmo? Não tinha a menor idéia se ela iria ser capaz de se haver com tais instruções em qualquer fosse o nível, mas sua resposta veio de modo realmente interessante. Ela me devolveu o olhar e disse: "Bom, não sei. Estou sentada no meu quarto à noite, desligo a luz *elétrica,* deito na minha cama... e, sabe, é realmente uma coisa *chocante* porque estive sob *tratamento* há anos já mas ainda acordo assustada e coberta de suor."

Se você ouve essa comunicação, é bastante objetiva. As palavras que ela acentuou foram "tratamento com choque elétrico." Isso me deu a informação que eu precisava. Seu atual psiquiatra não sabia disso mas, no passado, um outro psiquiatra havia aplicado nela um tratamento à base de choques elétricos.

Há algum tempo seu marido tinha ficado rico e mudou-a da região onde vivia, cercada por pessoas a quem amava e que a interessavam, para uma casa fantástica numa colina, na qual não havia outro ser humano. Aí, ele saía para trabalhar e a deixava sozinha em casa. Ela estava aborrecida e sozinha, então começou a devanear para entreter-se. Estava indo a um psiquiatra e este psiquiatra "sabia" que devanear era "escapar à realidade" e que escapar à realidade era ruim. Então ele lhe aplicava um tratamento de choque elétrico para curá-la. Toda vez que ela começava a devanear, seu marido punha-a dentro do carro e a levava para o hospital onde os médicos atavam-na à máquina de choque elétrico e "acabavam" com ela. Eles fizeram isto vinte e cinco vezes e depois de vinte e cinco vezes ela parou de devanear.

No entanto, ela ainda sonhava à noite. Ela tentava não sonhar, mas assim que começava a sonhar, começava a experienciar choques elétricos Tinha se tornado uma resposta ancorada. Ela apresentava todas as indicações fisiológicas disso. Quando ia à escola isto era chamado de condicionamento clássico. Porém, seu psiquiatra não acreditava em condicionamento clássico, de modo que isto nunca lhe ocorreu.

Isto é um exemplo de uma psicoterapia bem intencionada que criou um problema. As pessoas que lhe aplicavam os tratamentos pelo choque acreditavam realmente estar-lhe prestando um favor. Acreditavam que devanear era escapar à realidade e que isso era portanto algo ruim. Assim, ao invés de canalizarem suas fantasias para uma direção útil, aplicavam-lhe um tratamento de choque elétrico.

Exercício 5

Gostaria que todos vocês praticassem a assinalação de análogos para obter uma resposta de outra pessoa. Quero que formem pares e antes de mais nada escolham alguma resposta a ser eliciada de seu parceiro. Escolham alguma coisa simples como coçar o nariz, descruzar as pernas, ficar em pé, ir buscar um café — qualquer coisa que queiram. Depois comece a falar com o parceiro a respeito de qualquer coisa e introduza na conversação instruções a respeito da resposta que você escolheu. Pode-se incluir a instrução, uma palavra ou frase por vez, acentuando-as pelo tom da voz, pela imagem visual, de modo que o parceiro possa responder a ela como uma única mensagem.

Vejam, com o que já descobrimos até esta altura sobre hipnose, começamos apenas a *arranhar* a superfície e ninguém *sabe* * de fato o que iremos aprender a seguir. Espero que possa ser uma experiência que *"eleve* o astral". Mas temos que pôr esse conhecimento na *mão* de quem *encara* as suas potencialidades... Já temos agora várias pessoas nesta sala erguendo as mãos até o rosto e arranhando o nariz. A coisa pode ser simples a esse nível.

Muitas vezes, quando vocês fazem hipnose, as respostas que procuram nas demais pessoas não são tão óbvias quanto aquelas que

---

* Em inglês *knows* que soa exatamente como *nose* que quer dizer nariz. O autor faz um trocadilho para obter a instrução que deseja. (NT)

estou sugerindo que escolham para este exercício. Para o momento, quero que escolham uma coisa tão óbvia que possam saber se ela ocorreu ou não.

Se o parceiro está sabendo qual resposta você está tentando eliciar, ele poderá incorporar o movimento que você está pedindo num outro movimento que faz conscientemente. Está bom. Observe apenas se consegue produzir a resposta que lhe interessa. Se não conseguir, introduza outro conjunto de instruções para a mesma resposta no meio da conversa e acentue-o.

* * *

Discussão: Ordens Negativas e Polaridades

Michael: De que modo elegante posso determinar a verificação de uma sugestão que fiz a alguém para que parasse de fazer uma determinada coisa? Digamos que alguém esbarra em mim demais e eu passo a mensagem: "Não faça isso de novo."

Se você disser: "Não faça isso de novo", a pessoa o fará mais e mais vezes porque você lhe disse que o fizesse. *Se você colocar qualquer sugestão em forma verbal com uma negação à frente, aquilo acontece.* Se disser: "Não pense no azul", a pessoa vai pensar no azul.

Michael: Certo. "Você não vai me interromper de novo."

Aí ele vai interrompê-lo outra vez. Você está lhe dando uma ordem hipnótica para novamente interrompê-lo. Se disser "Vá embora!" é provável que ele vá embora e você terá um teste imediato: ou ele sai ou não sai.

Michael: Pressupondo que é possível pô-lo em palavras de modo a que não haja problemas, quero dizer, colocar a sugestão numa frase apropriada...

Sim. Pressupondo que você colocou a frase apropriada, ele a executará ou não. Se for alguma coisa que você não possa detectar, então no contexto não terá meios de saber. Se disser "sentir-se bem", não ficará sabendo se ele a está executando exceto pelas respostas sutis que ele dá.

Se eu fosse você, iria ensinar-me muito explicitamente a frasear as coisas de modo positivo, pois simplesmente acabou de passar por três sugestões negativas em seguida. *Não conheço padrão algum além do uso da negação que atrapalhe os comunicadores mais freqüentemente. A negação só existe na linguagem e não existe na experiência.* Por exemplo, como é que vocês experienciam a seguinte sentença: "O cão não está atrás do gato"?

Homem: Vi um cão caçando um gato e depois vi um grande "X" em cima da imagem.

Mulher: Vi um cão caçando um gato e depois eles pararam e ficaram quietos.

Certo. Primeiro é preciso representar o que é negado. Se eu fosse você, Michael, gastaria uma semana aprendendo a frasear tudo que diz, de modo positivo, sem negações. Aprenda a especificar o que *realmente* quer ao invés daquilo que *não* quer.

É típico os clientes chegarem com uma longa lista do que não querem e em geral estiveram dizendo, a todos que conhecem, aquilo que não querem. Isto programa eficientemente seus amigos a responderem segundo maneiras que trazem aborrecimento e insatisfação. "Então, não quero que você fique magoado com o que vou lhe dizer." "Não se zangue pelo que Billy fez."

É claro que se pode usar o mesmo padrão para conseguir um resultado útil. "Não fique muito confortável." "Não iria pedir-lhe que relaxasse."

A negação é particularmente eficiente para se usar com alguém que tenha aquilo que denominamos de "resposta de polaridade". Resposta de polaridade significa simplesmente uma resposta oposta. Se eu disser a David "Você está ficando cada vez mais descontraído" e ele se contrair, isto é uma resposta de polaridade.

Às vezes denomina-se "resistência" a isto e presume-se que não é possível trabalhar-se com tais clientes. As pessoas com muitas respostas de polaridade são muito responsivas; só que são responsivas na direção inversa daquela na qual foram instruídos. Só o que preciso fazer para utilizar isto é dizer-lhes para *não* fazerem todas as coisas que quero que façam. Estarão frente a uma resposta de polaridade e farão tudo direitinho. "Você está escutando o som de minha voz e eu não quero que feche os olhos." "Não quero que você tenha uma sensação cada vez maior de conforto e relaxamento." Portanto, neste contexto as ordens negativas são muito úteis.

Um outro modo de lidar com as polaridades é usando finalzinho de pergunta. "Você está começando a relaxar, *não está?*" O finalzinho é simplesmente uma negação na forma de pergunta, acrescentada ao final de uma sentença. "Isso faz sentido, *não faz?*" "Você realmente quer aprender a pôr finaizinhos em perguntas, *não quer?*"

Charles: Como é que descobrimos se a pessoa tem ou não respostas de polaridades?

Pense na coisa desse jeito, Charles. Se alguém está processando informações e tem uma resposta de polaridade, você será capaz de observar alterações radicais na seqüência de expressões faciais. Se o processo de uma certa pessoa é visualizar-se fazendo alguma coisa e depois dizendo-se que isso não é uma boa idéia, você observará alterações radicais quando ela passar de um conteúdo para outro, internamente. Estas alterações radicais são diferentes das transições naturais nas seqüências costumeiras de expressão. Para mim, esta é a melhor maneira de se saber.

Outro meio de se saber é que serão recebidas muitas inversões a nível comportamental. O exemplo clássico é o da pessoa que diz: "sim, *mas...*" Primeiro a pessoa concorda, depois discorda. Há muitos outros meios de descobrir. Um outro meio é simplesmente dar a uma pessoa uma sugestão direta. Você olha para alguém e diz "pisque" e percebe se a pessoa pisca imediatamente, se pára de piscar ou se fica simplesmente sentada ali. Todas estas são respostas muito diferentes a uma ordem direta.

Você pode ainda fazer uma afirmação, observar a resposta e depois reapresentar a mesma afirmação com uma negação, verificando se a resposta se inverte. "Você pode entender isto." "Não, acho que você não pode entender isto." Se você obtiver discordância em ambas as sentenças, você sabe que suas respostas são independentes do conteúdo das sentenças.

Falei a respeito do uso de negação e de finalzinho de perguntas. Pode-se ter um impacto ainda maior se se acrescentar o uso de comandos embutidos. Tome a afirmação: "E não quero que você *torne-se mais relaxado* conforme está ouvindo o som de minha voz." Se eu modificar o andamento, a altura ou as qualidades de timbre de minha voz quando digo: "Torne-se mais relaxado" essa instrução é analogicamente assinalada para atenção especial a nível inconsciente.

Pode-se usar ordens embutidas com ou sem negação. "Enquanto vocês estão aqui, sentados, podem começar a *relaxar...* "Não *fechem os olhos* senão tão rápido quanto for permitido pela mente inconsciente para a *recordação de um momento agradável* de seu passado, quando vocês não se *sentiam confortáveis demais.* Se analogicamente, vocês *assinalarem* as *instruções* que querem que alguém siga, terão causado com elegância um grande impacto.

III

Induções Avançadas

Induções de Influência e Interrupção de Padrão

Agora quero acrescentar ainda mais possibilidades a seu repertório de técnicas de indução. Al, posso pegar emprestado seu braço um minuto? (Ele levanta o braço de Al e o segura pelo punho, sacudindo-o bem de leve até que este fique erguido ao ser solto. Enquanto faz isso, está falando.)

Agora, gostaria, se for aceitável para você, que simplesmente deixe o braço vir baixando, sem ser mais depressa do que você consiga encontrar... um lugar... e um momento... confortáveis... de seu passado... quando você podia ir embora... e descansar por um minuto ou dois... de tal modo que seu braço vai baixando... na mesma velocidade que seus olhos... se fecham... com movimentos inconscientes honestos... de tal modo que... quando sua mão... chegar lentamente a repousar... sobre sua coxa... depois deste lento movimento... para baixo... você retorne... com uma sensação de relaxamento... que não estava presente... antes... Você está indo muito bem... Não se apresse... (A mão de Al toca na coxa e ele abre os olhos e sorri.) Obrigado.

(John Grinder aproxima-se de David e olha para o nome deste no crachá.)

David? Meu nome é... (Ele estica o braço para cumprimentar David. Quando a mão de David sobe, John estica a mão esquerda, segura de leve no punho de David, ergue-o até perto de seu rosto e aponta para a palma direita de David com seu dedo indicador direito.) Olhe para sua mão. Você poderia prestar atenção cuidadosamente em todas as mudanças de cor e tonalidades que ocorrem na sua mão? Estude as linhas e sulcos com interesse, enquanto deixa que seu braço comece a baixar lentamente. E eu poderia oferecer-lhe a mesma sugestão que ofereci a Al e que é... conforme seu

87

braço começa a baixar... com movimentos inconscientes honestos... seus olhos começam a se sentir pesados.. e irão se fechar... Você verá claramente... exatamentes antes de sua mão... acabar esse movimento descendente... algo que lhe interessa e... que há anos você não vê... Não se apresse... Curta... Assim que sua mão chegar a repousar... sobre a minha... nesse momento em particular... você terá... uma sensação de completamento... e de divertimento... tendo se recordado de esquecer... o que era aquela lembrança... E como você já sabe... por ter estado aqui antes... (A mão de David toca a mão direita de John e John completa o cumprimento. O tom de voz de John que havia se transformado durante a indução retorna ao "normal" e ele continua) John Grinder, e gostei imensamente de tê-lo encontrado. Não sei de que jeito você ficou sabendo deste seminário, mas fico contente que tenha vindo.

Estas são chamadas induções de influência.* Há muitos fenômenos que a população em geral crê serem indicadores de estados alterados de consciência. A catalepsia é um destes fenômenos. A catalepsia de mão e braço é geralmente uma indicação de que algo incomum está se passando. As pessoas não ficam normalmente sentadas com suas mãos e braços em suspenso no ar. Se você pode criar essa experiência, ela lhe dá credibilidade como hipnotizador, e vccê pode usar essa experiência como apoio/influência para conseguir outros estados alterados.

Perguntei a Al: "Posso pegar seu braço emprestado por um minuto?" Como é que vocês entendem uma pergunta desse tipo? Ele aceitou esta colocação como algo significativo e permitiu-me erguer seu braço. Dei-lhe suaves sacudidelas e quando o soltei, seu braço estava cataléptico. Essa parte da influência já foi feita. Por força de minha comunicação, pus Al numa situação incomum: seu braço e sua mão estão lá pendurados, catalépticos no espaço. A fim de utilizar isto no contexto de uma indução hipnótica, vinculo depois o tipo de resposta que gostaria de vê-lo desenvolver — deslocar-se no sentido de um transe hipnótico — como meio de fazê-lo escapar da posição de influência. Peço-lhe que deixe seu braço e sua mão descerem com movimentos inconscientes honestos, somente tão rápido quanto seja a velocidade para seus olhos se fecharem e ele se recordar de uma experiência. Também sugiro que quando sua mão chegue a descansar sobre sua coxa ele retome o estado normal de consciência, divertido com esse processo todo.

Cathy: De que jeito você sabe que o braço dele está cataléptico?

---

* No original, *leverage,* que admite as seguintes traduções: ação, efeito ou força de uma alavanca; sistema de alavancas; influência, poder. (NT)

Posso senti-lo. Quando o ergo e o sacudo de leve um pouquinho, ele fica mais leve e depois pára no alto sozinho. Kitty, feche os olhos um minuto. Cathy, estenda o braço e erga o braço esquerdo dela. Pegue nele e observe como está, como o sente. Kitty, eu gostaria agora que você formasse uma imagem de um lugar onde passou férias alguma vez e que foi particularmente gostoso. Confirme com a cabeça quando a tiver pronta. Gostaria agora que examinasse em detalhes todos os objetos de seu meio ambiente visual. E gostaria que começasse a descrever em voz alta todos os detalhes de forma e cor que pode ver nesse seu lugar de férias.

Kitty: Estou numa floresta de sequóias.

O que você vê especificamente aí?

Kitty: Muitas árvores e sombras profundas.

Certo. Cathy, ponha seu dedo embaixo do punho dela. Vá pedindo a ela cada vez mais detalhes e de cada vez que ela comece a falar, desloque seu dedo para cima e para baixo um pouco para descobrir se ela está segurando ou não. Quando ela começar a segurar você vai ficar sabendo que conseguiu uma resposta inconsciente no braço dela. Toda vez que ela estiver completamente envolvida em ver e descrever tais imagens, estará inconsciente em relação a seu braço. Fazer isso irá ensiná-la a sentir a diferença entre uma pessoa segurar conscientemente seu braço e alguém segurá-lo inconscientemente. A propósito, se a pessoa está conscientemente segurando seu braço, prossiga e utilize isto como se ela não estivesse fazendo isso conscientemente.

Uma variação disto é o que chamamos de braço sonhador. É uma espécie de indução de influência. É realmente uma bela técnica que todo mundo deveria conhecer, especialmente se trabalham com crianças. As crianças *adoram* o braço sonhador.

A primeira coisa que faço com uma criança é conseguir seu interesse. Pergunto: "Você conhece seu braço sonhador?" Ela pode achar que estou sendo um pouco estranho, de modo que vou rir dela e dizer: "Você não conhece seu braço sonhador? Eu conheço. Eu poderia lhe contar, mas provavelmente você iria dizer para todo mundo." Isso realmente atrai as crianças. Logo a criança estará dizendo: "Não vou contar para ninguém. Prometo. Por favor, me conte!" Então vou responder: "Ah, acho que você provavelmente não quer mesmo saber." Isto é o que Milton Erickson chamou de "construir potencial de resposta."

A partir deste ponto é realmente fácil. Você pergunta: "Qual é seu programa favorito de televisão ou seu filme predileto?" Hoje em dia é sempre "O Homem Biônico" ou "Guerra nas Estrelas". Você então diz: "Pode se lembrar da primeiríssima cena quando

Steve Austin está correndo e a música está tocando?" Conforme ela procura se lembrar do filme ou do *show* de televisão, você observa seus olhos para verificar de que caminho se vale para captar a informação (vide apêndice I). Se olhar para cima e para a direita, você ergue seu braço direito. Se olhar para cima e para a esquerda, erga o braço esquerdo. O braço irá facilmente tornar-se cataléptico, porque o braço é controlado pelo mesmo hemisfério cerebral que ela está usando para processar a informação em resposta à sua pergunta.

Se uma pessoa olha para cima e para a esquerda, está captando imagens recordadas as quais estão armazenadas no hemisfério direito do cérebro. Quando você ergue a mão esquerda, que também é operada pelo hemisfério direito, ela não irá notar o que você está fazendo com seu braço, *se* você o fizer delicadamente de modo a não interromper suas imagens. Seu braço esquerdo ficará automaticamente cataléptico, porque sua consciência está inteiramente ocupada pelas imagens. É típico que a pessoa não venha a ter uma representação de você erguendo o braço porque toda sua atenção está nas imagens.

Você pode também perguntar a respeito de música, especialmente se sabe que a pessoa é muito auditiva. "Quando foi a última vez que ouviu um grupo musical realmente interessante?" Você simplesmente ergue o braço do mesmo lado que ela olha para fazer a captação.

Assim que tiver formado uma catalepsia de braço, simplesmente diz: "Certo. Agora feche os olhos e observe a cena toda em detalhe, com som, lembrando que a coisa mais importante é sua parte favorita, de modo que mais tarde possa me falar a respeito dela. E seu braço irá descer exatamente na mesma velocidade que você levar para ver o *show* todo."

Isso funcionou com todas as crianças com quem já estive, exceto com uma que era filha de um hipnotizador e que havia sido programada durante anos para ser não-hipnotizável. Esta criança havia trabalhado com cerca de vinte e cinco grandes hipnotizadores e havia conseguido derrotá-los a todos. Ao invés de aborrecer-me com a tentativa de jogar a mesma coisa com ela, simplesmente a cumprimentei. Disse-lhe que era impossível hipnotizá-la e possivelmente ela não conseguiria entrar em transe. Evidentemente, ela a seguir tentou derrotar essa afirmação e começou a entrar em transe!

Depois que você tiver erguido o braço e ele estiver cataléptico, pode fazer a mesma coisa que faz com qualquer indução de influência. Pode dizer: "Não vou lhe pedir que desça o braço nem um pouco mais depressa do que sua mente inconsciente consiga representar para você uma reprise do filme todo, de modo que agora você possa apreciá-lo... vendo e ouvindo cada cena, uma a uma...

detalhadamente... e pode ser tão agradável ver partes que você esqueceu de lembrar... agora..."

Mulher: Qual braço é o correto para ser usado se você simplesmente sai de foco e olha reto à frente?

A resposta mais fácil poderia ser erguer ambos os braços. Só há dois. Aquele que cair não era o certo.

Mulher: É possível olhar numa direção e fazer o outro braço ficar cataléptico?

Sim, é possível fazer praticamente quase tudo. No entanto, a explicação que lhes estou oferecendo fornece um princípio, um meio para decidir qual usar a fim de ser *mais* eficiente.

Voltemos agora e discutamos a interrupção do cumprimento de mão que fiz com David. Este é um exemplo da classe de induções denominada interrupção de padrão. Se você consegue identificar *qualquer* padrão rígido que um ser humano tenha, seja como indivíduo ou como parte da cultura, só precisa começar aquele padrão e depois interrompê-lo. Sempre terá a mesma situação de influência que tem com a catalepsia de braço. O exemplo clássico é a interrupção de cumprimento de mão.

O aperto de mão é uma unidade automática, singular, de comportamento na consciência da pessoa. Se eu e você apertamos as mãos e perguntamos a alguém: "O que fizemos?", ela dirá: "Vocês apertaram as mãos." Este código verbal sugere que se trata de uma única unidade de comportamento e de fato o é. (Ele repetidamente estende a mão para Sue e depois o interrompe.) Mesmo que agora Sue saiba que só estou brincando a cada vez que estendo minha mão em sua direção, este *input* visual a estimula a estender a dela porque faz parte de uma unidade única de comportamento que ela tem programada em seu interior. Se ela precisasse pensar conscientemente a respeito do que quereria dizer minha mão estendida e depois conscientemente respondesse, isso seria extremamente ineficaz e desajeitado.

Todos nós temos milhares destes programas automáticos. Vocês só precisam prestar atenção naqueles que são realmente automáticos na pessoa, e depois interromper um destes. Conforme eu estendo meu braço para apertar sua mão, ela irá estender o dela. Depois eu o interrompo apanhando seu punho com minha mão esquerda e movimentando sua mão delicadamente para cima. Momentaneamente ela estará atrapalhada sem um programa porque não existe nenhum passo em seguida. Se você interrompe uma unidade de comportamento que é integrada, a pessoa não tem o que fazer em seguida. Nunca antes a pessoa teve que fazer alguma coisa para prosseguir um aperto de mão interrompido a meio caminho. Agora você está

91

no ponto de influência. Só precisa fornecer a informação apropriada, que de maneira típica será seguida. Neste caso, poderia ser: "Deixe que seu braço flutue para baixo, mas na mesmíssima velocidade em que você entra profundamente em transe..."

Sue: Você poderia me fornecer uma distinção entre influência e interrupção de padrão?

A distinção vem mais na forma de organizar suas percepções do que em termos de experiência concreta. As influências criam uma situação na qual a pessoa é posta numa posição incomum de já estar exibindo algum fenômeno de transe, por exemplo, a catalepsia. Então, você usa a vinculação verbal para associar o comportamento presente àquilo que quiser desenvolver.

Uma interrupção envolve colocar a pessoa numa situação na qual existe o envolvimento numa unidade integrada de comportamento, por exemplo, o aperto de mãos. Você interrompe essa unidade integrada de comportamento e a pessoa está entalada, pelo menos momentaneamente. Que me conste, ninguém aqui dentro já passou alguma vez pela experiência de sair do meio do caminho de um aperto de mãos para algum outro trecho de comportamento, porque os apertos de mãos não têm meio. Os apertos de mão tinham realmente meio quando estávamos com mais ou menos três ou quatro anos de idade e passávamos por um complexo programa perceptivo-motor de aprendizagem do aperto de mãos com adultos. Num determinado momento havia trechos deste comportamento, da mesma forma que houve trechos do andar, noutra altura de nossas vidas. No entanto, agora estes são comportamentos inconscientes tão bem-codificados e tão bem-praticados que não têm mais "meios". Se você puder pegar uma pessoa no meio de alguma coisa que não tem meio, elas param. Nessa altura, você pode fornecer instruções a respeito de como proceder desta posição impossível na direção da resposta que deseja seja desenvolvida.

A distinção entre influência e interrupção de padrão é uma distinção perceptiva por parte do hipnotizador. Na influência, você cria um certo comportamento incomum por meio de suas manobras e depois vincula a resposta que quer desenvolver a este comportamento, como meio de fazê-los escapar da posição de influência. A interrupção de padrão significa encontrar uma unidade integrada de comportamento repetitivo no cliente e depois interrompê-lo a meio caminho. Uma vez que este tem *status* de uma só unidade na consciência, ele não tem programa para passar desse ponto a meio caminho para mais nada. É então que eu forneço o programa.

Quando me aproximei de Al e disse: "Posso pegar seu braço emprestado?" não aguardei uma resposta consciente; simplesmente estendi meu braço e ergui o dele. Ele poderia tê-lo baixado e dizer:

"Não." Essa é uma possibilidade. Este tipo de resposta não é possível com interrupção e esta é uma distinção entre interrupção e influência. Com a influência, eu crio uma situação na qual surpreendo uma pessoa fazendo-a entrar numa situação incomum tal como a catalepsia. Com uma interrupção, a pessoa não pratica escolha alguma, porque se trata de uma unidade só de comportamento; de súbito ela está no meio da mesma e não está chegando até o final.

Kevin: Parece-me que um dos pressupostos que temos nesta sala é que mais cedo ou mais tarde alguém entre em transe. Isso é diferente no mundo lá fora. Em outras palavras, se eu encontro alguém na rua e começo a interromper o aperto de mão, vai ser um pouco mais difícil.

Concordo que hajam pressupostos acontecendo aqui que são diferentes dos do mundo externo. Suspeito que aqui seria muito *mais fácil*. Aqui vocês são alertados de que haverá coisas incomuns acontecendo. Alertar suas mentes conscientes neste sentido torna minha tarefa como hipnotizador mais difícil. Se vocês são alertados para o fato de que iremos fazer hipnose ou coisa parecida, aqui, isso lhes dá escolhas a respeito de se vão ou não participar. Garanto que se saírem e forem para o saguão do hotel e estenderem a mão congruentemente e interromperem o aperto, a pessoa ficará completamente imobilizada.

Podem experimentar também com outros padrões. Na próxima vez que alguém lhes cumprimentar e disser: "Oi, como vai?" experimentem dizer: *"Mal, simplesmente horrível. Acho que vou até morrer!"* e vejam o que o outro faz. Nesta cultura, a resposta comum ritualizada para esse cumprimento é: "Bem." A maioria das pessoas não tem como responder a qualquer outra resposta e vivenciarão uma interrupção. Isto é particularmente verdadeiro nos negócios ou no contexto profissional.

Para a maioria dos fumantes, o ato de pegar um cigarro e acendê-lo é uma unidade de comportamento totalmente inconsciente. Se você interrompê-la retirando o cigarro de sua mão, a pessoa sentirá o mesmo tipo de resposta.

É muito mais fácil fazer isto com pessoas que não estão alertadas para o fato de que você, está trabalhando num padrão hipnótico do que o é num grupo como este. Se alguns dentre vocês são céticos a este respeito, por favor divirtam-se praticando-o aqui eficientemente e depois saiam e testem por si mesmos se é ou não mais fácil ou difícil com clientes e desconhecidos.

Homem: O que você diria assim que conseguisse fazer com que a mão de alguém subisse, de alguém que não estivesse esperando isso de jeito nenhum? Se estivesse simplesmente na rua e chegasse perto de alguém e interrompesse um aperto de mão, como procederia?

Bom, o que estão tentando fazer? Qual é seu resultado final? A resposta é que vocês fornecem verbalizações a respeito do resultado final que querem desenvolver, como um meio para que a pessoa escape da situação impossível na qual a colocaram.

Homem: Bem, diz-se que só se estava experimentando uma coisa com ela.

Bem, pressupondo que deixamos de lado a questão de saber se é apropriado sair fazendo experimentos com um público desavisado, em oposição a alguém que vem e lhe pede seu auxílio, então o que eu diria é: "E deixe que sua mão desça até que entre em contato com a minha e neste ponto você a segurará e a apertará como se não tivesse ocorrido nada de anormal." Então a mão da pessoa desce e você espera até que chegue perto da sua. Aí você a segura e diz: "Sim, é um prazer." Deste modo, ela tenderá a ser amnésica em relação à experiência e você não se verá frente a nenhuma resposta negativa depois que houver completado o aperto de mão.

Mulher: Por que a pessoa ficará amnésica?

Bem, porque é uma unidade só de comportamento. O que poderia acontecer no meio de um aperto de mão? Se você oferece estes tipos de sugestão e depois completa o aperto de mão como se nada tivesse ocorrido, seu consciente provavelmente registrará que ele apenas encontrou alguém.

Homem: Assisti Groucho Marx em antigas reprises de seu programa e muitas vezes ele fazia algo parecido. Ele estendia a mão como se para cumprimentar e quando a mão da outra pessoa vinha na sua direção, ele puxava a sua para trás. Assim que a outra pessoa retirava a sua, ele a estendia de novo.

Mulher: Presumo que as pessoas sairiam desse estado quase que instantaneamente depois que você tivesse pegado na mão delas e que ficariam se perguntando o que teria afinal de contas acontecido.

Elas saem, *se* você não fizer mais nada além de interromper o cumprimento. Aí é o momento de fornecer instruções verbais a respeito do que você quer que ocorra em seguida. As pessoas conseguem descobrir um meio de se safar de situações impossíveis como de um aperto de mão interrompido, se tiverem tempo suficiente para tal. Acredito que todo mundo seja capaz disso. Fiz um teste a tal respeito e a extensão de tempo variou de cerca de dez segundos, quando a pessoa se recupera e diz: "Isso foi estranho", até cinco ou dez minutos, durante os quais a pessoa ficou lá de pé, parada, até descobrir um meio de sair daquela situação impossível.

David: Era importante para sua mente que eu não me recordasse do que acontecia, enquanto estava naquele estado?

Não. Não era importante para mim.

David: Porque eu realmente me lembrei disso mas também sentia que de jeito nenhum isso me distanciou do que estava acontecendo.

Ron: É interrupção quando você espera ouvir uma pessoa e não ouve, seja do jeito como murmura Milton Erickson ou quando a voz de alguém cai e se torna inaudível?

A resposta está no *feedback*. Para algumas pessoas isso seria interrupção e para outras não. Todo mundo é interrompido pela interrupção de um aperto de mão mas algumas pessoas têm muitas formas de se recuperar de experiências auditivas não-antecipadas. Vocês irão notar que com pessoas auditivamente sofisticadas não haverá o efeito interruptivo. Para as pessoas que lhe estão prestando atenção auditivamente naquele momento e que não são sofisticadas demais, o efeito existirá.

Por exemplo, já perceberam como este monitor de televisão?...

Veja, os diferentes momentos em que as pessoas riram é uma indicação bem boa do tempo que cada uma levou para se recuperar de situações auditivas impossíveis. Aquela frase foi um fragmento de sentença, não uma sentença. Então se você a sentiu esperando por uma conclusão... Este é o fenômeno da interrupção.

Homem: Este é o mesmo padrão que Milton Erickson usou quando ele efetivamente apertou as mãos de uma mulher e, em seguida, conduziu-a a um transe?

Não. Aquilo foi ambigüidade cinestésica. É um tipo de interrupção diferente. Se eu estendo a mão e aperto normalmente a sua, ao cabo de certo tempo é de se esperar que as soltemos. Se eu deixar de soltá-la ou se, como o fazia Erickson, começo a soltá-la mas de maneira ambígua, de modo tal que não se saiba exatamente quando fiz o último aperto, fica-se em suspenso, sem um programa seguinte. Se você lê o relato de Erickson a tal respeito, vê-se que o que ele fazia era soltar sua mão com graus variados de toques, de modo que a mulher não estava segura do momento em que efetivamente ela interrompia o contato. A última coisa que Erickson fez antes de soltar completamente foi dar um pequeno empurrão para cima, pelo punho, o que provocou a catalepsia. É o mesmo princípio de ficar segurando o braço de alguém, sacudindo-o até seus músculos assumirem o cargo e segurarem o braço levantado.

Norma: E quanto à incongruência, como interrupção de padrão? Este é um meio excelente para fazê-lo. É interessante que tenha sido Norma a mencioná-lo. Eu sei, de outros contatos com Norma, que ela tem uma estratégia refinada e realmente peculiar para testar a congruência. Esta é uma importantíssima estratégia para qualquer pessoa que seja comunicador profissional. Entretanto, ela está sujeita a certas manipulações. Se você apresenta algum material de modo congruente e súbito... (Ele continua gesticulando e movendo a boca como se estivesse falando, mas sem som.) Se você continua a apresentá-lo como se nada tivesse acontecido e se simplesmente cortar um canal, o auditivo neste caso, ela praticamente cai da cadeira. A estratégia de verificação da congruência que ela está usando enquanto ouve e vê alguém comunicar pede-lhe que o movimento dos lábios esteja associado com algum som de tal sorte que ela possa efetuar uma verificação da congruência. Se não há som algum, isso realmente interrompe o programa.

Se vocês conhecem a classe de informação que denominamos "estratégia" (vide *Programação Neurolingüística, vol. I*) têm acesso a um meio realmente elegante de realizar a interrupção de padrão. Se se interrompe a estratégia-chave de alguém, conseguem-se interrupções mais profundas. Estas são realmente interrupções que seguram.

Homem: Pode-se também fornecer às pessoas os números aos quais estão acostumados em porções determinadas, por exemplo, o número de previdenciário, em porções às quais não estão acostumadas. O número previdenciário geralmente é dado em porções de três, dois e quatro números.

Sim, ou pode-se usar números de telefone. Sete oito dois quatro... três seis sete. Pode-se saber qual a estratégia que a pessoa usa pela resposta que dá. Se usa um padrão tonal para guardar números de telefone, a apresentação dos números diferentemente agrupados irá interrompê-la totalmente. Se ela o faz de modo puramente visual, é típico que isso não surta praticamente tanto efeito.

A interrupção de padrão pode ser usada em qualquer esporte competitivo. Pode-se observar, a cada vez que se executa um determinado movimento, que se obtém uma certa resposta. Pode-se depois interromper esse padrão para conseguir alguma vantagem.

Minha esposa, Judy, é realmente boa esgrimista. Ela realiza um padrão de movimento e o executa meia dúzia de vezes para descobrir qual resposta seu oponente irá regularmente apresentar. Quando ela sabe qual a resposta que irá obter com esse padrão, ela imagina que resposta a esta resposta terá êxito para que possa marcar um ponto. Ou então dá início ao gesto e o interrompe depois. O adversário já terá então se lançado em alguma resposta ao gesto de Judy e ela então pode utilizar isso. Os boxeadores também fazem isso. Eles determinam um padrão e depois o interrompem.

Se vocês já viram Bjorn Borg jogar tênis, sabem que ele não gasta energia. Ele organiza sua consciência segundo uma faixa muito estreita. Não importa se o público está ficando louco de tanto aplaudi-lo ou vaiá-lo, ele não escuta nada. Não existe diferença em sua resposta se ele erra ou acerta a bola fácil. Ele simplesmente dá uma volta e se reancora; ele roda o cabo de sua raquete conforme vai andando de volta para dar início ao próximo ponto. Ele não gasta a menor energia; ele está inteiramente concentrado nos elementos essenciais. Essa concentração o protege das manobras psicológicas executadas pelos adversários. Se você pode interromper o estado alterado de alguma outra pessoa — aquele estado que lhe é necessário para que se saia bem — então ela irá jogar mal e você pode conseguir derrotá-las.

Há inúmeras aplicações do princípio de interrupção de padrão. Qualquer coisa "inesperada" irá detonar essa resposta. Durante aquele lapso em que a pessoa fica "em suspenso" porque você acabou de fazer uma coisa completamente irrelevante ou inesperada, esse é o momento para oferecer sugestões claras a ela a respeito da resposta que deseja a seguir.

Você precisa praticar estas técnicas até serem pessoalmente poderosas e congruentes em sua concretização. Precisa agir na totalidade de seu comportamento — verbal e não-verbal — como se isto fosse acontecer e acontece. Tão logo você consiga apresentar-se de modo completamente congruente na realização da manobra, sua tarefa é detectar que resposta obtém. Precisa ter *feedback*. Nenhuma das generalizações que oferecemos irá funcionar *sempre*. Elas sempre têm que ser ajustadas ao *feedback* que você recebe.

Sobrecarga

Cerca de vinte e cinco anos atrás, George Miller resumiu uma grande quantidade tanto de pesquisas humanas quanto de animais, sobre a percepção, em seu artigo clássico "O número mágico 7 $\pm$ 2". Os seres humanos têm a capacidade de atentar conscientemente cerca de sete "porções" de informação por vez. Além desse número, uma pessoa torna-se sobrecarregada e começa a cometer erros. Se você enuncia uma seqüência de sete números, provavelmente a retém na consciência sem erros. Se eu lhe der uma seqüência de nove números, você achará muito mais difícil recordá-los corretamente e começará a cometer erros. Cada número é uma "porção" de informação. No entanto, se você — ou eu — dividir os nove dígitos em grupos de três, será capaz de recordar os nove números muito mais facilmente. Agora só há três porções de três dígitos cada. Agrupando informações em porções maiores, torna-se possível lidar com muito mais informações com as mesmas 7 ± 2 porções de atenção consciente. Você pode atentar conscientemente para sete folhas, sete gravetos, sete galhos, sete árvores ou sete florestas. O tanto a que consegue prestar atenção depende do tamanho das porções de informação com os quais está se havendo.

Seja qual for o tamanho da porção que escolher, quando estiver prestando atenção consciente a 7 ± 2 porções de informação nada mais será processado conscientemente. Qualquer coisa além de 7 ± 2 porções de informação torna-se sobrecarga e será processada inconscientemente.

Um exemplo disto ocorreu num outro *workshop*. Perguntei se alguém tinha um meio de recordar nomes que funcionasse de maneira estranha. Uma mulher chamada Carla tinha e assim pedi-lhe que viesse à frente. Ann Teachworth estava sentada na audiência e eu disse para Carla: "Por acaso você conhece aquela mulher ali?" e apontei para Ann. Carla disse: "Não." Quando Carla era apresentada a alguém suas pupilas dilatavam-se e ela formava uma imagem interna do nome da pessoa sobre a testa da mesma. Depois, toda vez que ela visse de novo a pessoa, suas pupilas se dilatavam ligeiramente e ela veria o nome escrito ali, na testa. Era desse modo que ela sempre sabia o nome de alguém e funcionava muito bem. Uma vez que eu sei o que ela faz, sei onde na seqüência da experiência de Carla ela será incapaz de representar conscientemente qualquer *input* adicional: quando sua atenção estiver voltada para dentro e todos os seus 7 ± 2 trechos de atenção estiverem ocupados com a visualização do nome da pessoa sobre sua testa.

Disse para Carla: "Olhe para aquela mulher ali. Seu nome é Ann..." fiz uma pausa, vi suas pupilas se dilatarem e depois disse: "*Teachworth*". Ela ouviu Ann e visualmente escreveu seu nome na sua testa. Depois eu lhe pedi: "Qual é o nome daquela mulher?" Suas pupilas dilataram-se novamente e ela disse: "Ann." Eu disse: "Você sabe qual é seu sobrenome?" Ela disse: "Não, você não me disse." Quando seu sentido de oportunidade e sua experiência sensorial estão suficientemente refinados para saber que a atenção da pessoa está voltada para dentro e quando não está, você pode introduzir o que quer que deseje. Quando a pessoa está dirigida para dentro, ela irá responder apropriadamente às suas sugestões porque você ultrapassa sua mente consciente. Não há meios dela filtrar ou defender-se de suas sugestões.

Naquela altura, eu disse: "O nome dela é Ann *Teachworth*" e Carla disse: "Ah! Agora me lembro." Isso foi uma elegante demonstração de que, apesar de não tê-lo disponível na percepção consciente porque não passou pelo seu processo ·de recordação de nomes, estava ali. Ela reconheceu o sobrenome de Ann quando o ouviu, de modo que este havia sido processado e recordado inconscientemente.

Toda vez que o processamento consciente da pessoa está sobrecarregado, você pode passar informações diretamente para o inconsciente, ela responderá a essa informação. O meio mais fácil de sobrecarregar a atenção de alguém é fazendo-o prestar atenção a uma experiência interna complexa.

Usei uma técnica de sobrecarga na segunda vez em que induzi oficialmente um transe. Irei demonstrar. Bill, você poderia vir aqui um instante e ficar de pé ali?

"Certo. Poderia fechar seus olhos? Agora, o que eu gostaria que você fizesse é bem suavemente, em voz alta, começar a contar de frente para trás de duzentos até zero, de três em três. E, enquanto você faz isso, irei apoiar minhas mãos sobre seus ombros e virar você em círculos. Se nalgum momento você descobrir que lhe é mais confortável simplesmente entrar num belo transe profundo, faça isso com a plena confiança de que está em boas mãos."

Fazendo isto, crio uma sobrecarga ocupando todos os seus sistemas representacionais. Estará usando a visualização como auxílio para a contagem regressiva. Auditivamente, está dizendo os números para si mesmo. Desoriento-o cinestesicamente girando-o em círculos. Agora ele está se sobrecarregando com coisas às quais prestar atenção, de modo que eu não preciso fazê-lo.

Eu poderia também ter dito: "Vire-se agora lentamente em círculos." No entanto, se eu o giro com minhas mãos em seus ombros, obtenho muitos *feedbacks* táteis a respeito de quando ele estiver mudando de estados e a respeito de para qual estado está se dirigindo. Dou-lhe também alguma coisa mais à qual atentar cinestesicamente: a sensação de minhas mãos em seus ombros.

Para certificar-se de que a sobrecarga funciona, certifique-se de que todos os sistemas estão envolvidos. Se ele está ocupado com a contagem dos números enquanto está sendo desorientado cinestesicamente, posso oferecer-lhe sugestões que irão passar diretamente pela consciência chegando até o inconsciente. Se eu disser qualquer coisa que o distraia da tarefa, irei sabê-lo de imediato, porque ele está fazendo a contagem em voz alta. Existe um mecanismo de *feedback* construído neste tradicional método. Se ele pára de contar, sei que ou entrou em transe profundo ou foi tirado da desorientação e está ouvindo conscientemente as sugestões que estou tentando transmitir para seu inconsciente. Então, ou irei insistir para que continue contando ou irei obsérvar que está em transe profundo, paro de brincar à-toa e passo a trabalhar.

Esta é uma indução realmente tradicional de transe, a propósito. Li este método particular num livro, há vários anos, e sem ter tido qualquer experiência do mesmo, simplesmente obedeci às instruções como se soubesse o que estava fazendo. Foi somente alguns anos depois que me dei conta do que era o princípio de modo que pude generalizar deste método específico para a sobrecarga que pratico com alguém, numa grande variedade de meios. O modo como ensinamos nesses *workshops* é destinado a fazer exatamente a mesma coisa, porque estamos interessados em passar a maioria das mensagens para vocês a nível inconsciente.

Vocês podem usar *qualquer* tarefa complicada para ocupar a pessoa e distrair sua consciência, enquanto a desorienta. Depois, você oferece uma instrução muito direta, imediata, e fácil de ser seguida, tipo: "Se em algum momento for mais fácil para você simplesmente *entrar num transe profundo,* então *faça isso* e aprecie-o sabendo que está seguro em sua atual situação..."

Eis aqui outra variação. Pego a mão de Jack e quero sobrecarregá-lo. De modo que digo: "Você só precisa sentar-se confortavelmente. Irei tocar dedos diferentes e seu polegar e irei dizendo os nomes dos que estiver tocando. Sua tarefa é decidir simplesmente se estou fazendo isso certo ou errado."

A seguir, começo a tocar e a denominar. "Indicador, dedo médio, anular, mínimo, polegar. Dedo médio, indicador, anular, polegar." (Toca o dedo mínimo.)

Toda vez que cometo um "erro" ele fará exatamente o que fez: suas pupilas dilataram-se e houve uma hesitação em sua respiração. Ele precisou gastar um certo tempo para computar. Levou mais tempo para decidir que eu havia cometido um "erro" do que para decidir antes que eu tinha acertado.

Se fosse o caso de continuar, eu iria gradualmente ficando cada vez mais "incorreto". Em breve ele estaria assoberbado pela complexidade e, defensivamente, entraria num transe profundo. Nesse momento, eu diria: "Conforme eu tocar seu dedo anular desta vez" — e iria tocar o dedo errado — "você estará mais relaxado". Continuaria a sobrecarregar e passaria a introduzir sugestões adicionais a respeito dos tipos específicos de respostas manifestas que quero, aquelas que indicam que está entrando num transe.

Estou fornecendo para a pessoa *inputs* de todos os três canais simultaneamente e exigindo que ela faça um julgamento a respeito do *input* auditivo combinar ou não com o visual e com o cinestésico. Em breve ela irá desistir e dirá, essencialmente, "Certo, me diga o que você quer que eu faça."

Ao invés de sobrecarregar todos os sistemas representacionais, você pode dar à pessoa uma tarefa complexa em um ou dois sistemas de tal modo que esta ocupe todas as 7 ± 2 porções de sua atenção consciente. Você pode pedir a ela que conte regressivamente de mil a zero aos terços, visualizando cada uma das frações com cor diferente para o alto da fração, o travessão e a parte de baixo da fração. Cada fração sucessiva deve ter uma cor nova para o travessão e para cada número. Depois pode acrescentar sugestões do tipo "A cada número você ficará mais profundamente interiorizado." Todos estes são modos de manipular uma pessoa de tal modo que você está sobrecarregando seus canais de *input* e, deste modo, sua habilidade de extrair um sentido do que está fazendo.

Mulher: A indução dupla que você descreve em seu livro *Patterns II* é um exemplo de sobrecarga?

Sim, a indução dupla é um caso especial do que acabei justamente de fazer. Aí é onde você usa duas pessoas para sobrecarregarem uma. Funciona realmente rápido. Você obtém uma grande sobrecarga de modo rápido e também consegue uma resposta muito poderosa. A primeira vez que usamos a indução dupla em *workshops* foi por acaso e observamos que a resposta que obtínhamos era muito poderosa. De modo que começamos a empregá-la em nossa prática particular simplesmente para descobrir de que modo poderíamos usá-la.

Cerca de seis meses depois o livro de Carlos Castañeda *Viagem a Ixtlan* foi publicado. Próximo ao final do livro ocorre uma descrição realmente vívida de uma indução dupla. Don Juan está falando num de seus ouvidos e, simultaneamente, Don Genaro está falando no outro. As descrições que obtivemos das pessoas que haviam passado por indução dupla conosco antes de eu ler o livro coadunavam-se perfeitamente com a descrição que Carlos deu — sentir-se repartido pelo meio, de cima abaixo, e assim por diante.

Pode-se saber a partir das descrições no livro que Carlos é o que chamamos de "quino derivado". Ele pega imagens e palavras e presta maior atenção às sensações que derivam delas. Com pessoas deste tipo, o *input* auditivo duplo causa de fato uma sensação de cisão cinestésica. Cada mensagem será processada pelo hemisfério oposto e as sensações derivadas serão experimentadas na mesma metade do corpo que recebeu o *input* auditivo. A distinção entre os *inputs* auditivos dos dois ouvidos será diferentemente representada nas duas metades de seu corpo. As diferenças nestas duas represen-

101

tações cinestésicas serão mais evidentes na linha mediana, oferecendo uma experiência de estar cindido ou dividido.

Induções de influência, interrupção de padrão e sobrecarga são todas similares no que tange a fornecer modos de introduzir uma cunha na experiência da outra pessoa, para dar início ao processo. Estes métodos são usados para romper o estado de consciência para o qual se dirige, em favor de um estado mais fluido. Assim que você houver sobrecarregado, interrompido ou criado uma situação de influência, simplesmente torna-se mais diretivo e associa essa situação com o que quer desenvolver. "E, uma vez que prossegue aquilo que estiver acontecendo, verá que seus olhos estão se tornando sonolentos e estão começando a fechar e a desenvolver um estado profundamente relaxado." Você passa a desenvolver um transe e depois passa a usar o estado de transe como contexto para o trabalho de modificação que quer realizar.

Poder Pessoal

Outro método de indução é o poder pessoal, puro e simples. Você simplesmente diz para alguém, congruentemente, que entre em transe. Se entra em transe, ótimo. Se não, espere até que entre. Evidentemente, todos os demais padrões, espelhamento não-verbal, etc., estão à sua disposição ao mesmo tempo. Se diz a alguém que entre em transe e seu comportamento é completamente congruente, cem por cento, no sentido de que a pessoa irá entrar em transe, ela entra. Você tem que ser completamente congruente para que esta manobra funcione. Se você for congruente em suas expectativas, irá eliciar a resposta apropriada.

Há manobras adicionais que podem ser aduzidas para permitir que você se torne mais eficaz. Se a pessoa responde: "Eu quero mesmo mas não consigo", você diz: "Claro, *você* não é capaz de. Estou esperando por *ele*." De modo que você dispensa a resposta consciente em favor de esperar pelo aparecimento de alguma outra coisa. Se ela objetar, e se você não responder e sim aguardar com expectativa, é provável que a pessoa volte atrás e tente entrar em transe de novo, até conseguir fazê-lo direitinho.

Uma metaestratégia para criar congruência em si próprio é lembrar-se de que você pode falhar somente se determinar um limite de tempo para si mesmo. A maioria das pessoas acha que não conseguiu se não pôde eliciar instantaneamente um transe profundo. Isto é apenas um sinal de que tem mais coisas a fazer ou que tem que tentar algo diferente.

Se você alimenta alguma hesitação pessoal ou incongruências particulares a respeito do que se permite fazer, um modo de criar congruência em si mesmo é usar o padrão de linguagem denominado "citações". Pode-se dizer: "Deixe-me contar-lhe a respeito da última vez que fui a Phoenix ver Milton Erickson. Entrei no seu consultório e então ele entrou na sala girando sua cadeira de rodas, me olhou e disse: 'Entre em transe!'" Quando usa citações, você instaura um referencial em torno de seu comportamento que diz: "Isto não sou eu; isto é o relato de uma experiência que eu tive." Entretanto, é claro, você apresenta qualquer indução que queira, com força total. Se obtém a resposta de transe, ótimo; utilize-a. Se não forma a resposta, e está sem disposição para continuar até consegui-la, então sempre pode dispensar a própria. "Isto foi o que Milton me disse; claro que eu mesmo não iria fazê-lo."

O padrão de citações é um modo realmente bonito de tentar novos comportamentos a respeito dos quais você está inseguro. Pode permitir-se saber o que aconteceria se fosse capaz de fazê-lo, fazendo-o de fato como se fosse alguma outra pessoa.

Realidades Embaralhadas

Uma outra indução é o processo denominado "realidades embaralhadas". Acho que o meio mais fácil de explicar o que é uma realidade embaralhada é dizer-lhes algo a respeito de um grupo que fizemos em Michigan, certa vez. Estava eu lá sentado no *Weber's Inn* falando com um grupo de pessoas sobre metáfora. E, quando eu estava lá falando com eles a respeito de metáfora, lembrei-me de uma estória que Milton Erickson me contou sobre um grupo que ele fez uma vez na Universidade de Chicago, no qual havia um grande número de pessoas sentadas em volta, exatamente como aqui, numa espécie de semicírculo, e ele estava de pé, à frente. Então, enquanto ele estava sentado lá falando a esse grupo de pessoas na Universidade de Chicago, a estória que parecia mais apropriada naquela altura dos acontecimentos era uma estória que seu pai lhe havia contado a respeito de seu avô, que veio da Suécia. Seu avô Sven era proprietário de uma leiteria na Suécia e descobriu que as vacas produziam melhor se ele lhes falava numa voz calma, apaziguadora, a respeito de qualquer coisa que lhe passasse pela mente...

O que fiz foi introduzir uma estória dentro de uma estória dentro de uma estória até sobrecarregar sua capacidade consciente de seguir o percurso de qual afirmação se refere a qual coisa. Inclusive num grupo sofisticado de pessoas como este, se eu fosse continuar com a estória, agora, e introduzisse mensagens de indução dentro da estória, seria difícil saber a qual das realidades eu estava me

103

referindo. Estaria eu falando a respeito do avô Sven falando com as vacas, Erickson falando para um grupo em Chicago, do pai de Erickson lhe contando a estória ou seria eu falando com vocês? Enquanto sua mente consciente está tentando descobrir isso, o inconsciente estará respondendo.

Tomemos o exemplo que é mais relacionado à terapia. Digamos que uma mulher vem me ver e diz: "Tenho atualmente este problema, X". Convido-a a olhar o vento mexendo o topo das sequóias enquanto ela olha para fora da janela do consultório e começo a contar-lhe uma estória a respeito de uma jovem mulher que certa vez havia vindo me ver, tinha se sentado e havia observado... atentamente... os topos das mesmas sequóias se balançando... evidente que não empurradas pelo mesmo vento... para frente e para trás... e que aquela jovem tinha caído num sono profundo... e inclusive enquanto ela estava ouvindo o meu tom de voz ela se lembrou de um sonho no qual havia ido ao campo para visitar alguém... alguém especial que a tinha feito sentir-se especialmente confortável...

Acabei de incluir o início de uma indução hipnótica dentro da realidade embaralhada. Com a realidade embaralhada, sobrecarreguei a capacidade consciente da pessoa de acompanhar-me no nível de realidade em que estou agora operando. O resultado seguinte é uma confusão mas é típico que seja uma confusão muito mais moderada do que a que se obtém com sobrecarga sensorial. Um meio de aumentar este efeito é incorporar aspectos da realidade presente dentro da estória. As sequóias existem na realidade presente bem como na estória, de modo que se eu falar a respeito das sequóias, é fácil ir e vir entre as duas realidades. Em breve o cliente desiste de tentar acompanhar de qual realidade estou falando.

Dentro de alguma destas realidades posso então embutir uma instrução do processo de fazer mudanças. "E conforme eu falava com aquela moça que tinha vindo me visitar... inclusive enquanto ela sonhava... cujo conteúdo do sonho eu não sabia nem sequer tinha necessidade de saber... era só importante que ela o *fizesse*... e as mudanças que acompanham estes sonhos... iriam manifestar-se de modo elegante em seu comportamento futuro. Mesmo enquanto eu prestava atenção nela em seu sonho... lembrei-me de uma coisa qu tinha acontecido comigo certa vez quando visitei um velho amigo em Phoenix, Arizona."

Estou agora fazendo duas coisas: estou embaralhando as realidades de modo que se torne impossível para ela acompanhar-me e estou lhe passando instruções a respeito do que ela deve fazer enquanto eu prossigo, a saber, ter um sonho que modifique seu comportamento de modo elegante, etc. Se acontece de haver uma outra pessoa no consultório, estou completamente voltado para dirigir uma indução. Direi para a outra pessoa, olhando-a: "E Milton olhou para mim, e então disse: 'Duurmmaa'... somente enquanto você precisar... para apreciar... perfeitamente... a realização de uma mudança que irá surpreender e deliciar você... e cujo conteúdo não estará disponível para você... enquanto você não notá-la em seu comportamento real... nalgum momento nas próximas vinte e quatro horas, porque é sempre delicioso ser surpreendido por seu inconsciente... e então Milton disse para aquela pessoa que ele evidentemente *poderia*... em qualquer momento... em que fosse útil... e quando sua mente inconsciente estivesse satisfeita... por ter ele identificado uma particular modificação... que fosse de utilidade para ele... que ele poderia simplesmente... com uma sensação de rejuvenescimento... lentamente retornar... para o nível de realidade que lhe fosse mais apropriado *para a aprendizagem de coisas importantes...*"

Em tudo isso, estou pressupondo várias coisas muito importantes: (1) poder pessoal: sou congruente na realização do que quer que esteja fazendo e (2) contato: sintonizei-me com a pessoa tão bem que ela chega a confiar em mim como agente de mudança.

Quando você tiver chegado nesse momento, então sempre pode embutir uma ordem direta para uma resposta hipnótica, incluindo um transe profundo. A realidade embaralhada lhe confere uma oportunidade para criar contato e para avaliar as respostas que obtém. A realidade embaralhada sobrecarrega mais delicadamente do que outros tipos de confusão e de técnicas de sobrecarga. Também lhe fornece a ocasião, uma vez que tudo pode ocorrer dentro de uma estória, de incorporar uma indução inteira e a utilização. Evidentemente vocês precisam levar mais tempo do que eu acabei de gastar para fazê-lo suavemente.

A realidade embaralhada pode ter diversas funções. Não só ela me apresenta uma desculpa para introduzir alguma coisa na estória que de outro modo poderia provocar a resistência da pessoa a nível de sua mente consciente; pode também acionar-me a usar o comportamento adequado, as mudanças de tom de voz apropriadas, etc., para a indução de um transe. Conforme eu falava a respeito de Erickson, e escutava-me usando o mesmo tom de voz que ele usa, isso tornou toda a minha experiência de Erickson imediatamente disponível para mim, a nível inconsciente. Não consigo pensar num modelo melhor para realizar induções hipnóticas do que Milton Erickson.

Um projeto que poderia sugerir àqueles que gostariam de trabalhar juntos é construir uma metáfora bastante geral e aberta destinada à indução de um transe. Construa um conjunto de realidades embaralhadas dentro do qual possa embutir uma indução hipnótica bastante geral. Por metáfora aberta, quero dizer que em geral você sabe onde está indo. Sabe em que ponto irá começar; sabe o elenco de personagens. Haverá algumas interações gerais, e você está bastante seguro a respeito do produto geral em cujo sentido está orientado. No entanto, deixa as estórias abertas o suficiente para poder incorporar qualquer resposta que ocorra. Sempre tem a escolha de mudar para uma outra "realidade" se não está conseguindo a resposta que deseja.

O uso de realidades embaralhadas fornece um referencial ambíguo para o que está fazendo. Dentro desse referencial pode usar qualquer uma ou todas as outras técnicas e manobras que lhes estamos ensinando.

Exercício 6

Acabei de demonstrar mais cinco tipos de indução: (1) induções de influência; (2) interrupção de padrão; (3) sobrecarga; (4) poder pessoal e (5) realidades embaralhadas. Logo a seguir irei pedir-lhes que formem pequenos grupos e que tentem cada um deles, entre si.

Deixem-me recomendar que prestem um favor a si mesmos escolhendo alguma coisa que seja *nova* para fazer uma experiência. Vocês já sabem como fazer aquilo que já conhecem. Algumas pessoas vêm a nossos seminários e aprendem a fazer o que já sabem muito bem, tudo de novo. Recomendo que escolham ou uma indução que desconheçam por completo ou uma da qual ouviram falar mas não praticaram. Ao fazerem isso, ampliam seu repertório. Quanto mais meios tiverem para atingir um resultado em particular, mais bem-sucedidos serão com uma variedade maior de pessoas. Alguns métodos são muito eficazes com algumas pessoas mas não com outras. Se você conta com muitos métodos de induzir um transe descobrirá que todo mundo é hipnotizável.

Quero que novamente formem grupos de três. A irá escolher um método de indução que lhe seja novo, e o usará para induzir um transe em B. A terceira pessoa C, irá observar as respostas de B que indiquem uma mudança de estado. Haverá mudanças na dilatação pupilar, na cor da pele, na respiração, no tônus muscular, etc. A tarefa de C é detectar aquelas mudanças.

A, depois que você tiver induzido um transe, quero que acrescente quatro outros passos:

1) Determine algum sinal óbvio que irá lhe indicar o momento em que a pessoa está estabilizada num nível de transe apropriado.

"Continue... aprofundando... seu transe... até o ponto que considerar mais relaxante... e depois pode indicar... que agora você atingiu um ponto no qual deseja se estabilizar... por um assentimento honesto e inconsciente de sua cabeça... ou levantando o braço esquerdo... alguns centímetros de sua coxa..."

2) Quando ela estiver nisso, forneça-lhe algum conjunto bastante geral de instruções para aprendizagem. "Agora, eu ficaria encantado... de perceber... quão bem sua mente inconsciente escolhe alguma experiência especialmente positiva... na qual há anos que não pensa... e que lhe permite o prazer de mais uma vez ver... ouvir... e recuperar os sentimentos... para seu deleite... daquela experiência perdida... que envolveu... tipos muito positivos de experiência de sua parte."

Ou pode-se dizer: "Gostaria que sua mente inconsciente lhe apresentasse uma imagem de um sentimento, sensação ou som... de alguma coisa que você fosse aproveitar de modo especial se se criasse para você... como uma experiência... em algum momento dos próximos poucos dias... como meio de preparar você para a execução... das aprendizagens que está fazendo... neste *workshop.*" Não importa qual é o conteúdo. Fique fora de conteúdo. Faça sugestões gerais para que a pessoa execute alguma coisa dentro daquele estado de transe de tal sorte que ela tenha uma experiência que lhe indique, de modo inequívoco, que ela está num novo estado de consciência. Alguns dentre vocês podem ter um pedido específico a respeito do que querem fazer quando entram em estado de transe. Podem mencionar isso para os demais membros de seu grupo antes de começarem.

Enquanto você está dando uma instrução geral de aprendizagem, pode acrescentar coisas como: "E a cada respiração, você continua a... aprofundar-se ou a estabilizar-se no nível mais confortável de transe... e para os propósitos que pretende." Não inclua conteúdo, deixe-o escolher o conteúdo. Simplesmente dê-lhe instruções gerais para fazer escolhas e aprendizagens inconscientes.

3) Seja qual for a sugestão geral que esteja dando, acrescente alguma afirmação que lhe forneça *feedback.* "E quando sua mente inconsciente houver terminado de fornecer-lhe aquela experiência, indique isto simplesmente permitindo que um ou ambos os braços flutuem para cima com movimentos inconscientes honestos, ou fazendo com que seus olhos subitamente pisquem e se abram, enquanto você experimenta uma sensação de rejuvenescimento e delícia por ter realizado algo que tencionava realizar." Isto cria dentro dela um sinal que lhe permita saber que concluiu a pequena tarefa que era para ser feita no estado alterado.

4) Quando você recebe o sinal, precisa construir um meio para que ela saia do transe. "Agora irei contar lentamente da frente para

trás, de dez até um" ou "No momento seguinte, irei estender minha mão e tocá-lo em seu ombro." Isto indica para ela o que está prestes a ocorrer e lhe dá um certo tempo para se preparar. "E quando chegar no 'um', seus olhos irão pestanejar e se abrir, e você acordará se sentindo deliciado pela experiência, rejuvenescido e renovado pelo que acabou de acontecer e pronto para começar de novo a aprender alguma coisa nova."

Como alternativa, você poderia levantar o braço da pessoa, o qual estará cataléptico, e dizer: "E sua mente inconsciente pode permitir que seu braço venha até embaixo na mesma velocidade que você leva para retornar a esta realidade em particular, trazendo junto alguma sensação de realização, alguma sensação de rejuvenescimento, e de renovação, oriundas desta experiência." Ou "Quando eu tocar seu ombro você irá sentir uma súbita inundação de energia calma que lhe dará uma sensação de formigamento e bem-estar, enquanto seus olhos pestanejam e você se reorienta para este tempo e para este lugar."

Alguma pergunta?

Mulher: Você nos deu demais!

Dei-lhes muito. Vocês ficarão surpresos do tanto que se lembram à medida em que passam, gradualmente, para a indução do transe, apresentando instruções gerais de aprendizagem e trazendo a pessoa de volta. Certo. Comecem.

* * *

Incorporação e Lidar com Ab-reações

Existe um outro padrão geral muito importante que quero discutir com vocês, denominado *incorporação*. Se acontece alguma coisa significativa, seja a nível interno — uma resposta profunda desenvolve-se no cliente — ou a nível externo — uma porta bate forte de repente ou alguém entra e tropeça na cadeira em que o cliente está sentado — a coisa menos eficiente a ser feita é fingir que não aconteceu nada. Aí você perde credibilidade e contato com o cliente porque ele precisa saber que você está suficientemente alerta para perceber o que é sua experiência. Quando acontece alguma coisa, sua verbalização seguinte deve incorporá-la de imediato.

Num dos grupos de prática de vocês, Cathy mencionou escutar o zumbido da conversa de fundo enquanto ela estava entrando em transe. O que metaforicamente isso sugere?

Mulher: Abelhas.

Com certeza. Pode-se incorporar o zumbido dizendo-se "E o zumbido da conversa na sala pode lhe recordar um agradável dia de verão. Você ouve o som das abelhas fazendo mel, enquanto repousa na grama fresquinha, sentindo o calor do sol em seu rosto." Isso é um jeito de incorporar.

Mulher: E se a pessoa tivesse fobia de abelhas?

Se estiver prestando atenção, você saberá imediatamente a partir da resposta do outro se ele tem ou não fobia de abelhas.

Mulher: Mas o que você faria se tivesse mesmo?

Você a incorporaria de imediato: "E você pode saber que estas são abelhas que vêm de outro tempo e lugar e que você está sentado confortavelmente aqui nesta sala." Você tira a pessoa da situação que lhe é perigosa e a reorienta para o tempo e o local presentes. Ou pode transformá-la numa abelha. Faça com que fique zumbindo pela sala um pouquinho. Ser abelha ou não ser.*

Não há meios de se saber antecipadamente se uma metáfora que irá usar, ou uma manobra em particular que irá tentar, irá acionar uma fobia ou alguma outra experiência traumática. Você precisa de *feedback* para saber se a manobra que está realizando é apropriada. Uma vez que esteja continuamente observando o cliente, saberá imediatamente se alguma coisa desagradável ocorreu.

Um outro meio importante de incorporar é o seguinte: "E aquele alto estrondo da porta que você acabou de ouvir irá permitir-lhe ficar ainda mais confortável enquanto está aí sentado ouvindo ao som de minha voz." Você começa simplesmente confirmando o que aconteceu e depois o vincula à resposta que quer desenvolver.

Depois do último exercício, veio um homem e me disse que conforme passava por essa experiência, sentiu-se entrando em transe e depois de súbito sentiu seu corpo estremecer e trazê-lo de volta. Ora, ele tinha um *motivo* para ter feito isso; ele disse que era como se não quisesse ir mais fundo. Sua resposta teria sido muito diferente se a pessoa que estivera falando com ele tivesse observado estes movimentos involuntários e lhe tivesse dito: "Às vezes conforme você começa a entrar num estado alterado, seu corpo começa a sacudir-se ligeiramente, bem daquele jeito quando às vezes está muito cansado e está indo dormir, imediatamente antes de apagar seu corpo começa a tremer involuntariamente. É apenas uma indicação de que você está mesmo prestes a entrar realmente num profundo estado alterado." Vejam, nada existe na experiência humana que signifique necessa-

---

* No original, *to bee or not to be*. Trocadilho com o famoso *to be or not to be* (ser ou não ser). *Bee* e *be* soam igual. (NT)

riamente alguma coisa de modo que você pode fazer com que signifique qualquer coisa que queira.

E quanto então a poderosas respostas internas? Todos vocês que funcionam como hipnotizadores precisam ter meios de cuidar das ab-reações: intensas respostas desagradáveis que às vezes acontecem quando a pessoa entra num transe. Permitam-me colocá-lo deste jeito: uma das motivações inconscientes que leva as pessoas a se especializarem num determinado estado de consciência com relativa exclusão dos demais é que elas estocaram quantidades maciças de experiências desagradáveis ou incongruentes num sistema representacional que é excluído da consciência. Se você está para se especializar em determinados estados de consciência, um meio de proteger-se das experiências que lhe são dolorosas de considerar é colocá-las dentro de um sistema que esteja fora da consciência. Então você obtém um alívio pelo menos temporário a nível consciente. A mente inconsciente guarda o material que seria potencialmente avassalador para a mente consciente. Isto é apropriado e é uma das funções do inconsciente.

Portanto, se você altera o estado de alguém e põe em disponibilidade um sistema inconsciente, pode acontecer que o material mais imediatamente disponível seja baboseira. Em termos gestálticos, são negócios inacabados. Em termos de AT, é material para redecisão. Recordações dolorosas têm sido reexperimentadas com tanta freqüência na história oficial da hipnose que este fenômeno foi oficialmente rotulado de "ab-reação." Minha forma de entendê-la é que a ab-reação é simplesmente a resposta mais natural ao desvendamento repentino de um sistema que contém material do passado e que é doloroso ou avassalador.

E então, se alguém tem uma "ab-reação"? Digamos que a pessoa explode em lágrimas. Se estiverem bastante alertas a nível sensorial, notarão isto. E agora o que vocês fazem?

Jack: Você não faria a mesma coisa que acabou de mencionar a respeito de interrupções externas? Eu começaria por espelhar/indicar o que eu teria observado acontecer.

Precisamente. Isso é exatamente o que eu também faria. Primeiro você espelha/indica. Diz: "Você está passando por sensações de desconforto e elas são *muito* incômodas." Você aceitou a resposta. A pessoa não tem que lutar contra você a respeito da validade de sua própria experiência. Você lhe apresentou uma afirmação verbal de espelhamento a respeito de qual é sua experiência. "Você está chorando... e essas lágrimas representam dor e desconforto de seu passado... e você está *muito* incomodado(a)... Enquanto se lembra... daquelas sensações em especial e novamente elas voltam para seu corpo... Gostaria que você considerasse o seguinte... Todos nós, em nossas próprias histórias pessoais, tivemos muitas e muitas experiências, algumas das quais rotulamos de desagradáveis... Essas experiências desagradáveis formam muitas vezes a base... de habilitações posteriores... e de capacidade... que as pessoas que nunca foram desafiadas por tais experiências... não conseguem desenvolver... Como é agradável... experienciar o incômodo do passado... percebendo completamente... que você sobreviveu àquelas experiências e que elas compõem um conjunto completo de experiências a partir das quais você pode gerar comportamentos mais adequados no presente."

Portanto, depois de espelhar/indicar, fiz o que chamamos de "remodelagem de conteúdo". O que eu acabei de dizer alterou o *significado* do que estava ocorrendo. Ao invés de serem simplesmente experiências desagradáveis, agora as recordações são a base do conhecimento e das habilidades.

Homem: Depois que você espelha/indica, poderia pôr essa parte da pessoa à frente dela e fazê-la observar o que aconteceu no passado?

Excelente. "Quero que você *veja a si mesmo* naquela idade particular e tenha uma sensação de curiosidade a respeito do que aconteceu especificamente... com seus olhos e ouvidos de agora, abertos ao que ocorreu e uma sensação de conforto de saber que você sobreviveu àquilo." Isso iria criar uma dissociação entre os sentimentos desagradáveis além de uma remodelagem de conteúdo. Essa é a base para a técnica da PNL na cura de fobias, descrita em detalhes em *Sapos em Príncipes*.

Homem: A pessoa com que eu estava praticando o exercício alterou-se muito rapidamente. Os olhos dela começaram a fazer inúmeros movimentos rápidos, sua cabeça se mexia para frente e para trás, seus braços começaram a se mexer e eu vi muita tensão em seu maxilar. Fiquei realmente confuso. Não sabia se esta era ou não uma experiência desagradável, resistência a ser hipnotizada ou qualquer outra coisa. Gostaria de algumas sugestões.

Isto elicia a importância de fazer-se uma distinção entre interpretações e experiências fundadas no sensorial. "Tensão crescente nos músculos ao longo da linha do maxilar" e "cabeça se mexendo para frente e para trás" são descrições fundadas no sensorial, em contraste às duas últimas coisas que você mencionou. "Experiência desagradável" e "resistência contra ser hipnotizado" estão na área das alucinações e adivinhações. Alucinar vai bem — de fato é uma parte importante da arte. Porém, insisto realmente em que façam uma nítida distinção entre o momento em que estão usando descrições fundadas no sensorial e aquele em que estão alucinando.

111

Ao invés de gastar seu tempo tentando internamente descobrir qual é a interpretação apropriada, você pode simplesmente começar a verbalizar descrições fundadas no sensorial relativas ao que pode ver e ouvir. Pode descrever a tensão muscular, lágrimas, postura corporal, respiração, etc. Isso irá manter o contato pelo espelhamento e irá combinar com a experiência da pessoa.

Você tem a escolha de dizer algo como "E que experiência poderosa foi essa, e você ficou um pouco surpreso, não foi?" Ou "E estes sinais que você me ofereceu a nível exterior possuem um vínculo forte com a rica experiência interior que agora você está tendo."

Freqüentemente, quando a pessoa entra em transe pela primeira vez, seus músculos relaxam e você irá notar um aumento na umidade de seus olhos. Não alucine. Isso talvez signifique que a pessoa está realmente triste ou pode ser que ela esteja apenas relaxando. Se você decidir-se por uma das duas, estará impondo sua própria crença e seu próprio sistema de valores. Fique fora do conteúdo e simplesmente mencione o óbvio. "E à medida em que a lágrima escorre pelo seu rosto, você tem uma sensação cada vez maior de conforto e de segurança, sabendo que está plenamente protegido." Não existe um vínculo necessário entre a lágrima escorrendo e conforto. Todavia, uma vez que você começa com uma descrição fundada no sensorial e imediatamente verificável — a lágrima escorrendo — e depois a vincula com a resposta que gostaria de desenvolver, utiliza o que ocorre e leva a pessoa para onde você quer que ela vá.

Joan: Inadvertidamente, eu empreguei uma palavra muito potente, para meu parceiro. Pedi-lhe que pensasse em suas mãos como estando "desincorporadas". Imediatamente ele começou a fazer uma desincorporação muito pesada de seu braço. Quando aquela palavra saiu de minha boca, percebi que tinha sido errada, mas não sabia como corrigi-la.

Bom, antes de mais nada, reorganize sua própria representação. Não havia o que corrigir. Veja, não existem erros de comunicação, Joan. Há apenas respostas ou resultados finais que você obtém por meio de sua comunicação. A resposta que conseguiu não foi a que queria. Isso não torna a coisa um erro; torna-a simplesmente um passo seguinte na obtenção da resposta que você quer de fato.

Observou que quando mencionou as palavras "braço desincorporado" você obteve uma resposta violenta. Dado o princípio da incorporação, o que você faz? Diz imediatamente: "E isso realmente incomoda você." Esta é uma escolha. Observe que não é uma afirmação fundada no sensorial. Estou adivinhando qual seria o nome da experiência que acabou de eliciar; "incômodo" é uma categoria vaga e geral dentro da qual ela caberia.

Se você não confia em si mesmo para fazer essas adivinhações, então permanece completamente geral. "E você realmente tem uma *resposta* para *isso*. E há muitas respostas que você poderia aprender a dar para esse item em particular." Você não sabe sequer ao que ele estava respondendo, de modo que diz "para esse item em particular." Ou "Você poderia considerar como seu amigo mais íntimo iria responder àquela idéia de um jeito que seria diferente do jeito que você acabou de fazer." Novamente, você está incorporando.

Se quer permanecer muito geral, diz: "Você tem uma resposta muito poderosa." Isso sempre espelhará de modo adequado. Não está sequer dizendo se a experiência é positiva ou negativa, apenas que ela existe. Se se mantiver muito geral, estará sempre certo.

Se você adivinhar que a pessoa está experimentando algo desagradável, depois de espelhar pode-se dizer: "E como é agradável lembrar as experiências desagradáveis do passado e ter a sensação de satisfação de ter sobrevivido àquelas coisas de modo que nunca mais elas precisarão ocorrer." Ou "Como são desagradáveis certas experiências... Saber que tais experiências desagradáveis compõem a base... de forças atuais... é muito agradável (altera-se o tom de voz)... para recordar como foram desagradáveis... algumas de nossas experiências anteriores."

Isso é chamado de remodelagem de conteúdo (vide o livro *Reframing* *). Você está tomando uma resposta e a está colocando num contexto mais amplo dentro do qual a resposta e a própria experiência em si tornam-se agora uma base positiva sobre a qual outras respostas podem ser erguidas. Você aceitou completamente o comportamento. Ele está ali; você não o corrompe. E depois, você o insere num referencial que diz para usá-lo construtivamente.

Também pode tomar medidas antecipadamente para certificar-se de que qualquer material que emerja inicialmente seja agradável, de modo que você associa experiências positivas com estados alterados de consciência. Depois, mais tarde, pode aprender a lidar com a outra parte desagradável que possa estar lá.

Um meio fácil de evitar a dificuldade da ab-reação é olhar significativamente para o cliente, antes de começar, e dizer: "Sua mente inconsciente tem protegido você — algo que é sua prerrogativa e dever — durante sua vida inteira, de um material decorrente de sua história pessoal que poderia ser doloroso ou avassalador se fosse para tornar-se consciente. Conclamo sua mente inconsciente

---

* Dos mesmos autores, e a ser publicado proximamente pela Summus. (NE)

113

para continuar a desempenhar essa função, tal como o fez no passado. E, na medida em que alterar sua consciência, as primeiras experiências que viverá serão especificamente destinadas a recordar, a desvendar e a deliciar-se mais uma vez com alguma parte positiva e encantadora de seu passado. O material desagradável que também está localizado naquele sistema pode ser descartado e posto de lado, nalgum lugar seguro, por algum tempo mais. Assim que você estiver mais à vontade com estados alterados, o material desagradável pode ser enfrentado de modo confortável e poderoso, porque as assim chamadas experiências negativas de nosso passado formam muitas vezes a base de recursos muito poderosos que temos atualmente, quando vistos, ouvidos e sentidos de modo novo."

Se você proceder deste modo, irá conseguir um contato muito positivo, que necessita, com o inconsciente da outra pessoa, porque estará validando uma de suas mais importantes funções — proteção — e estará lhe pedindo que continue a executar essa função à medida que trabalha com ela. Também terá feito um pedido especial: que o material 'que emerge seja um material que crie um desejo muito positivo por parte da mente consciente para continuar a explorar esta nova dimensão da experiência.

A propósito, não existe nada de errado com ab-reações. Estou simplesmente dizendo que faz sentido descobrir algumas experiências agradáveis muito poderosas quando você começa a trabalhar com o transe. Muitas pessoas acreditam que a dor tem que estar associada com a mudança. Se as duas tornam-se ancoradas juntas, as pessoas irão resistir à mudança, porque elas não gostam da dor. Não se trata que elas não gostem da mudança: é que simplesmente não gostam da dor. Se você fizer uma nítida distinção entre mudança e dor, então as pessoas podem mudar muito mais facilmente. Você faz a sua vida muito mais fácil como agente de mudança, porque não existe necessidade de um vínculo entre dor e mudança.

Stan: Em outras palavras, você está dizendo que isto é judô mental, exceto que no judô você está sempre usando o que a pessoa está fazendo contra ela. Neste caso, você usa isso *para* ela.

Sim. Stan, você poderia pôr as mãos juntas acima da cabeça? Agora, poderia empurrar com a mão direita? Shirley, você poderia fazer isso para mim também? Ponha as mãos juntas acima de sua cabeça e empurre com a mão direita.

Agora, em ambos os casos, quando eu lhes pedi que pressionassem com a mão direita, *eles também pressionaram com a mão esquerda!* Esta é uma metáfora cinestésica que freqüentemente denominamos de "resistência". Você pode forçar as pessoas e se fizer isso, obterá resistência com a qual terá então de trabalhar diretamente. *Ou,* pode reconhecer que cada resposta é a melhor escolha que a pessoa tem à sua disposição naquele contexto. Ao invés de novamente forçar contra essa resposta, o que irá causar um dispêndio de energia, de tempo e de esforço por parte de suas pessoas e que não irá garantir nada de útil, você pode aceitá-la e transformá-la.

A mesma diferença aparece se você comparar o boxe americano e as artes marciais orientais. Nas artes marciais orientais, você nunca se opõe à força de uma outra pessoa; você toma a força e a utiliza para mover-se na trajetória que quer de qualquer jeito mover-se. O que eu acabei simplesmente de fazer com vocês é uma metáfora cinestésica muito precisa para a diferença entre algumas formas tradicionais de ordem direta para hipnose e o tipo de padronização que lhes estamos ensinando aqui.

Homem: Quando você notou uma ab-reação, alguma vez pediu ao cliente que fornecesse o conteúdo?

Eu não. Indagar o conteúdo é uma escolha psicoterapêutica tradicional. Não preciso de conteúdo, portanto não peço por ele. Isso me atrasa. Mas toda pessoa tem necessidade de *feedback* e um sistema de crenças a respeito do que é apropriado e importante. Seus clientes podem ter sido treinados por você ou por outros psicoterapeutas a crer que eles precisam falar a respeito do conteúdo de sua experiência. Se alguma destas condições for verdadeira a respeito da interação, então você precisa envolver o conteúdo nela a fim de satisfazer aquelas necessidades.

Homem: Alguma vez Milton Erickson pediu o conteúdo?

Acho que Erickson fez *de tudo*. Tenho certeza de que em algum momento, com alguns clientes, ele conseguiu uma porção de conteúdo. Também o vi trabalhar com puros processos, com terapia isenta de conteúdo, de modo que sei que ele tinha a gama toda. Se você puder executar o processo puro, sem trabalhar com nenhum conteúdo, já sabe como trabalhar com o conteúdo. Isso lhe confere toda gama de escolhas a respeito de como proceder.

Esta tarde, vocês fizeram dois exercícios dentre os dez métodos a respeito dos quais falamos. Fizeram-nos muito bem, e foram capazes de induzir transes relativamente bonitos. E não conhecerão nenhuma destas outras oito técnicas de indução a menos que as pratiquem. Prometam-se a si mesmos uma pequena coisa, para sua própria evolução como ser humano. Sou apenas um hipnotizador, de modo que isto é apenas uma sugestão. Como comunicadores, devemos-lhes esta promessa para que tenham muitas chances de assegurar vários resultados finais. Façam acordos com amigos e/ou colegas ou usem sua prática privada para praticarem particularmente, e sistematicamente passem pelos outros meios de obter o mesmo resultado. Se vocês têm dez meios de induzir um transe, sempre o conseguirão. Usando uma metaestratégia denominada "finesse", podem começar um tipo de indução e se a resposta não está emergindo rapidamente o bastante para adequar-se às suas necessidades ou às necessidades dos clientes, podem muito suavemente passar para a próxima classe de induções e praticar uma delas. Se a resposta ainda não está se desenvolvendo rápido o suficiente, vocês passam para a próxima. A experiência do cliente será a de que você está passando suavemente por diversas comunicações com ele. Ele jamais saberá que experimentou um método, decidiu que ele não estava funcionando rápido o suficiente, e passou para outro.

Bênção

Tentamos atrair a atenção de vocês hoje e indicar que há mundos e mundos de possibilidades que todos trouxeram consigo aqui e que gostaríamos de ajudá-los a encontrar os recursos com os quais entrar em contato. Cobrimos hoje um número significativo dos padrões que consideramos importantes na comunicação hipnótica bem-sucedida e comunicação bem-sucedida em geral. Passamos por séries de técnicas de indução e pedimos-lhe que acrescentassem essas técnicas a seu atual repertório inconsciente, na qualidade de meios alternativos para conseguir coisas, que já sabem como conseguir por meio de outros métodos.

Se sentiram que hoje estávamos andando depressa demais, cobrindo mais material do que puderam assimilar a nível consciente, deixem-me tranqüilizá-los dizendo que estão perfeitamente corretos. Essa é uma parte deliberada da técnica que criamos para fazer este tipo de instrução, entendendo que sua mente inconsciente irá representar qualquer coisa que conscientemente vocês tenham perdido. Agradecemos suas mentes inconscientes pela atenção e pedimos a elas que façam uso de um conjunto de estados de ocorrência natural que mais tarde irá lhes acontecer.

Em algum momento desta noite vocês irão dormir. Durante o sono e o sonho, ocorrem o tempo todo processos integrativos naturais de modos muito dramáticos e interessantes. Algumas vezes, vocês se lembram do conteúdo de tais sonhos; outras vezes, não. Isso é irrelevante com respeito à função integrativa que o sonhar possui. Convoco sua mente inconsciente, durante os processos integrativos naturais do sonhar e do dormir, hoje à noite, a fazer uso da oportunidade de escolher em meio às experiências de hoje. Seu inconsciente pode selecionar e representar aquelas porções do que nós ou outros fizeram e que foram eficientes na eliciação de algumas respostas que vocês gostariam de acrescentar a seus repertórios.

De modo que seu inconsciente pode escolher em meio às experiências de hoje, tanto entre aquelas que vocês perceberam quanto entre aquelas que estavam se passando fora de sua tomada de consciência, e arquivar segundo alguma forma útil aquilo que acreditam ser acréscimos interessantes a seu repertório, de modo que nos dias, semanas e meses vindouros, vocês possam descobrir-se evoluindo em termos de seu próprio comportamento, apresentando novas escolhas adequadas a suas necessidades no contexto e fazendo coisas que aprenderam aqui, sem sequer saberem que o estavam fazendo.

Ao mesmo tempo em que estarão tendo esses sonhos bizarros e incomuns, convocamos seu inconsciente a assegurar que durmam profundamente e que venham a acordar descansados e refrescados, juntando-se a nós aqui para serem o seminário, amanhã de manhã, nesta sala.

Obrigado por sua atenção de hoje.

IV

Utilização

Instruções de Processo

O tópico desta manhã é utilização. Assim que você tiver alcançado um estado alterado, como é que o utiliza de modo aproveitável? Hoje estou pressupondo que vocês já têm atenção e contato e estou assumindo que já fizeram uma indução e seu cliente está ali sentado num estado alterado.

O principal atributo positivo de um estado alterado de consciência é que você não precisa lutar contra o sistema de crenças de uma pessoa. A mente inconsciente está disposta a tentar qualquer coisa, no que me concerne, desde que seja organizada e receba instruções de modo apropriado. A mente consciente está fazendo continuamente julgamentos a respeito do que é possível e do que não é possível, ao invés de simplesmente experimentar algum comportamento para descobrir se é ou não possível. Sua mente consciente com seu sistema limitado de crenças é extremamente limitada, de modo típico, em termos daquilo que está disponível a experimentar, em relação ao que a mente inconsciente está disposta a tentar. É típico que o inconsciente não tenha esses tipos de restrição.

Se uma pessoa entra em seu consultório e diz: "Não consigo fazer isto ou aquilo e quero fazê-lo", um pressuposto útil de se ter é que essa pessoa já fez tudo de que é capaz na tentativa de efetuar aquela mudança com os recursos aos quais tem acesso consciente e falhou ao máximo. De modo que a parte menos interessante desta pessoa com a qual estabelecer comunicação será sua mente consciente. Um meio de evitar o confronto com alguém ou de deparar-se com a "resistência" é simplesmente afastar do caminho a mente consciente e ir diretamente até o "patrão".

Uma pergunta que tem sido feita por muitos de vocês desde o início deste *workshop* é "O que é que eu faço assim que consigo fazer alguém entrar em transe?" O modo mais simples de utilizar alguma indução é dar à pessoa um conjunto de instruções isento de conteúdo e que essencialmente diga: "aprenda alguma coisa", "mude agora". Chamamos a estas "instruções de processo" porque são muito específicas em relação ao *processo* pelo qual está passando a pessoa para modificar-se e solucionar problemas e muito *inespecíficas* quanto ao *conteúdo*. O *o que* é mantido ambíguo, sendo especificado o *como*. Seguindo muitas das induções que fizemos antes, apresentamos uma rápida instrução de processo. A bênção que lhes demos ao final do dia de ontem foi essencialmente uma instrução de processo. Naquela bênção, instruímos vocês a reverem suas experiências, escolherem os pedaços aproveitáveis e usarem-nos futuramente. Observem como o conteúdo foi deixado de lado. Nós não dissemos *quais* experiências escolher, nem *quando* exatamente utilizá-las, sequer *para que* usá-las. Todos estes detalhes específicos são deixados a cargo da mente inconsciente do ouvinte.

Há várias vantagens em apresentar instruções deste modo. Uma das grandes vantagens é que você não precisa saber do que está falando. Não precisa conhecer as minúcias da vida da outra pessoa a fim de fornecer um conjunto de instruções processuais isentas de conteúdo que seja útil. Se alguém aparece com um problema, você pode apresentar instruções de processo dizendo: "Faça uma busca em sua história pessoal, a nível inconsciente, levando algum tempo para identificar uma fonte de recursos especiais que possam ser usados agora, para enfrentar esta dificuldade." Você não especifica qual será o "recurso", apenas que a pessoa irá encontrar um. Você não especifica o "problema" e não precisa sequer saber qual ele é!

Uma segunda vantagem é que as instruções de processo envolvem e ocupam o ouvinte de modo muito ativo, porque este tem que elaborar o conteúdo que você deixou de fora. Uma terceira vantagem é que a integridade da outra pessoa é respeitada por completo. Jamais você irá introduzir um conteúdo que lhe seja inadequado porque não está introduzindo conteúdo algum.

Para aqueles que conhecem o Metamodelo, pode ser de alguma serventia saber que os padrões verbais da hipnose, incluindo as instruções de processo, são o *inverso* do Metamodelo. O Metamodelo é um modo de especificar precisamente a experiência. Usando o Metamodelo, se um cliente entra e diz: "Estou aterrorizado", minha resposta é: "Do que?" Pergunto isto a fim de obter informações mais específicas sobre o conteúdo que está faltando.

Se eu estiver passando instruções de processo, sou deliberadamente *in*específico. Deixo porções de fora a fim de dar ao cliente a máxima oportunidade de preencher os pedaços que faltam, do modo que lhe for mais significativo.

Vocês podem se lembrar de exemplos disto no que fizemos a seguir, depois de muitas das induções que demonstramos ontem. Dissemos coisas como: "E você pode deixar que seu inconsciente lhe apresente alguma recordação do passado que possa aproveitar..." Espero que tenham uma sensação geral do que seja uma instrução de processo. (Se quiser aprender os padrões específicos de linguagem que podem ser usados para construir instruções de processo, veja o Apêndice II).

Um padrão lingüístico, *pressupostos,* é tão importante que quero mencioná-lo aqui. Jane, você viria aqui um minuto? Sabe que houve épocas em sua vida em que passou por profundos estados de transe?

Jane: Não estou segura. Acho que agora estou num.

Você preferiria hoje uma indução verbal ou uma não-verbal para levá-la a um transe profundo?

Jane: Verbal.

Certo. Você preferiria que eu a fizesse agora ou que a descrevesse para todo mundo antes de começar?

Jane: Descreva-a primeiro.

Qual foi a técnica que acabei de usar com Jane?

Homem: Dar-lhe escolhas.

Eu lhe dei escolhas. No entanto, o que era comum a respeito de todas as escolhas que lhe ofereci?

Homem: Que ela entraria num estado alterado.

Sim. Elas pressupunham o resultado final em que eu estava interessado. "Você preferiria uma indução verbal ou uma não-verbal para levá-la a um transe profundo?" Não importa qual ela escolhe. Aceitou agora um mundo no qual muito rapidamente irá ver-se em transe. "Você preferiria que eu induzisse o transe agora ou deverei antes explicar o que irei fazer, para a platéia?" Novamente, o pressuposto é que ela vai entrar em transe; a questão é se ela entrará agora ou daqui a instantes. Crio o que Milton Erickson chama de ilusão de escolha, uma falsa sensação de alternativas. Quer dizer, ela realmente pode escolher entre verbal e não-verbal, e entre agora e depois que eu acabar a explicação. Porém, *todas as alternativas que lhe estou oferecendo têm em comum a resposta que desejo,* a saber, um transe. Se estiveram observando, sabem que ela começou a entrar em transe antes de eu ter tido oportunidade de fazer qualquer coisa. De certo modo, concordo com Jane. Ela estava num estado alterado quando chegou aqui em cima e se sentou.

121

Exemplo 1: Irei agora prosseguir e dar-lhes um exemplo simples de instrução de processo. Continuarei usando pressupostos bem como outros padrões de linguagem hipnótica.

Jane, você poderia formar uma imagem mental realmente vívida de um lugar especial que considere repousante, talvez um lugar onde alguma vez você passou férias extremamente agradáveis. E confio em que seu inconsciente irá fazer uma distinção entre... (encara Jane) o momento em que lhe dirijo especificamente minhas palavras (vira a cabeça para a audiência) e quando as dirijo para alguma outra parte... E peço de sua mente inconsciente... que só considere aquelas porções do que ofereço... que forem dirigidas a você, que forem apropriadas... às suas necessidades... e que lhes responda de um tal modo... feito sob medida a seus desejos particularmente apropriados à tarefa à sua frente.

E enquanto você está lá... Jane... aproveitando aquele lugar e aqueles momentos particulares... apreciaria muitíssimo que sua mente inconsciente... selecionasse... um fragmento... de uma experiência... especialmente agradável... talvez uma... que você tenha esquecido... de modo que em poucos minutos, com sua licença... quando eu estender minha mão... e tocar seu ombro direito... você irá repentinamente... recordar-se de alguma coisa interessante e deliciosa... que durante anos passou pelo esquecimento... (Ele toca seu ombro) Apro... vei... te (Jane sorri largo; a audiência ri). Aproveite mesmo! Nossas experiências passadas... são uma fonte de constante divertimento... E assim que você tiver se distraído... completamente... com isso... prossiga e permita-se entrar num estado confortável... Quando tiver aquela sensação de rejuvenescimento... por favor retorne aqui e reúna-se a nós... de sorte que sua mente consciente... tanto quanto sua mente inconsciente... possam envolver-se no processo de aprendizagem... (Ele muda para a voz normal.) Obrigado, Jane.

Está claro agora como eu só usei instruções de processo com Jane? Pedi-lhe primeiro que pensasse num lugar repousante e depois que pensasse numa experiência agradável do passado. Mas se eu só o tivesse dito desse jeito, não teria obtido a intensa resposta que vocês acabaram de presenciar na alteração da expressão de Jane. Como dissemos no início, a hipnose pode ser pensada apenas como um amplificador de experiências.

Exemplo 2: Agora irei tornar-me um pouco mais complicado. Façamos de conta que eu acabei de chegar perto de Liz, aqui, e disse: "Olá, meu nome é Richard Bandler" e estiquei minha mão. (Ele faz isso enquanto fala.) À medida que sua mão sobe, já obtive uma resposta inconsciente. Agora preciso de um meio de amplificá-la e de utilizá-la. Posso tomar seu punho e virar a palma de sua

122

mão para seu rosto, dizendo: "Olhe para sua mão." Isso lhe oferece um programa para substituir aquele que acabei de interromper.

"Atente para o foco em mudança... de seus olhos... enquanto você vê suas pálpebras lentamente descerem... por sobre... seus olhos... na exata velocidade que precisa para ficar consciente dessa necessidade de piscar. Leve o tempo que for necessário, e permita à sua mão que desça... na mesma velocidade que... precisa para ficar completamente relaxada... de seus próprio jeito especial. E não importa a velocidade que sua mão adota para descer. Só é importante que desça... na mesma velocidade... e no mesmo ritmo... que a outra mão *começa... a subir.*

Porque existe algo que você deseja aprender... e não é realmente importante que outra pessoa além de você saiba qual seja essa aprendizagem especial, porque sua mente inconsciente já sabia... desde sempre... e se você vai aprender alguma coisa a respeito disso, será importante... *devagar...* aprender de modo equilibrado... E sua mente inconsciente sabe que tipo de equilíbrio será necessário... Está bem...

É *tão* útil e realmente *tão* importante... permitir que sua mente inconsciente... lhe dê... a oportunidade... e peça-lhe de acordo com suas próprias intenções... de fazer mudanças e de ter uma experiência de aprendizagem... de novos entendimentos... que você possa usar... para si mesmo... de algum modo... que será... benéfico para você como ser humano individual...

Bem, não sei... se você... poderia ou não começar a ter um sonho... que contivesse em seu interior a solução que seu inconsciente conhece... e sabe que lhe dará o que você quer. Mas eu sei mesmo que se e quando *começar de fato a ter esse sonho,* ele não fará o menor sentido. E não é importante que você entenda... Só é importante que aprenda... e você aprende... exatamente aquilo que necessita saber...

Todas as noites... Liz... você está envolvida no processo natural de sonhar... De alguns destes sonhos tem consciência... e de outros, não... Está bem... E agora vou estender minha mão para baixo... irei erguer seu braço... e não vou lhe dizer que o abaixe... senão na mesma velocidade... que você julgue necessário para levar *todo* o tempo... até começar a formar um entendimento consciente... do que ele quer dizer... a fim de usar seu inconsciente criativamente. E quando sua mão tocar em sua coxa, você irá acordar lentamente... e levará com você este novo entendimento. No ínterim... não haverá necessidade de ouvir coisa alguma... Mas é tão agradável bisbilhotar de jeito que a gente aprenda..."

Então, vocês podem dizer quais de seus movimentos foram conscientes e quais não foram? Se vão trabalhar com estados alterados é muito importante serem capazes de discernir isto. No começo houve muitos e muitos movimentos que ela executou com seu corpo. Alguns destes foram movimentos que ela realizou em relação às suas próprias respostas conscientes ao que estava se passando, e muitos deles não.

Mulher: Quando ela se virou na cadeira, isso pareceu um movimento consciente.

Certo. Quando sua mão esquerda se levantou de sua coxa, esse movimento foi consciente?

Homem: Diria que não.

O que te faz dizer isso? O que no movimento era diferente?

Homem: Estava flutuando. Parecia suave.

Você pode ser ainda mais específico exatamente a respeito do que observou? Quando ela mexeu o pé fez um movimento perfeitamente suave, mas foi um movimento muito consciente mesmo. Liz, você sabia que sua *mão* ia *subir?*...

Liz: Não tenho certeza. (Sua mão sobe num gesto, respondendo à ordem embutida.)

Acabou de acontecer! Sua mão subir precisamente agora foi um movimento muito inconsciente. Uma das características do movimento inconsciente que se pode notar é que, no começo, o movimento é freqüentemente muito pequeno e hesitante.

Erga sua mão, erga sua mão deliberadamente. Quando você ergue sua mão conscientemente, começa pelo punho?... Não, você não começa pelo punho. Começa pelo cotovelo, ou possivelmente pelo ombro. Os mestres das artes marciais começam com a barriga, seu centro. Isso é realmente diferente de começar a subir pelo punho.

Mesmo se ela fosse começar pelo cotovelo, a qualidade do movimento é muito diferente quando é inconsciente. Eu teria vontade de denominá-lo movimento espasmódico. Num certo sentido é um tipo mais gracioso de movimento, mas é mais hesitante; há muitas pausas. O movimento consciente é mais como um programa completo, e, na medida em que tem início, você pode saber onde vai parar. É uma só peça.

Existe uma diferença real entre o tipo de movimento que você consegue de uma pessoa que está num estado alterado, em comparação com o estado familiar. Existe uma diferença real entre o modo como sua mão subiu de sua coxa quando lhe dei instruções no transe e quando lhe pedi que a erguesse deliberadamente. Se ela decidisse na sua cabeça "Quero um lenço de papel" e esticasse a mão para pegar um, isso pareceria muito diferente do que se eu tivesse instruído para tanto durante o transe.

É realmente importante reconhecer estas diferenças se querem saber o estado que seu cliente está experimentando. Quando ergui a mão dela e lhe disse que a deixasse descer e etc., ela começou a descer muito lentamente, com pequenas pausas, como uma folha caindo de uma árvore. Esse realmente foi um belo movimento inconsciente. Depois, começou a descer mais suavemente e mais depressa. Sua mente consciente havia intercedido. Seu braço começou a ter peso de novo. Eu disse: *"Devagar!"* e pareceu que seu braço havia topado com alguma coisa, ou estivesse na ponta de um fio. Parou como se um fio o detivesse ali e depois desceu com o mesmo tipo de movimento de antes. Ter sido capaz de discernir a diferença entre os dois tipos de movimento permitiu-me ser capaz de amplificar um e diminuir o outro. Isso me permitiu impeli-la mais e mais para um estado alterado.

E agora, que tal o movimento de aperto de mão? Quando eu me aproximo aqui e estendo minha mão, com que tipo de movimento ela me responde? Quando as pessoas se envolvem com programas inconscientes automáticos como apertar as mãos, ou talvez puxar o maço de cigarros para fora, o movimento parece em geral mais como um movimento consciente na medida em que, ao começar, você pode ver onde é que vai parar. Tem uma direção definida. Ainda existem meios de distinguir este tipo de movimento do movimento consciente, e se você prestar atenção em exemplos de ambos saberá do que estou falando. Quando as pessoas se envolvem em programas automáticos tipo apertarem-se as mãos, realizam a atividade motórica suave e facilmente, sem focalizar a atenção nos próprios movimentos. Parece automático.

Certo. O que acabei de fazer com Liz foi um outro exemplo de instrução de processo, com algumas outras coisas acrescentadas. Primeiro levei um certo tempo desenvolvendo um estado de transe, amplificando respostas inconscientes. Depois comecei a instruí-la a ter "novos entendimentos" e a usá-los de "modo benéfico". Não disse quais eram os novos entendimentos, nem a respeito do que eles eram, e não mencionei qual poderia ser o modo benéfico. Não os mencionei porque não tinha idéia do que seriam. Deixei esta parte inteiramente a cargo de sua mente inconsciente.

Em seguida, lhe pedi que tivesse um sonho no qual iria aprender o que significava usar criativamente seu inconsciente. Mais uma vez, não estou dizendo coisa alguma que signifique algo por si ou em si. Estou deixando que ela construa o significado mais apropriado

125

para *si mesma*. E depois equaciono a completação da tarefa com a permissão para que sua mão desça.

Quando você dá instruções de processo, usa muitas palavras como "entendimento", "recurso" e "curiosidade". Denominamos este tipo de palavras *nominalizações*. Na realidade, são palavras *processuais* usadas como substantivos. Se você transformar uma palavra como "entendimento" num verbo: "Você irá entender..." você percebe que muitas informações são suprimidas. Você irá entender *o quê?* Se a pessoa usa a nominalização quando está se dirigindo a você, isto força você a voltar-se para dentro e a captar significados. Se um cliente lhe diz: "Bem, estou em busca de *satisfação*", pode-se transformar satisfação em verbo e perguntar: "Como é que você está tentando se satisfazer?" ou "A respeito de que é que você gostaria de satisfazer-se?" Mas se você não fizer isso, então você mesmo é quem terá de completar as partes que faltam. Isto é o que faz a maior parte dos terapeutas, frente ao que lhes dizem os clientes. Eles alucinam o que a pessoa quer dizer. Se o que digo é só: "Estou em busca de *apoio*", você tem que se virar para dentro e apreender suas idéias a respeito do que significa para alguém dar apoio a uma outra pessoa.

Todas as vezes que escolho padrões verbais que não se referem diretamente à experiência sensorial, estou convocando a pessoa a ser ativa no processo de entendê-los. Toda vez que isto é feito, está-se realizando um processo que, incompreensivelmente, chamamos de "busca transderivativa". As pessoas tomam as palavras que você lhes oferece e as relacionam à sua própria experiência pessoal. Na qualidade de hipnotizador, uso o fato de que as pessoas fazem isso naturalmente. Começo a gerar linguagem que está repleta de nominalizações. Não tenho a *menor* idéia do que significam estas nominalizações mas meu cliente irá preencher com o que lhe for mais relevante. (Vide Apêndice II para mais detalhes.)

Mulher: Várias vezes durante a instrução do processo você disse: "Está bem." Qual era seu objetivo ao dizê-lo?

Dizer "Está bem" é uma das maneiras mais simples de amplificar seja qual for a resposta que está ocorrendo. Por exemplo, se estou passando a ela algumas instruções processuais para que efetue alguma aprendizagem, e verifico a presença de movimentos oculares rápidos, ou de outras alterações, que indicam que ela está processando material internamente, dizer "está bem" é uma instrução para que faça isso ainda mais. É o espelhamento de *qualquer* experiência e me permite amplificar suas respostas sem precisar descrevê-las.

Exemplo 3: Representemos mais um pouco. Ann, deixe-me pedir-lhe que faça uma coisa. Feche os olhos. Primeiro, quero que forme uma imagem visual clara, rica, focalizada, de uma parede e, sobre a parede, quero que você instale portas. As portas lhe parecem iguais ou diferentes?

Ann: Sim, existe uma diferença.

Há uma diferença. Certo. Agora, a porta que está mais longe à direita irá levá-la a algum lugar que lhe será muito *familiar*. Apenas fique olhando as portas. E a porta que está mais longe à esquerda irá levá-la a um ponto que lhe *parecerá* totalmente diferente, mas quando você chegar ao fim, notará que já esteve ali antes. Agora, existe uma outra porta ali, não é? Agora, *sinta-se* andando até a terceira porta e ponha a mão na maçaneta, mas *não abra essa porta*.

Ann: Realmente, não estou... sentindo uma maçaneta. É uma porta de vaivém.

Você não olhou em torno. Procure muito cuidadosamente. Pode ser que se abra de um jeito que você nunca viu antes uma porta se abrindo... Nota alguma coisa incomum a respeito dessa porta?...

Ann: Sim.

Continue e tente em vão empurrá-la até abrir-se... Esquadrinhe mais essa porta... até descobrir alguma característica incomum... que para você como pessoa tem um significado... que lhe permite realmente abrir a porta... de um jeito que nunca se abriu antes...

Ann: Bom, já o fiz.

Agora, muito devagar... Quero que entre, mas antes de abrir a porta completamente, quero que perceba... que estará entrando numa experiência... que terá as seguintes características: haverá elementos.. que não farão sentido algum... e você não terá palavras para esses elementos. Mas estes serão os mais importantes de todos... e guardarão a mais significativa relação com modificar você... enquanto ser humano... de um modo que não entende por completo. E, à medida que notar tais elementos, dê-lhes muita atenção. Haverá determinados *outros* elementos que irão surpreendê-la deliciosamente... como se você se virar agora, e não há mais portas...

Agora eu quero que observe seu meio circundante... com claridade.. e com profundidade... porque existe alguma coisa... ali... que você ainda não viu. Alguma coisa que terá um significado pessoal para você. E à medida que seus olhos flutuarem para cima e para baixo... em torno de seu meio ambiente, não saberá do que se trata até passar por isso... Está certo. Agora, quando você volta, no entanto, não é bem a mesma coisa. Mas quando *voltar mesmo,* pode usar isto como oportunidade... e como elemento recordativo... de algo que precisava saber há a!gum tempo.

127

Então, enquanto estiver fazendo isso conscientemente, eu sei...
que a nível inconsciente você está fazendo alguma outra coisa... e
que essa outra coisa é muito mais importante do que aquilo em que
sua mente consciente está envolvida... porque a nível inconsciente...
você está começando a construir a base... daquele determinado
objeto. Fundação esta que será uma sólida estrutura... sobre a qual
erguer novos... e mais satisfatórios comportamentos futuros.

E enquanto sua mente consciente continua explorando seu meio
ambiente... e a indagar, realmente indagar... o que a mente inconsciente irá fazer... essa estrutura está o tempo todo sendo erguida...
enquanto você continua a envolver-se neste processo. Aquela sólida
base... servirá como a mesma base... tal como os alicerces que
você ergueu... na primeiríssima vez em que ficou de pé sozinha...
porque antes disso só tinha tido a experiência do engatinhar... até
que alguém pôs você em pé... e por apenas um momento...
você se equilibrou sobre seus próprios pés... com o apoio daquela
pessoa... Mas mesmo então você estava erguendo um alicerce
inconsciente... que posteriormente serviria... como base... de
seu andar... e de seu correr... de seu ficar em pé e de seu sentar-se.

E aquele objeto... é o início de um alicerce... para um conjunto todo de novas experiências... e eu sei... que sua mente
inconsciente pode erguer muito rápido esses alicerces... *ou* poderia
fazê-los lentamente mas em ambos os casos, deve *erguê-los solida-
mente*... de modo que em momentos futuros não venham a ruir...
Porque as escolhas que deseja em seu comportamento futuro... devem possuir todos os ingredientes necessários disponíveis... a nível
inconsciente... e, a fim de estarem disponíveis, eles terão que possuir uma estrutura sólida de entendimento... e todos os elementos
necessários... para tornar esse comportamento disponível... a você,
na qualidade de ser humano.

Agora você está sendo defrontada por uma dilema... neste momento do tempo, que conscientemente ainda não havia percebido...
mas está começando a tomar consciência dele agora... Ou... você
volta atrás, encontra a porta e sai... deixando algo incompleto...
ou permite a seus próprios processos inconscientes acabarem isso
por você. Ou permanece onde está... e deixa o mundo... fora de
você... às próprias custas... e gasta o tempo que for necessário...
para fundar uma estrutura... que comportará todos os ingredientes... que serão necessários para que tenha um desenvolvimento futuro... do qual você foi informada... que seria benéfico a você...
na qualidade de ser humano.

E essa decisão... tem que partir de você... e de seus próprios
processos inconscientes... Não há necessidade de vir de nenhum
outro lugar... Enquanto você senta aí... seus processos incons-

cientes... mantiveram seu coração batendo... mantiveram sua respiração... mantiveram o sangue fluindo pelas veias, e realizaram uma centena de outras coisas de que sua mente consciente não tem sequer a mais remota consciência... A importância disto... é perceber que você confia nos seus próprios processos inconscientes... para tomarem conta de você. Quando você anda por uma rua apinhada... e sua mente está perdida nos pensamentos automaticamente... você pára num farol vermelho... e embora você esteja envolvida numa atividade interna quando o farol muda... você *sabe* que é hora de ir em frente...

E você pode confiar sempre naqueles processos inconscientes... para fazer alguma coisa... que seja benéfica... e útil... se lhe for fornecido o ímpeto adequado para tanto. E não é realmente importante *por que* não aconteceu no passado. Só importa saber... que é possível no futuro.

Há muito tempo atrás, antes de eu ter feito qualquer tipo de terapia, sentei-me observando um homem num restaurante. Uma das coisas interessantes a respeito desse homem... é que ele estava completamente bêbado... e, no entanto... cada vez que uma mosca pousava em sua mão, ele tremia involuntariamente... e a mosca saía de sua mão. Ele repetiu este processo... muitas... e muitas vezes... e apesar de sua mente consciente... não saber o que estava se passando, sua atividade inconsciente estava organizada... e metódica... e protetora...

Quando você está dirigindo por uma estrada, às vezes a pista está gelada; às vezes não. Algumas você está se concentrando no que está fazendo... e noutras vezes sua mente está em alguma outra parte. E quando sua mente vai para algum outro lugar, uma das coisas mais importantes que pode aprender daquela experiência... é que se alguma coisa exige repentinamente sua atenção consciente, você subitamente está aí...

Agora, Ann, quero que leve todo o tempo que precisar... para solidificar aqueles entendimentos e aprendizagens... para si mesma... de um modo que seja o mais útil para você como ser humano. E realmente não é muito importante... se sua mente consciente sabe ou não o que ocorre. Só é importante que sua mente inconsciente... *comece imediatamente*... a demonstrar... em novos comportamentos... seu vasto potencial para fazer mudanças em seu comportamento atual... agora e no futuro.

Bem, agora irei voltar e falar com você. E irei fazer-lhe perguntas... e algumas delas você responderá de boa vontade... e algumas delas pode ser que não as queira responder. Não haverá necessidade de respondê-las. Antes de fazer isso irei falar com outras pessoas... e você saberá sempre quando estou falando com elas...

129

porque irei dirigir minha voz para um outro lugar. De modo que você pode ficar à vontade e fazer o que precisa.. e o que *não entende* que precisa fazer. Está certo. E fique tão consciente quanto for preciso, naquele processo...

Falemos agora a respeito do que fiz com Ann. Não havia conteúdo em nenhuma daquelas instruções. A nível do processo, havia um conjunto explícito de instruções que basicamente diziam duas coisas: 1) envolva seu inconsciente; 2) solucione seus próprios problemas.

Observem que conforme ensinamos a vocês os métodos de utilização ainda estamos usando os instrumentos que lhes ensinamos anteriormente. Comecei *espelhando* tudo que eu podia ver a respeito do como ela estava, e depois conforme ela lentamente começou a mudar, eu a *dirigi* modificando lentamente meus canais de *output*. Por exemplo, calibrei o tempo de minha voz... pela respiração dela... de modo que, quando... comecei... a tornar... mais... lento... meu tempo... sua respiração começou a ficar mais lenta. Eu estava atento a todas as pistas comportamentais, que mencionamos antes: o tom de sua pele, a cor de sua pele, sua respiração, sua pulsação, os movimentos de suas pálpebras, e assim por diante. Estas pistas não-verbais deram-me *feedback*. Sei qual é a aparência das pessoas quando elas entram cada vez mais fundo em estados alterados — estados que são acompanhados por relaxamento físico.

Ann, você está percebendo conscientemente que este tipo de experiência tem um impacto em você?

Ann: Sim.

Assim, estabeleci vários mecanismos de espelhamento e laços de *feedback*. Tornei-me uma elaborada máquina de *biofeedback* para ela. Eu observava as mudanças na cor de sua pele e conforme a cor mudava começava *muito lentamente* a mudar de meu tom de voz normal para um tom de voz muito diferente. De início, mudei o tom de minha voz e o tempo na mesma velocidade que ela mudava. Depois, mudando minha voz cada vez mais na mesma direção, eu podia conduzi-la mais e mais fundo dentro do estado alterado.

Enquanto não-verbalmente eu fazia isso, também lhe dava instruções verbais, tanto a nível consciente quanto inconsciente. Algumas destas verbalizações eram especialmente destinadas a me darem *feedback* quanto a ela estar ou não comigo. Mencionei o bêbado estremecendo quando a mosca pousava na sua mão e depois prestei atenção para descobrir se sua mão iria ou não estremecer. E estremeceu.

Ann: Mas você não viu minha resistência a..

Não pode existir resistência.

130

Ann: Está certo. Quando você me disse que visualizasse as três portas, visualizei duas portas no alto e como que uma passagem em arco. Quando começou a dar instruções a respeito das duas primeiras, depois que as primeiras poucas palavras estavam longe, eu sabia que escolheria a terceira porta, independente do que você dissesse. Você sabia disso?

Claro. Isso era parte do programa. A questão é, *como* foi que aconteceu que você só escolheria aquela porta?

Ann: Bom, estou perguntando. Como é que você estava a par do fato de que eu não iria escolher a primeira porta?

Qual foi a diferença nas minhas descrições das três portas, acima e além das palavras que usei para descrevê-las?... Eu disse (tonalidade baixa, expressando um nojo ligeiro): "Existe uma porta pela qual você pode passar e lá dentro tudo parecerá *familiar.*" Ouça esse tom de voz! Faz sentido agora que eu soubesse por qual porta você iria passar?

No entanto, se quando eu disse: "Existe uma porta pela qual você pode passar e tudo do outro lado será *familiar*" seu rosto se iluminasse, a cor o cobrisse e você suspirasse, então eu saberia uma coisa diferente. O resto de minha comunicação teria sido ajustado a isto.

Ann: Como teria sido a estruturação diferente de sua comunicação se eu tivesse escolhido a primeira porta?

Bem, "escolhido" é uma palavra que não estou querendo aceitar. Se você houvesse *respondido* àquela porta, se inconscientemente eu tivesse recebido indicações de que o que você necessitava era ter uma experiência com o que fosse familiar, eu teria feito com que entrasse pela porta esperando que tudo fosse familiar.

Se eu começo por uma introdução como essa, ainda assim posso fazer o que quiser! Depois posso transformar a coisa em algo *desconhecido*. "À medida que você se estende para alcançar aquilo que pensou que estivesse ali, surpreende-se de encontrar..." "Alguma vez você já quebrou um ovo do qual saísse um coelhinho rabudinho?"

O que estou tentando fazer é dar um conjunto de instruções que permita a Ann fazer mudanças inconscientes. Assim, a regra mais importante é respeitar suas respostas inconscientes. Isso exige que eu seja capaz de fazer apenas uma coisa: saber quais respostas são conscientes e quais são inconscientes.

Você observou de que modo estruturei a experiência da terceira porta? O que foi que eu disse para ela fazer com aquela porta? Disse-lhe que "tentasse *em vão*" abri-la. Se eu digo "Tentei abrir

131

isso é muito diferente de "tentei *em vão* abrir a porta". Se eu disser "Tentei abrir a porta", posso tentar de novo. Pode inclusive fazer sentido tentar de novo. Mas eu digo, "Tentei em vão abrir a porta", não há possibilidade. Uma tem a possibilidade, outra não.

Ora, por que fiz isso?... Se ela vai entrar por uma porta atrás da qual existem coisas desconhecidas, o melhor meio de começar é tornando a porta dotada de uma resposta que seja desconhecida, ter uma porta que se abre de modo incomum. Isso torna congruentes entre si a própria porta e a experiência que ela está por ter.

Estruturo cuidadosamente minha linguagem. Por exemplo, se eu digo para você (ele agora se vira para uma mulher da platéia): "Agora pode tentar erguer sua mão", existe uma implicação de que você não será capaz de fazê-lo, mas ainda existe a possibilidade de que possa. Mas se eu digo: "Você pode em vão tentar não erguer sua mão... É uma experiência de longo alcance... E depois você começa a se indagar qual a mão que *não* se erguerá primeiro... porque pensou que fosse *aquela.*"

Então, se prestarem atenção, esta mulher está completamente imobilizada. A propósito, este é um fenômeno de transe. E é utilização de "resistência" pela inclusão de muitas negativas. Dei-lhe algo a que responder, descobri como ela respondia a isso *in*conscientemente e amplifiquei a resposta inconsciente. Sua resposta inconsciente foi a imobilidade e o meio de aumentar sua imobilidade foi pedir-lhe que se mexesse mais e mais. Quanto mais eu lhe pedia que se mexesse, mais imóvel ela se tornava. *O ponto é: aquela resposta de "resistência" é tão predizível quanto qualquer outra coisa,* dado que você tenha a experiência sensorial de observar qual resposta é inconsciente.

O principal ingrediente que necessita para ser capaz de funcionar como comunicador é a experiência sensorial. Se você tem condições de fazer a distinção entre o que é consciente e inconsciente, e *amplifica* as respostas inconscientes, irá alterar o estado de consciência de alguém. Um jeito de se fazer isso é, como o fazia Fritz Perls, perguntar: "O que você está percebendo?" Se a pessoa diz "Bom, estou consciente de estar falando comigo mesma e de meu queixo estar tenso", então você diz: "Mas você não estava ciente do calor aqui no lugar em que sua mão encosta no seu rosto, nem da sensação de seus pés no chão, nem de seus cotovelos contra sua coxa, nem de sua respiração, nem de seu peito subindo e descendo." Isso é tudo que precisa fazer. Essa pessoa começará a entrar num estado alterado porque você está dirigindo sua conscientização para pontos em que normalmente ela não iria. Esse é um meio de amplificar as respostas inconscientes.

Não importa se a mente consciente está envolvida no processo. Na realidade, é mais benéfico envolver a mente consciente em alguma coisa relativamente sem importância, como por exemplo, por *qual* porta é que ela vai passar. Que importa saber por qual porta ela vai passar? O importante é que alteramos seu estado de consciência. Assim que tivermos feito isso, então podemos começar a criar experiências por meio das quais ela capta recursos inconscientes. Ela *ainda* está conscientemente voltada para aquela porta pela qual passou, e por que razão o fez, e isso realmente não importa porque assim que ela entra pela porta, posso pôr qualquer coisa que queira lá dentro! O importante é que *na experiência* ela atravessa uma porta. Essa experiência é abandonar seu estado usual de consciência e entrar num que seja alterado com respeito a seu estado normal de conscientização. Assim que ela tiver ultrapassado pela porta, dou a seu inconsciente uma instrução processual — um programa para mudanças positivas.

Dei-lhe este programa usando uma linguagem muito inespecífica, pelas razões que discutimos acima. É muito importante compreender quando usar linguagem inespecífica e quando não usá-la. Quando se dá instruções processuais, torna-se a linguagem muito inespecífica. Porém, se você quer que a pessoa faça uma coisa muito específica, como preparar um tipo particular de bolo ou curar uma fobia, será importante dar-lhe instruções muito específicas, de modo que ela possa compreender como fazê-lo. Se quer que alguém faça um bolo e lhe diz que "pegue todos os ingredientes apropriados de sua geladeira, mexa-os juntos do modo mais satisfatório..." é provável que acabe não tendo o bolo que desejava.

Freqüentemente ouço pessoas usando a linguagem inespecífica que usamos para instruções de processo quando estão tentando comunicar algo específico para uma outra pessoa. E não têm a menor idéia que a outra pessoa não tem meios de entendê-las, devido às palavras que estão usando. Por exemplo, na terapia, as pessoas mencionam como é importante ter uma elevada auto-estima, ou uma auto-imagem positiva, ao invés de uma negativa. Mas não se fala sobre o modo exato de construir tais coisas, ou sobre como se sabe quando se as tem.

Sally: Acontece comparando suas experiências pessoais.

O que estão comparando com o quê?

Sally: Estão comparando suas emoções infantis com seu entendimento adulto do que pensam que está acontecendo no presente.

Certo, e quando comparam estas coisas, o que é que fazem com a comparação?

Sally: Então eles têm uma melhoria de sua própria auto-imagem, de sua própria auto-estima.

Como?

Sally: Vendo. Veja, às vezes uma pessoa tem um sentimento ruim a seu respeito porque este está incorporado numa recordação. Então, conforme você toma a experiência ou conhecimento presentes da pessoa e torna a olhar para aquilo, então ao mesmo tempo está ajudando a pessoa na sessão. Ela pode então retrabalhar as coisas de modo que tenha uma diferença em...

Deixe-me perguntar-lhe uma coisa. Você compreende que não existe nada na descrição que está me dando que me permita saber o que está dizendo? Isto não é uma crítica de sua compreensão porque acho que sabe a respeito do que está falando. Mas você não está falando comigo de um jeito que me fará entender.

Sally: Talvez seja o conhecimento básico que tenho. Nossa comunicação é ligeiramente diferente.

Bom, não é isso, porque eu inclusive sei o que está querendo me dizer. Sei porque as pessoas me disseram a mesma coisa muitas vezes. No entanto, a discrepância entre *como* você está me dizendo e o modo como *precisaria* me dizer a fim de comunicar o que quer que eu saiba é uma distinção importante para o que estamos aprendendo aqui.

Veja, os tipos de descrição que está usando serão exatamente aquilo que funcionará na hipnose. Se eu quero que invente alguma coisa, viaje dentro de você mesma e alucine coisas, então uso esse tipo de estruturas lingüísticas não-específicas que você estava usando agora mesmo.

Porém, se eu quero que você faça alguma coisa específica, tenho que lhe dizer algo específico. Se quero lhe dar informações a respeito de fazer alguma coisa, tenho que ter certeza de que sabe detalhadamente o modo de fazê-lo. Veja, se eu quisesse que você usasse um programa mental especial que creio iria aumentar sua auto-estima, poderia dizer: "Certo. Quero que escolha uma recordação desagradável específica de seu passado, recordação esta na qual você percebeu que havia feito o pior que poderia ter feito... E, olhando para essa recordação e sentido as coisas que sentia naquela época, o que você não percebeu ainda é que sem recordações desagradáveis como esta você não teria aprendido coisa alguma de importante em toda a sua vida. Se nunca tivesse sentido a dor de uma queimadura, não seria esperta o bastante para afastar-se do fogo."

Essa instrução é, pelo menos, um pouco específica. Diz-lhe que pegue uma recordação desagradável, viva os sentimentos e depois reavalie a recordação de um modo específico. Embora essa instrução não lhe dê conteúdo detalhado, especifica *mesmo* o tipo de recordação na qual você deve pensar e o que deve fazer com ela.

Se eu não me importar com o *modo* pelo qual você faz uma modificação, eu inespecifico minha linguagem ainda mais e uso grande quantidade de nominalizações. Feche os olhos um minuto e experimente uma coisa. Quero que se volte para dentro e escolha duas, três ou quatro recordações agradáveis do passado que possam *parecer* não ter relação... mas seu inconsciente jamais escolhe coisa alguma de modo aleatório... porque existe uma aprendizagem importante para você como pessoa... Agora, eu sei que no seu passado há um tesouro de experiências... e que cada uma delas, todas elas, constituem a base para a construção de uma aprendizagem... ou de um entendimento de si mesma... que é relevante para você... só como adulta... que não era relevante para você enquanto criança... mas que pode servir como alicerce... para a construção de alguma coisa que você aprendeu.

Agora gaste alguns momentos para deixar que essa reaprendizagem comece a tomar forma... a cristalizar-se... Você poderá estar começando a ver uma imagem... que não é clara... e que não compreende... E quanto mais você olha para ela... mais percebe o quanto não entende... e conforme você vê a nível inconsciente... pode estar *construindo aquela aprendizagem* de modo... que seja significativo... A significação de você construir essa aprendizagem... é uma coisa que conscientemente... só pode apreciar quando estiver completa... e então você irá... repentinamente... dar-se conta... das idéias... e entendimentos relativos ao modo de fazer mudanças em si mesma... e que elas podem começar a fluir... para sua mente consciente... Mas essas idéias nada têm a ver com aquela nova aprendizagem... porque quando uma dessas idéias entrar em sua mente... se realmente for uma idéia inconsciente... terá uma risadinha agregada a ela...

Ora, o modo pelo qual acabei de me comunicar com Sally é muito semelhante ao modo como ela se comunicou comigo. No entanto, existe uma grande diferença entre *tentar fazer a mente consciente entender alguma coisa* e *tentar fazer com que o inconsciente execute algo*. A descrição feita por ela é o tipo de descrição que eu poderia fazer para um cliente quando eu quisesse que tal pessoa *fizesse* algo, mas não tende a ser a que ofereço a um clínico quando quero que ele *entenda* algo.

É sempre mais fácil enxergar tais coisas de fora da situação do que de dentro dela. Isto é verdade para praticamente qualquer coisa. Um amigo, físico de tecnologia consagrado, contou-me que certa vez tinha estado trabalhando num problema muito complicado. Provavelmente tinha estado sem dormir um mês, trabalhando esforçadamente neste problema.

135

Sua mãe permanecera na casa e cuidara das crianças enquanto ele ficava trancado em seu laboratório. Ela entrou no laboratório e lhe trouxe uma xícara de café, perguntando-lhe: "Como vai indo?" Ele disse: "Ah, vai indo bem." Ela perguntou: "O que é que você está fazendo exatamente?" e ele explicou o complicado problema para ela. Ela ouviu e disse: "Não entendo isso. Eu teria feito só isto" e deu-lhe a resposta que ele procurava. Ela nunca tinha ido sequer ao ginásio mas sua resposta, agora, é a base de um dos mais sofisticados computadores digitais que já surgiu no mercado.

Quando você está dentro da situação, está programado para ver determinadas coisas às custas de outras. Lógico que isto lhe dá capacitações mas também lhe dá limitações. Quando entrei para o campo da terapia as pessoas me disseram: Para ser um bom terapeuta você só precisa estar completamente em contato com as necessidades da pessoa. Você a ajuda a melhorar sua auto-estima e a imagem de si mesma de modo que ela possa viver uma vida melhor e mais rica." Eu disse: "Como se faz isso? Como se faz para melhorar a auto-estima?" e disseram-me: "Fazendo as pessoas verem as coisas como elas realmente são." Discordo disto; acho que é pela criação de auto-enganos mais *úteis* do que os que já existem. Não sei como as coisas "são realmente."

O ponto é que há muitas palavras que *parecem* significativas mas que não são. As nominalizações sempre soam significativas mas isto não quer dizer que o sejam. Se você quer que o inconsciente de alguém *execute* algo, as nominalizações são exatamente o tipo de palavras a ser usado para eficazmente isto ser concretizado.

Deixem-me dar-lhes uma maneira geral para pensar a respeito da criação de instruções de processo, porque, além de copiarem o tipo de instruções que estivemos demonstrando aqui, vocês podem criar as suas próprias. A fim de criar instruções de processo, pensem primeiro em qualquer seqüência que leve a um aprendizado. Uma destas seqüências é 1) escolher alguma experiência importante de seu passado, 2) rever e reouvir o que ocorreu naquela ocasião, por completo, para que seja possível aprender alguma coisa nova/adicional em relação àquela experiência e 3) peça a seu inconsciente que use a nova aprendizagem em situações apropriadas no futuro.

Se você vai aprender alguma coisa, precisa ter um *jeito* de aprendê-la e precisa ter um meio para determinar quando e onde usar a nova aprendizagem. De modo que crie uma seqüência que inclua estes componentes. Assim que tiver uma idéia geral de quais passos deseja incluir, pode apresentar as instruções usando padrões de linguagem hipnóticos, permitindo ao cliente tempo suficiente para responder.

136

Mudança Generativa: Sonho Hipnótico

A seguir quero lhes dar uma estratégia para induzir uma mudança generativa tanto para aqueles que querem fazer mudanças pessoais como para aqueles que fazem mesmo terapia. Mudança generativa *não* significa que você quer deixar de fumar, quer perder peso, ou resolver seus problemas. A estas chamo de "mudanças remediadoras". Mudança generativa significa que vocês gostariam de ser capazes de fazer alguma coisa mais apuradamente, ou que gostariam de aprender algo novo. Não se trata de quererem desesperadamente modificar alguma coisa, mas de quererem melhorar alguma coisa que já fazem bem.

Quando eu comecei fazendo terapia e meu sexto ou sétimo cliente entrou, tive uma experiência surpreendente. Ele começou do jeito habitual. Disse: "Há algumas mudanças que eu gostaria de fazer." Perguntei-lhe: "Quais são?" Ele disse: "Gostaria de ser capaz de encontrar as pessoas e fazer com que elas gostassem de mim." Uma vez que eu estava programado para responder de determinado modo, perguntei-lhe: "Atualmente você tem dificuldade em fazê-lo?" Ele disse: "Não, faço isso realmente bem."

Aí parei. Todos os meus pressupostos estavam sendo violados. Perguntei-lhe: "Então qual é o problema?" "Não há problema" ele disse "eu simplesmente faço isso tão bem e gosto tanto disso que gostaria de ser capaz de fazê-lo duas vezes melhor." Fucei no meu saco de truques terapêuticos e não havia nada ali! A maioria das terapias não é projetada para esse tipo de situação.

Não se limite a consertar coisas que estão quebradas. Se você faz bem alguma coisa, maravilhoso! Você pode gostar de fazê-lo duas vezes melhor. Não há restrições quanto a se fazer esse tipo de mudança. Em geral, se você realiza suficientes mudanças generativas, inadvertidamente irá eliminar muitos problemas remediadores. Se você se concentrar em se tornar melhor numa área na qual já é bom, muito freqüentemente outros "problemas" irão ser espontaneamente solucionados.

Gostaria que vocês experimentassem uma interessante estratégia para mudanças generativas que faz uso do sonho hipnótico. No que me tange, o sonho hipnótico não difere demais do sonho normal, exceto que durante o sonho hipnótico você não ronca.

Há muitos e muitos formatos para se usar sonhos a fim de alterar sua realidade. A primeira coisa que você sempre fará é perceber qual é o resultado que almeja. Pode ser que queira fazer X melhor, ou que queira que seu cliente faça X melhor. Digamos que seu cliente já pode fazer X mas você quer que ele seja capaz de fazê-lo melhor.

Então você pergunta a si mesmo: "Que tipos de coisas iriam permitir a uma pessoa fazer tudo melhor?" Seja realmente geral para responder a isto. Lembre-se, isto é hipnose e você está no Reino das Nominalizações.

Mulher: Melhores percepções.

Homem: Energia.

Cuidado ao usar a palavra "energia". Vocês precisam tomar muito cuidado no uso de determinadas expressões idiomáticas que em outros contextos são amplamente utilizadas. A crise de energia provocou um número tremendo de mensagens hipnóticas a respeito de conservação de energia. Se você usar energia como metáfora para ter mais "pique" pessoal, às vezes pode meter-se em dificuldades porque irá ter que combater a publicidade de massa. Há hoje em dia propagandas no rádio e na televisão no sentido de a nação inteira economizar energia e tornar-se letárgica.

Um renomado terapeuta usa uma metáfora para o crescimento pessoal denominada "fermentação". Descobri em um de seus seminários que algumas das mulheres do grupo haviam desenvolvido vastas infecções fermentativas! A propósito, é esta uma das coisas básicas que os antigos hipnotizadores descobriram. Descobriram que existe um sentido no qual toda a linguagem é computada literalmente, especialmente em estado de transe. Qualquer frase que tenha um sentido idiomático é computada de duas maneiras. A frase "esticar as canelas" tem o sentido idiomático de alguém ter morrido e também um sentido literal. Ambos os significados são computados toda vez que você usa uma expressão idiomática.

Se você diz freqüentemente: "Meus filhos são uma tremenda dor de cabeça" posso garantir que começará a ter dores de cabeça. As pessoas que têm muitos problemas nas costas falam a respeito de tudo como sendo um tapa nas costas, ou como se carregassem o mundo nos ombros. Já falamos a respeito desta classe de linguagem. É denominada "linguagem orgânica" e é muito poderosa.

O que mais promoveria fazer melhor alguma coisa?

Mulher: Conhecimento. Prática.

Certo. Algum tipo de idéia novo promove, bem como praticar alguma coisa também promove. Se a pessoa já faz alguma coisa bem feita, ela já terá praticado aquilo o suficiente. Se não praticou, a prática é uma coisa que poderá levar a um aprimoramento.

O que estamos fazendo é começar a elaborar uma equação. Sei que a maioria de vocês não gosta da palavra equação, mas começarão a gostar. Quanto mais tentarem não gostar dela, mais atraente e misteriosa ela poderá tornar-se...

O que acabei de fazer é sempre uma boa equação. Lembrem-se, este é um dos meios pelos quais se pode enfrentar ab-reações. É a mesma equação: "É tão agradável aprender a partir do desagradável. E quanto mais desagradável se torna, mais aprendizagens agradáveis existirão." Isto significa que, quanto mais a pessoa entra no estado negativo, mais ela sairá dele. "Quanto mais X, mais Y" é uma equação muito útil para vocês terem em mente.

Esta manhã iremos elaborar uma equação que usa o sonhar. Podemos dizer que qualquer coisa que produza uma destas coisas — uma nova idéia, a prática, percepções melhores — implica em fazer melhor alguma coisa. Esta é a mesma equação a respeito da qual acabei de falar. Ainda precisamos de alguma coisa que produza uma nova idéia, etc., e usaremos o sonho para fazer isso.

Exercício 7

Daqui a instantes gostaria que vocês produzissem mudanças generativas uns com os outros. Façam em pares para que todos possam realizá-lo com relativa rapidez. Pessoa B, quero que escolha algum comportamento em especial que já executa bem e que gostaria de executar ainda melhor. Pessoa A, quero que faça com B qualquer indução que escolha, até obter um estado de transe relativamente profundo. Então estenda a mão e diga: "Agora estou levantando seu braço e não vou dizer para você abaixá-lo senão na mesma velocidade que você leva para ter um sonho... Durante este sonho... começarão a acontecer coisas estranhas e difusas... Mas você sabe que inconscientemente... alguma coisa está se formando... que irá cristalizar-se... numa idéia... que irá produzir em você... uma mudança em suas percepções... as quais irão permitir-lhe ser capaz de fazer X... ainda melhor do que jamais suspeitou...

Porque existe alguma coisa em X... que você negligenciou... e que seu inconsciente sabe como *retomar...* e *olhar de novo...* O que significa negligenciar alguma coisa? Significa que você passou os olhos muito por alto... de modo que agora pode retomar... e alterar seu olhar... experiências passadas... a nível inconsciente, quando você estava *naquela* experiência em particular... somente que desta vez... seu inconsciente pode considerar aquilo de modo novo... e descobrir... o que nas vezes em que o executou primorosamente... que era diferente... das vezes nas quais você apenas a executava... quase que primorosamente...

Discernindo essa diferença... pode apresentar-se a você essa diferença num sonho misterioso... de modo que continuará a ter esse sonho... um sonho muito colorido... aproveitando-o imensamente e se indagando... realmente indagando... o que é isso que está prestes a aprender... e essa idéia virá a você na mesma velocidade... que sua mão lentamente desce... e toca seu joelho... de tal sorte que, ao *fazer isso,* a idéia irá cristalizar-se em sua mente... e você se perguntará como foi tão tolo de ter deixado de enxergá-la esse tempo todo."

Este é um outro exemplo de instrução processual. Disse para ter um sonho e aprender alguma coisa a partir dele. No entanto, acrescentei também instruções específicas a respeito de *como* o inconsciente irá aprender. Disse: "Retome, reveja sua experiência passada, extraia a diferença entre quando você a faz realmente bem e quando só apresenta uma execução medíocre, e apresenta esta nova percepção dentro de um sonho."

Entretanto, se eu fosse apenas dizer estas coisas diretamente, eu não teria tanta eficácia. Não funcionaria tão bem, porque não teria o colorido, ou o "clima". Também não teria a artística imprecisão que permite ao inconsciente responder de modo que lhe seja natural. Sonhar é um meio natural para o inconsciente apresentar material de tal modo que a mente consciente não entenda, fazendo depois com que evolua lentamente para alguma coisa que seja mais significativa conscientemente.

Homem: O que posso fazer se quero atingir uma solução de um problema no qual há tantos fatores envolvidos que não consigo computá-los todos conscientemente?

O que seria um meio de enfrentar essa situação? Façamos assim. Voltemos ao sonho. Esta é uma de minhas instruções prediletas. Façamos com que ele sonhe seis sonhos e cada um será o mesmo sonho, tendo porém um conteúdo diferente e personagens diferentes. No entanto, ele não entenderá o primeiro sonho de jeito nenhum, porque haverá ali um excesso de coisas se passando. Ele realmente não irá entender o segundo sonho também, mas inconscientemente, a cada sonho, ele vai começar a juntar e a destilar os significados de todos os fatores envolvidos dentro de um todo mais e mais coerente. Desta forma, lá pelo sexto sonho, até sua mente consciente será capaz de entender o que está acontecendo. O primeiro sonho será totalmente confuso. O segundo sonho será um pouco menos confuso. O terceiro sonho será ainda menos confuso do que isso; o quarto irá começar a tornar-se claro, mas ele ainda não vai apreendê-lo muito. E com o quinto vai parecer que ele está com a coisa na ponta da língua. Mas, no sexto, o significado irá repentinamente

140

exibir-se em sua plenitude à consciência. Este é um meio bastante direto de ir em busca de algo, indiretamente. É uma grande instrução.

Agora quero que formem pares e que tentem um destes métodos de utilização. Vocês estiveram praticando induções já em quantidade suficiente de modo que não gastem muito tempo com isso. Simplesmente diga ao parceiro que feche os olhos, relaxe e finja que está hipnotizado. Esta é sempre uma indução rápida. A seguir, ou lhe dê uma instrução processual ou uma instrução para que use o sonho hipnótico a fim de aprender alguma coisa. Se você passar uma instrução processual, faça com que seja mais abrangente do que a que usou quando praticou antes as induções. Apresente ao parceiro uma seqüência de passos que possam levar a alguma coisa. Usem também tudo o que já aprenderam até aqui. Se ocorrer algo inesperado, incorporem ao que estão fazendo e ao que gostariam que viesse a ocorrer. Certo. Em frente.

* * *

Rotinas de Limpeza

Dorothy: O que se faz se a pessoa está em transe e acabou a hora antes de você ter concluído o trabalho com ela? Como fazer se ela está bem no meio de alguma coisa?

Vocês precisam ter um meio de lidar com esse tipo de situação em muitos contextos. A estes métodos chamo de "rotinas de limpeza". Pode ser que você seja um terapeuta familiar, a mãe aqui, o pai ali e o bebê Joan logo ali. Acabaram de entrar num desentendimento e estão a dois minutos da chegada de seu próximo cliente. Em qualquer situação como esta, vocês têm obrigação de possuir *tape-loops* ("cola-tudo") de dois minutos — completamente sem sentido no que tange ao conteúdo e completamente significativos no que tange ao processo — para reunir todos os elementos.

"Trabalhamos muito duro mesmo e muitas coisas foram remexidas a nível inconsciente, as quais são extremamente positivas e úteis. Nos próximos dias e semanas, vocês irão notar a emergência de entendimentos oriundos de seu inconsciente. Em conseqüência de haverem começado a pôr coisa com coisa, aqui, irão perceber alterações, modificações em seu comportamento que irão surpreender vocês deliciosamente. E agora, na medida em que foram reunindo todas as partes de vocês que se exprimiram hoje, mais uma vez, dentro de si próprios, podem sentir a energia que essas partes representam e que está à disposição de sua mente inconsciente, a fim de continuar estes processos que começamos aqui, de modo significativo..."

Este é um outro exemplo de instrução de processo. Vocês permanecem completamente a nível do processo e dizem: "Integrem-se de novo." Incluam sugestões pós-hipnóticas no sentido de que o comportamento deles continuará a mudar em resultado de muitas coisas que revolveram. As instruções dizem essencialmente o seguinte: "Continuem no processo embora eu não esteja presente." Podem sugerir que o inconsciente deles irá continuar buscando uma solução ótima a qual será alcançada em algum momento antes de acordarem no dia seguinte.

"Durante esta tarde, enquanto a mente inconsciente de vocês continua dando duro para encontrar e testar as várias soluções possíveis, a fim de descobrir qual é a que mais particularmente satisfaz as suas necessidades como organismo total, deixando-os livres a nível consciente para cuidar do resto de sua rotina diária com segurança, executando adequadamente quaisquer tarefas que tenham a intenção de realizar; assim, enquanto sua mente inconsciente continua este trabalho, sua mente consciente irá dar assistência às tarefas do dia e à segurança pessoal de vocês." É importante fazer esse tipo de coisa à guisa de fechamento. É uma integração; é o reestruturar da pessoa.

Lembro-me de uma vez quando comecei a fazer gestalt-terapia. Estava trabalhando com uma pessoa como demonstração, num grupo. Não tinha a menor idéia do que estava fazendo e, no que me diz respeito, não aconteceu coisa alguma. Então, no final, eu disse: "Então Irv, trabalhamos bastante hoje, aqui, e revolvemos muitas coisas dentro de você. Portanto, gostaria que estivesse especialmente alerta e sensível àquelas mudanças comportamentais que irão ocorrer no período das próximas duas semanas até que novamente nos reunamos, e que são o resultado direto do trabalho maravilhoso que fez aqui hoje. E não se surpreenda demais se descobrir que estas mudanças são radicais, embora apropriadas às suas necessidades." Isto é o mesmo que dizer nada, mas funcionará. É uma sugestão póshipnótica.

Se vocês estão fazendo um trabalho de transe, como parte de um exercício, neste *workshop*, e querem chegar ao fim rapidamente porque os chamamos de volta, primeiro gastem alguns minutos espelhando a respiração de seu parceiro. Depois podem dizer: "Agora, gostaria de ter a oportunidade de reunir-me a você mais uma vez... Permita-se concluir... essas coisas importantes e significativas... que se tornaram disponíveis a você... durante este processo... Extraia de sua experiência... qualquer sensação... de rejuvenescimento... e de renovação... que esteja disponível... e volte para cá... em sua própria velocidade... voltando a estar comigo aqui na sala... para começar a próxima fase deste seminário."

Esta limpeza é especialmente apropriada para aquilo que estão fazendo neste *workshop*. Os princípios que usei para construir tal limpeza são os mesmos que usei para criar os outros exemplos que acabei de dar-lhes.

Construindo Generalizações: Uma Utilização Hipnótica

A próxima pergunta que queremos lhes colocar é a seguinte: "Como é que se toma uma série de experiências e se constrói uma aprendizagem a partir delas?" Se eu lhes desse uma varinha mágica que lhes permitisse bater levemente na cabeça de alguém cinco vezes dando-lhe cinco experiências, quais seriam as cinco experiências que poderiam usar para modificar uma pessoa? Escolham um cliente de vocês e decidam como gostariam que ele fosse diferente. Pensem nisso mais especificamente do que "tendo auto-estima mais elevada". O que seria realmente diferente nele, em termos de experiência sensorial? De que modo suas ações seriam diferentes?... Agora, quais experiências seriam necessárias a ele a fim de que pudesse agir desse modo?

Vejam, ter tido experiências seguidas é o que serviu de base a vocês e a quem quer que seja para a construção de antigas generalizações. Independente do conteúdo que suas generalizações tenham, os processos que as pessoas usam para criar generalizações são similares. As pessoas com fobias têm generalizações sobre elevadores, armários, água, ou alguma outra coisa que seria perigosa. Todos vocês têm generalizações quanto a aprendizagem, as quais lhes estão criando impacto sobre a forma pela qual estão aprendendo hipnose exatamente agora. Alguns de vocês podem ter uma generalização segundo a qual podem fazer tudo que tentarem. Essa generalização pode estar fundada em diversos exemplos de ter sido bem-sucedido no passado. Algumas pessoas formam generalizações baseadas numa só experiência; a maioria das fobias são criadas deste modo. Outras pessoas exigem mais exemplos da mesma coisa antes de formarem uma generalização.

Quando vocês quiserem modificar alguém, podem dar-lhe experiências fazendo com que esse alguém realize generalizações novas e mais úteis, as quais tornariam sua vida mais positiva. Evidentemente, a primeira coisa a ser decidida é quais generalizações você gostaria de elaborar. Como se poderia determinar isso?

Homem: Pergunte-lhe o que ele admira numa outra pessoa.

Sim, você poderia fazer isso e então descobrirá o que ele *acha* que lhe poderia ser benéfico. Não faço assim. Penso que, se o que ele quer fosse uma boa escolha, ele já a teria aprendido.

143

Não engulo a filosofia tipo "não devemos impor-nos às pessoas", porque acho que no final você acaba fazendo isso de qualquer jeito, sem sabê-lo. Constantemente encontro pessoas que são o resultado desse tipo de imposição. Quando tinha consultório particular, mais da metade das pessoas que vinham me procurar estavam ali basicamente porque tinham sido esmagadas pelos terapeutas, freqüentemente terapeutas "não-diretivos". Os terapeutas não sabiam que estavam agindo assim. Estavam na intenção de ajudar seus clientes de algum modo e, em vez disso, esmagaram-nos.

Por exemplo, alguns terapeutas ensinam seus clientes a terem auto-estima, e depois eles podem sentir-me mal por não a terem. Isso acontece vezes e vezes. A maioria das pessoas nunca se sentiu mal *a respeito de* sentir-se mal, na primeira vez que foram a um terapeuta. Simplesmente sentiam-se mal. Mas quando ouviram falar de auto-estima, então sentiram-se mal por sentirem-se mal e acabaram ainda pior! Quando você dá conceitos às pessoas, precisa ter cuidado ao fazê-lo de um modo tal que as pessoas sejam levadas a algum lugar útil.

Alguns terapeutas ensinam seus clientes a aceitarem suas limitações de modo que possam ser felizes. Algumas vezes isto funciona realmente bem. No entanto, se eles aparecem com paralisia histérica, isso provavelmente não será um meio muito bom de trabalhar com elas.

Homem: O que você quer dizer com "feliz"?

Não estou falando a respeito de filosofia aqui; estou falando a respeito da experiência subjetiva de "curtir" alguma coisa. É uma experiência subjetiva, cinestésica, na qual as pessoas têm a ausência da dor, e têm a estimulação do sistema nervoso de um tal modo que se descrevem a si mesmos como gostando do que estão obtendo ao invés de estar num estado de desejo. Vejam, se as pessoas chegam na terapia se lamentando e chorando e se queixando, parece-me que não estão felizes.

Se vocês, como clínicos, não levam suas próprias vidas de modo gostoso, vai ser realmente difícil criar uma base sobre a qual fazer alguma coisa para ajudar alguma outra pessoa. Quando fiz um programa contínuo de treinamento, uma das partes mais difíceis do programa era que meus amigos tinham que ajeitar suas próprias vidas, imediatamente! Porque se eu descobrisse que estavam tendo longas e significativas conversas de noite inteira com suas esposas e as coisas não estivessem funcionando e eles estivessem achando que tinham que criar caso, eu os excluía imediatamente do programa. Eles sabiam que eu o faria, de modo que certificaram-se de que suas vidas iriam ajeitar-se.

144

Para mim é de importância monstruosa que as pessoas sejam capazes de tomar conta de si mesmas. Não estou falando de serem capazes de sobreviver, mas de se levarem a lugares que sejam agradáveis. Fiz piadas a respeito de meu próximo livro ser intitulado: "OK não é bom o suficiente". Não considero que o paradigma do conserto seja um bom paradigma. Na psicoterapia, o paradigma do conserto, no qual as pessoas aparecem infelizes e destroçadas e você as conserta, é apenas uma parte do quadro. Para mim tem mais sentido construirmos modelos baseados na noção de generatividade.

As pessoas da área de saúde física estão apenas começando a fazer isso. Por muito tempo, a medicina usou um modelo totalmente baseado no conserto. No entanto, a única coisa *realmente* surpreendente que a medicina criou é inventar as inoculações. O fato de as pessoas poderem ser injetadas com vacinas contra pólio, que as impede de contraírem a doença é um milagre. É a melhor coisa que a medicina já fez, e certamente não baseada no conserto do que estivesse errado.

Se vocês são generativos, modificam as coisas de modo que elas sejam melhores do que foram quando você começou. Vocês utilizam as propensões naturais do sistema para fazer o sistema ainda *mais* eficiente. É assim que penso a respeito de tudo. Quero trabalhar com o que existe de tal modo que esteja melhor do que precisa estar, não apenas adequado.

Meu critério pessoal para realizar um trabalho bem-sucedido é se as pessoas estão ou não mais felizes. Estes são apenas os meus próprios critérios éticos. Você pode trabalhar no sentido da infelicidade, se desejar. Vejam, seja lá o que façam, estabeleçam metas. Se você é um advogado, não trabalha no sentido da felicidade, e sim no sentido da condenação, no sentido de tornar as pessoas culpadas das coisas. Se forem clínicos, espero que estabeleçam a felicidade e a competência como estados-alvo.

Vários terapeutas estabelecem o *entendimento* como estado-alvo. Os clínicos têm tido bastante êxito na elaboração de paradigmas que dão entendimento às pessoas, de modo que elas entendam exatamente o que há de errado consigo. Acabam tendo clientes que realmente entendem mas que ainda não conseguem se haver com o mundo e não conseguem tornar-se felizes. Outros terapeutas encaminharam-me dúzias de clientes que se sentavam e me declinavam uma longa e detalhada explicação a respeito da origem de seus problemas, de por que motivo os tinham, e como estes afetavam suas vidas. Eu lhes dizia: "Bem, isso é realmente interessante, mas o que você quer?" Diziam: "Quero mudar isso!" Então eu dizia: "Então por que me contou tudo isso?" Respondiam: "Bom, você não precisa saber isso tudo?" Eu dizia: "Não, não tenho necessidade de saber essas coisas." Ficavam pasmados porque haviam acabado de gastar cinco anos e 50.000 dólares na descoberta de porquê haviam sido esmagados!

Maridos e mulheres freqüentemente tornam infeliz um ao outro porque estabelecem "ser correto" como um estado-alvo. De modo que acabam sendo corretos e todos terminam infelizes, por força disso. Queremos ensinar-lhes a elaboração de aprendizagens no contexto da hipnose. Vocês podem usar estas técnicas para conseguir o resultado que desejarem. Se quiserem, podem fazer as pessoas infelizes, podem fazê-las ficar doentes, ou podem proporcionar-lhes paralisia histérica ou fobias. Para mim, estas coisas não parecem eminentemente aproveitáveis. No entanto, se for isto que desejam saber, é uma escolha ética que terão de fazer.

A pergunta que lhes estou fazendo é: "Que experiências poderiam oferecer às pessoas que resultassem na elaboração de uma generalização útil?" É uma pergunta de ordem prática.

Homem: Se a pessoa já tem uma generalização problemática, poderia ser dado a ela um contra-exemplo.

Sim, isso iria funcionar. Acredito que a aprendizagem pode ocorrer numa variedade de modos. Um dos melhores meios de se ensinar alguma coisa à mente consciente é fornecer-lhe um contra--exemplo daquilo em que acredita. Existe um belo exemplo disso em nosso livro *Magic I*. Num de nossos grupos, uma mulher que não conseguia dizer "não" deitou-se no chão e começou a chorar histericamente. Ela gritava dizendo que estava desamparada e as pessoas passavam por cima dela. Perguntei-lhe: "O que você quer dizer com 'as pessoas passam por cima de mim'?" Depois, comecei a atravessar a sala em sua direção a fim de pisoteá-la completamente. Depois de ter estado num número razoável de meus grupos, ela estava esperta o suficiente para se safar do meio do caminho.

Disse que morava com mais duas mulheres e que elas faziam constantemente com que ela cuidasse de tudo e dirigiam sua vida. Eu disse: "Então, por que é que você não faz alguma coisa primitiva como se virar e dizer: 'Não façam isso'?"

Ter dito isto eliciou uma das respostas não-verbais mais intensas que jamais vi em alguém. Ela ficou mais pálida do que já era e disse: "Não posso dizer isso." Eu disse: "O que você quer dizer com não pode fazer isso?" Ela falou: "Bom, não posso dizer-lhes 'não'." Perguntei-lhe: "O que aconteceria se você lhe dissesse que não vai lavar os pratos ou que não vai fazer alguma outra coisa?" ela disse: "Ah, é simplesmente impossível."

Acabou por nos contar uma estória tradicional que iria agradar a um psiquiatra. Ela havia aprendido a não dizer "não" quando era uma menininha. Um dia estava para ir a uma loja com sua mãe quando seu pai disse: "Por que você não fica comigo em casa?" Ela disse: "Não, eu vou com a mamãe." Ela foi com a mãe e quando voltaram ao apartamento, o pai estava deitado no chão coberto de sangue. A mão estava a uns cinco centímetros do telefone. Ele fora um alcoólatra e tinha acabado de morrer.

Depois disso, era simplesmente nunca mais disse "não". Isso significa que provavelmente ela não manteve sua virgindade por muito tempo. Era homossexual, o que para mim considero interessante. Aquela única experiência com seu pai fora suficiente para que ela elaborasse a generalização de que se dissesse "não", alguém iria morrer.

Eu a pus num "nó duplo" dizendo-lhe que dissesse "não" a alguém do outro lado da sala. Ela falou: "Não, não vou fazer isso." E eu disse: "Eu morri?" Ela disse: "O quê?" E eu disse: "Você acabou de dizer 'não' para mim. Estou morto?" Ela passou por um conjunto de mudanças visíveis e depois disse: "Bem, você é especial."

Eu lhe dera uma *experiência* de um contra-exemplo de sua generalização de que ela dizendo "não" as pessoas iriam morrer. Naquele momento ela poderia dizer "não" para mim e eu iria viver, mas ela ainda não conseguia dizer "não" a ninguém mais. De modo que fiz com que outras pessoas subissem e lhe dissessem para dizer "não". Eu precisava construir uma base mais ampla de experiência com a qual ela pudesse fazer alguma outra coisa.

Isso levou um longo tempo. Vejam, existe algo de terrível a respeito de saber que se está errado, mas sem saber o que é de se esperar que se faça de diferente. Eu não sabia como fazer hipnose então. Se eu soubesse como fazer hipnose eu poderia ter modificado sua generalização muito mais facilmente, elegantemente e sem todas as dificuldades e dores.

Deixem-me apresentar uma outra possibilidade para a construção de generalizações. Toda vez que você define alguma coisa como sendo *nova,* só pode construir novas generalizações para ela. Se você define alguma coisa como nova, pode construir uma generalização sem destruir nem alterar a generalização que já estiver por lá. Dêem-me um exemplo de quando isso seria útil.

Homem: Não faz isso com crianças?

Espero que sim. Mas quero que você me dê um exemplo específico.

Homem: Se você está ensinando alguém a multiplicar e essa pessoa não sabe coisa alguma a tal respeito, então pode dar-lhe

147

uma generalização a respeito de aprender a multiplicação, sem ter que romper coisa alguma.

Certo.

Judy: Discordo disso. Acho que quando você ensina adição, não tem nenhuma generalização a romper. Quando ensino multiplicação para minhas crianças, ensino-as que ela se baseia na adição. É assim mais ou menos como a adição, mas é simplesmente um pouquinho diferente. Portanto, nesse exemplo você *tem* generalizações a serem rompidas.

Às vezes a comunicação hipnótica passa voando certinho, não é mesmo? Judy disse essencialmente "Quando ensino multiplicação às minhas crianças, realmente preciso romper generalizações *porque eu as ensino que é como a adição.*" Agora, concordo com seu raciocínio. O motivo pelo qual ela tem que romper generalizações é que ela considera a multiplicação e a adição relacionadas entre si e ela ensina as crianças de que assim o são. Elas *são* relacionadas uma com a outra, mas não mais nem menos que adição e subtração, que adição e divisão, ou adição e expoentes ou qualquer outra coisa. Se ela ensinasse a multiplicação como algo totalmente novo, não iria ter de romper uma antiga generalização.

Homem: Este *workshop* sobre hipnose é um exemplo. Eu não tinha consciência de saber coisa alguma a respeito de hipnose até vir aqui. Para mim é totalmente aprendizagem nova de modo que não estou quebrando generalizações a respeito do viver, do ser, do crescer. Uma vez que pressupus não haver antigas com as quais começar, estou apenas fazendo novas.

Estou sugerindo a vocês que existem pelo menos dois meios de se construir novas generalizações. Um meio é quebrar uma antiga e o outro é simplesmente elaborar uma nova. Vejam, uma coisa bonita a respeito das pessoas é que elas podem comportar generalizações incompatíveis dentro de si mesmas. Nada há que as previna de serem capazes de fazer isso. Existe toda uma forma de terapia baseada na tentativa de livrar a pessoa de todas as generalizações incompatíveis, de modo a se poder ser unidimensional. De acordo com tal sistema, ser autêntico é ser totalmente consistente.

Não existe necessidade de romper antigas generalizações nem de se fazer com que a pessoa seja completamente consistente. Pode ser mais simples definir alguma coisa como sendo nova, de modo que a pessoa não tenha generalizações e portanto, não tem limitações. Isso não significa que a pessoa saiba o que fazer, mas significa de fato que ela não terá nenhuma interferência assim que descobrir como.

O bonito é que se pode definir qualquer coisa que exista como uma coisa nova. Vejam, se existe uma generalização de que você

148

não consegue se dar bem com seu parceiro, pode ir em busca de alguma outra coisa além de "dar-se bem". Você pode construir um tipo inteiramente novo de relacionamento que é diferente de qualquer outra coisa que alguma vez já tenha vivido, porque agora você irá entender alguma coisa que antes desconhecia, em termos gerais. Antes você estava tentando sobreviver. Estava tentando trilhar o seu caminho ou ser correto. Nunca se detinha e pensava no que seria se tanto você quanto o parceiro fizessem tudo no alcance de vocês para fazer com que o parceiro fizesse o outro sentir-se bem.

Se eu puder elaborar um novo produto final e depois ensinar-lhes elementos específicos relativos a como chegar lá, seja conscientemente, seja inconscientemente, suas outras limitações podem torná-lo mais fácil de ser atingido. Não irá atrapalhar novas generalizações; ao invés disso, irá atravancar o seu modo de fazer todas as outras coisas que costumavam fazer e que não funcionavam. De modo que as limitações pessoais podem transformar-se em qualidades.

Um outro meio de se poder construir generalizações inconscientemente é construindo aprendizagens que abranjam tudo. Na sociedade grega, havia um grupo secreto que se reunia em torno de uma coisa denominada matemática. Hoje a matemática é considerada uma ciência mas há não muito tempo atrás as pessoas que faziam matemática eram consideradas bruxas e se consideravam feiticeiras. Era algo como praticar magia ou alguma forma de religião. Naquela época os matemáticos descobriram que havia dois conjuntos de números. Primeiro descobriram os números positivos e depois descobriram a subtração e, com ela, apareceram os números negativos. Isto determinou uma cisão na matemática. Alguns matemáticos pensavam que tudo era adição. Havia outros que acreditavam que o modo correto de pensar a respeito de números era pela subtração. Tais grupos pelejavam para ver quem estava certo.

Então alguém surgiu e disse: "Ei, podemos pôr estes dois princípios juntos dentro de um mesmo esquema e chamarmos isto de álgebra." A idéia da álgebra não exigiu nenhuma generalização nem a violação de coisa alguma. Só pedia que houvesse uma postura inclusiva; demandava um enquadramento mais amplo.

Eu costumava ir a uma porção de grupos de psicoterapia para descobrir o que faziam os líderes de grupo. Num certo seminário, trancaram-nos dentro de uma sala e nos disseram que éramos todos idiotas. Disseram que o motivo pelo qual éramos idiotas é que nos sentíamos mal a nosso próprio respeito. Disseram que já que às vezes nos sentíamos burros e ineptos ou não sentíamos que fôssemos dignos de valor, éramos uns beócios. Isso era verdade porque tínhamos uma outra escolha. Essa escolha era nos sentirmos bem a nosso próprio respeito.

Eles procederam por uma metodologia rigorosa de torturar-nos durante dias e dias seguidos, e, de algum modo, era de se esperar que isso fizesse com que nos sentíssemos melhor a nosso respeito. O que não nos ensinaram foi que o sentir-se bem ou mal a nosso próprio respeito é realmente parte de uma coisa maior chamada *feedback*. Vejam, se você se sente mal a seu próprio respeito mas isso não significa que vai modificar seu comportamento de modo a se sentir bem a seu próprio respeito, então não é muito proveitoso. Se você se sente bem a respeito de si mesmo mas está fazendo coisas que magoam as outras pessoas e não tem *feedback* disso, tampouco isso é proveitoso. Só porque se sente bem a seu próprio respeito isso não quer dizer que esteja fazendo boas coisas; e fazer coisas boas não significa que depois vá se sentir bem.

Uma das coisas que me espantou mais do que qualquer outra coisa em minha experiência com seres humanos, foi verificar que as pessoas que se esperava estarem amando, brigavam. E quando brigam elas fazem coisas que realmente interferem em seu relacionamento de modo negativo por um grande período de tempo. Em geral é porque elas esquecem o que estão fazendo uma para a outra. Elas esquecem que estão juntas para ficarem íntimas. Isso lhes escorrega da cabeça e elas começam a discutir a respeito de onde irão passar as férias, como educar as crianças, quem leva o lixo, e outras coisinhas malucas. E são realmente eficazes no que tange a fazer o outro se sentir mal. Esqueceram-se de uma coisa que iria conferir significado à totalidade da experiência.

Quero dar-lhes agora um exemplo mais oficial de hipnose, porque há muitos de vocês que não estão olhando pela sala nem observando o que está se passando em redor. Portanto, gostaria de escolher alguém da platéia e colocar essa pessoa aqui. Há certas vantagens em sentar-se nesta cadeira, porque consegue-se ver cem pessoas entrando e saindo de estados alterados e *elas* só podem ver uma. Alguém da platéia para voluntário?

Certo. Qual é o seu nome?

Mulher: Linda.

Certo, Linda. Você é casada? (Sim.) Pode pensar em alguma coisa que seu marido faz e que provoca em você uma sensação da qual não gosta? Você não precisa falar sobre isso, mas quero que pense nalgum comportamento dele que seja idiossincrático, talvez algum tom de voz, algum gesto, algum conjunto de movimentos, etc., que a faça sentir-se mal. Se ele não tivesse esse comportamento, você não se sentiria mal, mas se ele o mantivesse e se sua resposta a ele fosse realmente positiva, sua vida seria muito mais

150

fácil. De modo que ele poderia fazer exatamente o que ele faz, mas ao invés de se sentir mal, você poderia do mesmo jeito ficar bem consigo, talvez até sentir-se muito bem...

Certo. Leve uns minutinhos. Feche os olhos e veja os lugares e os momentos em que você o viu fazer aquelas coisas. E quando o vê nessas situações, quero que tenha completa certeza... de que pode discernir qual de suas mãos é a que mais se mexe... Em cada recordação observe especificamente de que maneira ele está vestido especificamente... e aproximadamente em que momento do dia se passava a situação...

Não se trata que tais fatos sejam por si mesmos e para si mesmo importantes... porque aquilo que aqui... irá ser importante... não serão necessariamente... fatos, de jeito algum. Porque em seu passado você passou pela experiência... de que aquilo que pensava fosse um fato absoluto... tornou-se posteriormente o oposto daquilo em que veio a crer... Essa é a natureza do tempo... O tempo tudo modifica... Na realidade, sem tempo... nada muda... A luz não existiria sem movimento... e movimento não existe sem tempo...

Exatamente agora, quero que você leve algum tempo retrocedendo bastante em sua própria infância e encontre lá alguma recordação passada, agradável, na qual você não tem pensado por muito tempo... Porque muitas coisas lhe aconteceram... na sua própria infância... coisas que eram engraçadas... coisas que eram importantes... Neste exato momento, a coisa mais importante... é que sua mente inconsciente... *começa a aprender... a discernir...* uma coisa da outra... começa a trabalhar ativamente... e a escolher dentre as memórias da infância... para encontrar uma que seja simplesmente... agradável... o suficiente...

E quero que você... está certo... aprecie esse processo... Quando *encontrar aquela recordação agradável...* quero que experimente aqueles sentimentos... Mergulhe naquela recordação... Observe os odores, sons e sabores... do que está acontecendo... Porque dentro daquela recordação... existe prazer para sua mente consciente... E dentro dessa memória está... a base que sua mente inconsciente... pode utilizar para elaborar uma aprendizagem inteiramente nova...

Então, dentro daquela memória... daquela agradável recordação... está acontecendo alguma coisa... Você sabe qual é o nome daquela coisa? Está certo... Lembre-se desse nome... É um conjunto de palavras... de que mais tarde você pode *lembrar-se.*

151

Então, quando você atravessou a vida... passou de uma recordação para outra. Só que ainda não eram nem recordações, só eram experiências... E à medida que você passava de experiência em experiência... você teria alguma que fosse agradável... mas conforme ia passando o tempo, o prazer ia se transformando em alguma outra coisa... porque também havia experiências que eram desagradáveis demais... algumas delas realmente a apavoraram... contra algumas delas você lutou e sobreviveu... e de outras você aprendeu uma porção de coisas a respeito do viver... Está certo...

E à medida que você passava por aquelas experiências dizia a si mesma: "Nunca mais."... E conforme foi passando o tempo... aquelas desagradáveis experiências esvaneceram-se no passado... e tornaram-se a base... de poderosas aprendizagens... a respeito do modo de lidar com o mundo de um modo que fosse eficiente... Foram úteis... No entanto, elas quase não são tão proveitosas... quanto aquilo que acontece quando você diz o nome... daquela agradável recordação... Diga aquele nome para você mesma... e, quando o fizer, pode novamente voltar para lá... Está certo... Volte para dentro daquela experiência... da agradável... e encontre o prazer... Está certo... Porque você se esqueceu de fazer uma coisa... Muitas pessoas esquecem...

Quando você passa de uma experiência agradável para uma desagradável, não se usa a alegria dessa sensação como meio de combate... Por outro lado, quando se sai de uma experiência desagradável e se passa para uma agradável, de um jeito ou de outro é tão fácil levar junto o "baixo-astral"... De um certo jeito parece idiota mas isso é mais fácil... E se você gastar um tempinho... inspire profundamente... e deixe que aquela recordação desagradável realmente se desmanche... e, a seguir, vá em frente... e mergulhe naquela recordação agradável... naquela deliciosa recordação... e quando você estiver naquela memória desta vez... você se dirá... "Nunca mais você irá se esquecer disto"... Porque algumas coisas... são uma fonte... que você deseja carregar consigo... para estarem à sua inteira disposição... E algumas coisas são uma carga... e *não são mais necessárias*...

Há muito tempo atrás... minha tia me contou... que toda vez que acontecia alguma coisa ruim... eu nunca deveria me esquecer dela porque se eu a esquecesse um dia, aconteceria de novo... Se eu tivesse seguido seu conselho, teria gasto muito tempo tentando me lembrar de muitas coisas ruins... Mas se você tem uma experiência ruim e diz a si mesmo "Nunca mais"... você pode confiar em seu inconsciente que ele lhe permitirá saber o que evitar no futuro... E se você disser: "Há instantes esqueci-me de trazer comigo aquelas lembranças agradáveis e senti todas aquelas coisas ruins, e *nunca mais* vou fazer *isso de novo"*... você pode *retomar* aquele *prazer*... partir para a recordação agradável... talvez lembrando-se de uma outra que ainda seja mais agradável... Descubra uma que possa inclusive ter uma risadinha escondida ou manifesta... talvez uma que inclua ternura... talvez uma que apenas contenha muita graça... Porque você passou por sua infância... tornou-se uma adolescente... e é agora uma adulta... Por assim dizer, você conseguiu... Mas uma vez que conseguiu... não há motivo para que tenha que desistir de todas as coisas boas... É muito mais eficaz andar com elas junto...

Veja qual é a lembrança mais agradável que seu inconsciente consegue encontrar... Você pode conscientemente procurar recordações mas inconscientemente sabe o que escolher dentre as recordações e muito mais depressa... e muito mais eficientemente... Seu inconsciente conhece muito mais a respeito de sua própria experiência do que... e pode escolher em meio às recordações em alta velocidade... até que encontre uma que considere que nunca poderia ter sido cogitada por sua mente consciente, a qual é agradável de modo muito especial... Pode-se encontrar mais do que uma se se desejar... Pode ser que lhe seja apresentado um trecho de uma... um fragmento de outra... pode ser que se lhe apresente toda uma seqüência de recordações agradáveis...

E enquanto o inconsciente *faz isso*... pode ser que você não perceba... mas está fazendo a mesma coisa que fazia... cada dia de sua infância durante os primeiros quatro anos e todos os dias depois disso... Você está escolhendo em meio a recordações e experiências, tentando extrair delas um sentido... de modo que lhe seja proveitoso... E se você encontrar aquele fio... que lhe permite ter uma boa sensação... então, muito, muito lentamente quero que sinta as palmas de suas mãos... começando a se tocar reciprocamente... lentamente... o calor e a textura...

E quando elas se unirem quero que você *guarde essas boas sensações*... e quero que veja seu marido tendo aquele comportamento idiossincrático... que no passado você não apreciava... e quero que o veja executando... e mantenha aquelas boas sensações... e perceba como pode ser bom ter no mundo uma pessoa que é especial... Está certo... A mais extraordinária experiência que uma pessoa pode ter... é contar com alguém que lhe é especial.

Veja, uma das coisas que você pode ter notado... é que, se alguma vez já esteve numa situação com uma mulher e seu bebezinho... e quando ela olha para o bebê e vê seu rosto... existe ali alguma coisa muito especial... e muito significativa... E essa qualidade é algo que é mais importante...

Ora... em meus anos de trabalho com pessoas... já vi muitas pessoas que se esqueceram... Já vi mães que chegaram e gritaram com seus filhos à minha frente, elas escarnecem das crianças, surram-nas e as fazem sentir-se mal... Esqueceram-se *daquele sentimento especial* e acham que é mais importante aquilo sobre o que estão falando... Esse desperdício é terrível...

Quando você vir seu marido comportando-se daquele modo todo seu notará as palmas de suas mãos... e se sentir aquela sensação boa dentro de você, aquele agradável fio condutor de prazer, não só terá as palmas de suas mãos como também alguém especial sobre elas...

Agora, não sei... se você sentiu que pode arcar... com as conseqüências de agir de outro modo... mas sei que, conforme vou passando pela vida... é importante para mim... ser capaz de apreciar e de "curtir" todas as qualidades... que tornam singular uma pessoa especial... e individualizam-na... e não só algumas delas, porque o que você está aprendendo aqui não é só um jeito... de seu inconsciente poder ajudá-la quando se trata de pegar uma seção do comportamento e torná-la tolerável... e sim um jeito de seu inconsciente poder começar a *apreciar* cada elemento idiossincrático do comportamento...

Lembro-me de que quando era pequeno... não gostava da casquinha do pão... E quando eu pedia um sanduíche, a primeira coisa que eu fazia era tirar todas as casquinhas e dá-las ao cachorro... Tinha que fazer isso muito dissimuladamente porque minha mãe acreditava que a crosta do Pão Maravilha era nutritiva. Minha mãe era muito ingênua. Agora, depois que o tempo passou, descobri que não são todos os pães que sabem a borracha; descobri que havia certos pães nos quais a crosta tinha um gosto realmente bom. Havia o pão francês de São Francisco, certos tipos de pão de centeio e certamente torradas de canela, de tipos interessantes. E descobri que, conforme o tempo passava minhas *predileções...* *se modificavam...* de uma coisa para outra e quando *mudam seus gostos...* e você aprende a apreciar alguma coisa... que não gostava... isso a torna mais perceptiva... e mais alerta... a exatamente aquilo que existe... e que torna algo importante.

Agora, além e acima de tudo isso... existe mais alguma coisa acontecendo aqui... a que você deu início... a um processo... que pode manter-se por muitos anos... relativo a aprender a usar os seus recursos inconscientes... para aprofundar-se num transe se assim desejá-lo... ou simplesmente comunicar com as porções inconscientes de si mesma... com vistas a aprender... e a transformar-se...

Então, uma das coisas que irá ajudá-la... é perceber... o significado de um pé contra o outro. Se você começar a deslocar seu pé direito muito devagar, pode acordar-se... mas se mantiver esse pé direito parado... e começar a mexer com o esquerdo, irá acontecer alguma outra coisa... Tente... Então, não é interessante?... E agora, por que é que você não usa aquele pé direito... e sob seu próprio controle e comando não se traz de volta para cá, para o Salão Nobre? Certo, obrigado. Pode ir se sentar, agora.

Aquilo que acabei de praticar com Linda pode ser considerado de muitos modos diferentes porque incluiu várias coisas. Partes há que foram bastante explícitas e objetivas, outras nem tanto. No mais simples dos níveis é uma instrução processual. Incluiu padrões de linguagem hipnótica e orientou Linda por toda uma seqüência que irá conduzi-la a uma aprendizagem.

Podem também considerar aquilo que fiz como uma reancoragem. Captei experiências positivas e vinculei-as à situação na qual costumava irritar-se com o marido. Instruí-a a fazê-lo verbalmente mas a parte verbal de meu comportamento foi provavelmente a menos importante para fazer com que ela produzisse a resposta. Estava também ancorando-a tonalmente: eu usei um tom de voz para recordações positivas do seu passado e outro para ancorar aquilo que seu marido faz. Depois, conforme falava a respeito de comportamento de seu marido, troquei de tom de voz para aquele que tinha ancorado a recordação positiva, para lhe fornecer uma nova resposta frente a seu marido.

Juntamente com isso, eu estava realizando uma remodelagem de conteúdo: estava transformando o significado do comportamento de seu marido. Agora, ver e ouvir seu marido fazendo aquelas coisas só servirá como indicação de que ele é uma pessoa singular, e para ela, especial.

Incluí um outro padrão sobre o qual ainda não falamos além de outros que, conscientemente, não iremos ensinar-lhes. O padrão em que estou pensando é de fato bastante complexo e faz uso de um tipo de metáfora que não temos ensinado muito freqüentemente. Vejam, existem dois tipos de metáfora. Um tipo baseia-se no isomorfismo. Quer dizer, se chega uma mulher cujas duas filhas discutem, posso contar-lhes uma estória a respeito de um jardineiro que tinha duas roseiras que estavam entrelaçadas em seu jardim. Se você usa a metáfora isomórfica para produzir mudanças, você conta uma estória que tem um relacionamento unívoco com o que está acontecendo e então, ou constrói uma solução específica, ou fornece uma solução muito ambígua e de final aberto. Pode-se ler a respeito desse tipo de metáfora no livro de David Gordon, *Therapeutic Metaphors*.

Existe um outro tipo de metáfora que elicia uma resposta a qual na realidade é uma ordem para se fazer ou evitar algo. Este tipo de estória elicia uma resposta sem ser necessariamente paralela a coisa alguma da vida da pessoa. Posso contar uma estória a respeito de uma pessoa que conheço e que estava completamente convencida de que tinha razão quanto a um determinado modo de fazer alguma coisa. Ele, eu e vários outros estávamos todos voltados para o projeto de um computador e cada um de nós tinha suas próprias idéias a respeito de como fazê-lo. Ele queria fazer uma coisa com o transformador que nenhum dos demais pensava que poderia ser feito. Quando discordamos, ele gritou conosco e nos disse que não ia sequer gastar seu tempo à toa nos informando a tal respeito. Ele disse que não sabíamos, que não entendíamos e que ele era mais inteligente do que nós. De modo que ele simplesmente adiantou-se, pegou o transformador, acionou-o, ligou o computador, e aquilo eletrocutou-o e o matou.

Esse tipo de metáfora é muito diferente de uma metáfora isomórfica. Elicia uma resposta de evitar algo. É um exemplo exagerado do que acabei de fazer quando contei a Linda aquela estória a respeito de mães que haviam se esquecido do motivo pelo qual haviam tido filhos.

Usei outros exemplos deste tipo de metáfora. Contei uma estória a respeito de mim mesmo e de como meus gostos naturalmente se alteraram conforme fui crescendo. Essa estória não é paralela a coisa alguma que sei a respeito de Linda; é simplesmente uma estória que elicia uma resposta — a resposta de que coisas mudam espontaneamente. Essa é uma resposta que pode ser muito útil quando se faz hipnose.

Este tipo de metáfora é especialmente eficaz se você conta estórias que são universais, a fim de eliciar respostas. Por universais, quero dizer aquelas estórias que todos podem relacionar e às quais manifestar respostas do mesmo jeito. Praticamente todo mundo já passou pela experiência de gostar de algum prato e depois parar de gostar daquilo ou vice-versa, de modo que sei que se eu descrever uma destas experiências praticamente todo mundo irá responder do mesmo jeito: captando uma experiência que indique que mudança espontânea é possível.

Milton Erickson costumava empregar muito eficazmente esse padrão. Ele punha as pessoas em transe e depois lhes falava a respeito de ir à escola pela primeira vez, sendo defrontado com o alfabeto. "A princípio parecia ser uma tarefa intransponível. Mas agora cada letra formou em seu cérebro uma imagem permanente e tornou-se a base da leitura e da escrita."

Esse é um exemplo universal, para todas as pessoas desta cultura, de algo difícil tornar-se fácil. Se não aconteceu muito desse jeito, como um adulto que olha para trás, parece que teria acon-

156

tecido desse jeito. Isso significa que se trata de uma experiência que se pode usar com qualquer um para eliciar a resposta de algo difícil tornar-se fácil. Quando as pessoas pedem ajuda para a realização de uma mudança, pode ter certeza de que para elas essa mudança lhes parece difícil. De modo que pode ser realmente útil eliciar a resposta de algo difícil tornar-se fácil.

Muitas vezes Milton dizia a seus clientes qual era a sensação de ser uma criancinha. Ele dizia: "E quando você era uma criancinha muito pequenina, e estava aprendendo a engatinhar, você via pés e pernas de mesas e o mundo lhe parecia de um certo jeito. Na primeira vez em que ficou em pé teve um conjunto inteiramente novo de percepções a respeito do mundo. O mundo inteiro pareceu-lhe diferente. Quando você se dobrou e olhou pelo meio das pernas, novamente o mundo lhe pareceu diferente. Você acrescenta novas percepções para si mesma, à medida que transforma suas habilidades. E à medida que muda suas percepções, você tem a possibilidade de adquirir novas habilidades." Este tipo de descrição é realmente uma instrução para fazer alguma coisa: mudar suas percepções. Ele descreve uma experiência que todos nós inegavelmente tivemos, facilmente. "E vocês podem ser capazes de se lembrar de quando eram crianças, ou pensarem no que seria só ser capaz de notar o tapete e as pequeninas e misteriosas coisas de sua fibra... só ser capaz de perceber o relacionamento do lado de baixo da mesa... e depois um dia você aprendeu a ficar em pé. Talvez tenha se segurado nos dedos de alguém, no lado do sofá, e olhou para o mundo. Ao invés de olhar para cima ou para baixo, agora pode olhar direto à frente. E o que você via parecia muito diferente. Mudou as coisas nas quais estava interessado, mudou o modo pelo qual via as coisas e pode mudar aquilo que você conseguia fazer."

Quando você conta esse tipo de estória, não importa se as coisas realmente ocorreram do jeito exato como contou. O que importa é só que, se os adultos voltam a olhar o que deve ter sido ser uma criança, *parece* que isso teria ocorrido. Isso significa que os adultos irão responder universalmente a esse tipo de estória, do mesmo jeito.

Se você faz com que alguém recorde aquela experiência e se as próximas coisas que você menciona são experiências que poderiam servir de base perceptiva para a modificação de um problema particular, então essa seqüência é uma ordem. Não é apenas uma estória. A ordem é mudar suas percepções usando estes dados em particular.

Não iremos entrar nos detalhes a respeito deste tipo de metáfora, durante este seminário. Porém, vocês podem tornar mais potente e dotado de mais impacto o que fazem se a usarem de maneira simples. Podem pensar nos tipos de respostas que podem eliciar e que iriam facilitar seu trabalho de modificação. Depois podem pensar em experiências universais que incluem tais respostas, descrevendo tais experiências para seus clientes depois de os ter posto em transe.

Uma resposta de grande utilidade para ser eliciada quando se faz hipnose é a experiência de que o inconsciente da pessoa é sábio e digno de confiança. Quais são as experiências universais por meio das quais as pessoas respondem de modo apropriado sem pensarem nelas conscientemente?... Podem mencionar: estar correndo, e então seus corpos sabem exatamente quando fazer o coração bater mais forte e quando respirar mais depressa, e quando desacelerar o ritmo de novo. Conscientemente, vocês não sabem de modo algum a qual velocidade deve andar seu coração a fim de obter a quantidade adequada de oxigênio para as células e não há necessidade disto, pois o inconsciente tem a sabedoria de como e quando tais coisas devam ocorrer.

V

Remodelando no Transe

Introdução

Esta tarde quero gastar um certo tempo ensinando-lhes a remodelagem: uma abordagem que você pode usar com a hipnose para enfrentar praticamente qualquer dificuldade. Quero também ensinar-lhes como organizar sinais de "sim" e "não" explícitos, porque se souberem como fazer isso, podem passar por qualquer procedimento num transe e obter um *feedback* preciso enquanto o praticam. Mas, primeiro, quero apresentar-lhes um pouco do referencial.

Quantos de vocês já tiveram alguma vez um cliente com paralisia histérica ou alguma coisa semelhante? Algumas pessoas acham que isso é raro mas não é. É um problema interessante. Na primeira vez que vi uma paralisia histérica, fiquei fascinado. Tinha lido que Milton Erickson havia topado uma paralisia histérica e removido-a de uma parte do corpo para outra, e sempre quis fazer o mesmo.

Quando finalmente tive uma paciente com paralisia histérica, decidi tentar alguma coisa parecida à que Erickson havia feito. Hipnotizei-a e ela movimentou sua paralisia de um braço para outro. Ela saiu de lá capaz de usar o braço esquerdo, o qual tinha sido incapaz de mexer por três anos. No entanto, seu braço direito bom estava agora completamente paralisado. Eu estava fascinado e fiz com que ela voltasse no dia seguinte.

Ela estava ligeiramente perturbada comigo porque o ter mudado sua paralisia deixou-lhe óbvio que aquilo possuía um caráter histérico. Antes disso — independente do que os médicos lhe haviam dito — ela sabia que a paralisia não estava realmente em sua mente. Os médicos ficavam dizendo: "Está em sua mente" e ela sabia que estava em seu braço. Mas quando aquilo passou para o outro braço, ficou difícil de acreditar que estivesse *só* no braço.

No dia seguinte, desloquei a paralisia de seu braço para sua perna. Ela teve que sair de lá mancando, mas os dois braços seus estavam em perfeito estado de funcionamento. Ela ficou ainda mais perturbada comigo. O ter deslocado sua paralisia por várias partes conquistou uma coisa importante. Ela tinha uma crença e eu lhe apresentei contra-exemplos. Ela acreditava que sua dificuldade não residia em sua mente. Mas quando você vai ao consultório de uma pessoa que está trabalhando com sua mente e não com seu braço, e sai de lá um dia com a paralisia num outro braço e no dia seguinte, não no braço, e sim na perna, isso tem a tendência de fazer você questionar se tem mesmo um problema fisiológico. Não só serviu isto de contra-exemplo para a sua crença como começou a ensinar-lhe que a própria paralisia podia ser deslocada.

Pressupus que essa paralisia desempenhava uma função determinada em sua vida, portanto, ao invés de eliminá-la inteiramente, novamente mudei-a de lugar. Ela acabou saindo de lá com as unhas dos dedos paralisadas, do que ela se queixava amargamente! De que modo você iria sentir-se se tivesse unhas paralisadas? O que aconteceria se você tivesse começado só com um braço paralisado e tivesse acabado com as unhas de *todos os dedos de suas mãos* paralisadas?

Quando Erickson escreveu a respeito do caso no qual ele deslocou a paralisia histérica da pessoa, ele fez menção à principal crítica contra a hipnose enquanto procedimento de tratamento: a hipnose só trata o sintoma e não a "necessidade básica", de modo que a "cura" hipnótica só resultará em alguma outra aparição de sintomas.

Esta noção de necessidades evoluiu do trabalho de Freud. Ele acreditava que as pessoas têm determinadas necessidades. Naquele tempo aceitavam-se "necessidades" como uma descrição bem-elaborada de algo que acontecia dentro da mente da pessoa. Assim que alguém apresentava uma necessidade, não havia nada que pudesse ser feito a tal respeito. Era só uma questão de como essa necessidade iria manifestar-se.

Digamos que você sentisse necessidade de obter atenção. Se essa necessidade não estivesse sendo satisfeita talvez você apresentasse uma tremenda erupção de urticária ou algo parecido para conseguir atenção. A atenção seria o "ganho secundário" que você conseguiria por ter tido urticária. Se sua necessidade era de que as pessoas que lhe dessem mais apoio e que cuidassem mais de você, talvez tivesse uma paralisia de braço.

Naquela época de Freud, havia um outro sujeito cujo nome era Mesmer e Mesmer costumava fazer coisas que intrigavam Freud.

Mesmer pegava alguém com paralisia histérica e fazia essa paralisia desaparecer mas posteriormente essa pessoa acabaria tendo algum outro tipo de problema.

Freud formulou a idéia de que se você curasse o braço paralisado de alguém, o sintoma iria *necessariamente* expressar-se de outro modo. O braço paralisado poderia desaparecer mas o rosto da pessoa apresentaria uma erupção de urticária. Chegou ele inclusive a dar um nome para isto: "conversão". Também é chamado de "substituição de sintomas".

A hipnose tem sido acusada de só resultar numa substituição de sintomas. Os críticos têm alegado que, embora a hipnose consiga remover um sintoma, o cliente irá *necessariamente* apresentar em lugar daquele um outro sintoma. Quando entrei na área da psicologia, fiquei interessado em testar essa crítica à hipnose.

Tornei-me muito curioso a respeito de hipnose porque praticamente todo mundo no campo da psicologia me dizia: "Não aprenda hipnose. Só trata dos sintomas." Há muito tempo atrás aprendi que qualquer coisa na vida que é evitada diligentemente, provavelmente vale a pena, de modo que aquelas colocações avivaram meu interesse. Embora haja exceções, observei que as pessoas tendem a evitar as coisas que são muito poderosas.

As pessoas diziam: "Não aprenda hipnose porque só trata dos sintomas" e minha primeira resposta foi: "Bom, eu gostaria de ser capaz de tratar dos sintomas. Se eu não conseguir fazer mais nada, isso pode ter um certo valor". Diziam-me: "Não, não. Se você só tratar do sintoma e curá-lo, ele fará 'pintar' alguma coisa diferente."

Uma vez que sou matemático, a idéia de fazer alguém produzir o aparecimento de coisas em outro lugar era muito semelhante a uma equação que fosse atraente. Pensei: "Ah, eu gostaria de ser capaz de fazer isso!" De modo que comecei a estudar hipnose e a experimentá-la para descobrir o que acontecia quando se eliminavam os sintomas. Tentei trabalhar com alguns voluntários que tinham algum problema, hipnotizei-os e removi os sintomas com carta branca sem fazer nada mais. Eu queria descobrir de onde provinha o sintoma, descobrir se havia algum padrão sistemático segundo o qual se desse a conversão. Qualquer bom matemático faz a si mesmo a seguinte pergunta: "Como é que o sintoma sabe onde surgir em seguida?" Nada ocorre por acaso. Se as partículas atômicas não são aleatórias, é preciso muita audácia para achar que os sintomas consigam violar as leis da física.

Comecei a notar que existiam determinados padrões quanto ao modo como os sintomas emergiam. Os sintomas novos pareciam realizar o mesmo *propósito* que os antigos haviam realizado. Quando

161

eu removia sintoma de alguém com a hipnose, essa pessoa produzia um outro sintoma que resultava na obtenção dos mesmos privilégios.

Uma outra coisa que observei — e que odeio informar ao mundo da psicologia — é que o sintoma *nem* sempre voltava. Na realidade, as pessoas apresentavam-se melhor quando o sintoma voltava *mesmo*. Se o *único* meio de uma pessoa conseguir a atenção era tornando um braço paralisado e eu a hipnotizava eliminando o sintoma, então essa pessoa simplesmente deixava de receber atenção. O que me parece menos útil do que ter uma conversão.

Quando assistia ao trabalho dos terapeutas, comecei a notar que muitas vezes eles conseguiam "consertar" a pessoa, tornando-a mais *limitada!* De início essa idéia pode ser difícil de entender. No entanto, se a pessoa não está em contato com seus sentimentos — por exemplo, se ela está fechada para o mundo como meio de proteger-se contra tantas mágoas e sofrimentos que são passíveis de se ter na vida — e você tira esse fechamento dela, ela acaba sendo emocionalmente dilacerada. O que não me cheira a ser um resultado final aproveitável.

Conheço um homem com que aconteceu isso. O clínico que trabalhava com ele achava que sua própria ideologia era mais importante do que a experiência do cliente. O terapeuta acreditava que fosse bom para as pessoas sentirem tudo intensamente, de modo que pôs-se a ensinar a seu cliente a responder com intensidade, sem fazer-se a seguinte pergunta: "Quando ele já estiver sentindo com intensidade, o que é que irá fazer com isso?" Esse clínico não levou em consideração que os mecanismos que haviam protegido seu cliente contra a sensação intensa das coisas deviam estar lá por algum motivo.

A diferença entre raciocinar conscientemente e responder inconscientemente é que as respostas parecem ter um propósito e não um significado. É muito difícil para as pessoas entenderem a diferença entre essas duas coisas, porque geralmente elas tentam compreender as coisas conscientemente. E é óbvio que conscientemente você está tentando discernir o significado da diferença entre significado e propósito. Esse é um meio realmente bom de confundir-se. E à medida que alguns de vocês começam a entrar no processo, quero falar com os demais.

Propósito é simplesmente uma função. Se algo tem uma função, atinge alguma coisa. Aquilo que atinge não é necessariamente algo digno de valor. Porém, é habitual. Atinge alguma coisa que, *em algum momento* na história do organismo teve um significado que lhe era válido. A maioria de vocês que são clínicos perceberam que as pessoas entram em comportamentos que poderiam ser úteis e apropriados para pessoas com cinco anos de idade, mas não para adultos. No entanto, assim que o programa para aquele comportamento foi estabelecido, continuaram a usá-lo.

Por exemplo, existem alguns adultos que choram e lamentam-se para conseguirem levar sua vida. Não se dão conta de que choramingar não irá ajudá-los mais. Quando vocês choramingavam em criança, se os pais eram os certos, vocês conseguiam aquilo que queriam. Mas quando entraram no mundo dos adultos, isso só funcionou com poucas pessoas. De modo que você faz manha por causa disso não funcionar e obtém ainda menos do que aquilo que deseja.

Quando aprendi hipnose, decidi descobrir se se poderia simplesmente fazer alguma coisa desaparecer sem ramificações. Hipnotizei oito fumantes e simplesmente eliminei seu hábito de fumar. Em quatro deles não houve qualquer ramificação detectável. Se as ramificações não são detectáveis, isto para mim basta. Se existe alguma "necessidade subjacente opressiva" que jamais vem à tona, para mim isso está bem. Se o analista freudiano disser que isso vai ficar em suspenso a vida toda, também está tudo certo. Se a coisa funciona, não me importo se deixa alguma "necessidade opressiva", desde que esta nunca exerça impacto na vida da pessoa.

No entanto, com as outras quatro pessoas com quem trabalhei, ocorreram conversões de fato. Fiz verificações periódicas com todos eles porque eu queria descobrir se teria ocorrido qualquer coisa que fosse incomum, estranha, incomumente agradável, uma interferência em suas vidas. Fiz também com que se sentassem em meu consultório, porque eu queria observar se teriam ou não havido alterações radicais em seu comportamento e que eles não teriam relatado.

Um outro homem que tinha sido fumante deu uma resposta muito interessante e incomum. Quando ele me procurou para o relato, disse o seguinte: "Tudo está indo maravilhosamente. Não cheguei nem a desejar um cigarro. Tudo tem andado realmente sob controle. Não tive nenhum outro tipo de problema. A propósito, você também trabalha com aconselhamento matrimonial?"

Ora, eu notei uma certa incongruência em sua comunicação, de modo que lhe disse que chamasse a esposa e voltasse imediatamente ao meu consultório. Quando chegaram, os fiz sentar na sala de espera e deixei-os a sós. Naquela época, minha sala de espera tinha uma câmara de vídeo-teipe instalada de modo que eu podia observar as pessoas. Descobri que podia aprender muito mais a respeito das pessoas na sala de espera em cinco minutos do que em meu consultório durante uma hora. De modo que eu costumava espionar bastante as pessoas. Eu tinha a coisa arranjada de um

163

jeito que fosse onde fosse que ela estivesse dentro daquela sala, eu podia escutá-la e vê-la.

Este casal se sentou ali e esperou, esperou e eu esperava e esperava. Fiquei observando-os até notar o aparecimento de algo interessante. Ambos estavam voltados para a realização de atividades significativas tais como ler revistas e olhar através da janela. Não havia muito que fazer. Ele estava andando em torno da sala e ela continuava olhando para ele tentando conversar com ele. Num determinado momento, ele se sentou perto dela; ela abriu a bolsa e tirou de lá um cigarro. Ela acentou um cigarro, depois parou e olhou para ele. Ela deu uma tragada no cigarro e de novo olhou para ele. Ele viu que ela fumava, levantou-se e afastou-se dela. Ela tentava o tempo todo envolvê-lo numa conversa, mas ele simplesmente respondia-lhe com frases curtas e voltava para sua revista.

Naquele momento, entrei na sala de espera, acendi um cigarro, estendi-o para o homem, disse-lhe que fumasse e saí da sala. Ele pegou o cigarro e, embora não quisesse fumá-lo, segurou-o na mão. Ele não fumou o cigarro, mas começou a conversar com sua esposa.

Ocorreu-me que havia uma forte possibilidade de que ao longo dos anos eles teriam desenvolvido um sistema de sinalização através do uso de cigarros. Posteriormente utilizei uma pequena investigação hipnótica e verifiquei que minha suposição estava correta. Em sua rotina diária, eles dois voltavam-se para muitas atividades até que um deles parava e acendia um cigarro. Então o outro fazia a mesma coisa, e eles prestavam atenção um ao outro. Nas últimas duas semanas eles não haviam mais feito isso, uma vez que eu havia cortado o fumar. Haviam se ignorado completamente um ao outro porque estava ausente aquele sistema de sinais. Esse é um bom exemplo de algo que não é em si significativo mas que tem um propósito.

Um outro homem veio ver-me devido ao retinir e à dor nos ouvidos. Tinha começado com uma pequena dor de ouvido algum tempo antes; depois ele ficou surdo daquele ouvido onde tinha também uma dor crônica. Tinha feito cinco operações e agora não havia mais vestígios de nervos em seu ouvido. Os médicos tinham extraído tudo e, no entanto, seu ouvido ainda sentia o retinir e ele ainda sofria da mesma dor que tinha antes das operações. Os médicos sabiam que, dentro do ouvido, nada mais havia que doesse ou fizesse ruído, de modo que decidiram que a coisa devia ser psicológica. Seu senso de oportunidade não foi algo de que eu me sentiria orgulhoso mas, pelo menos, não continuaram com as operações. Devem ser cumprimentados pelo gesto. Pelo menos não disseram: "Bem, talvez seja no outro ouvido!" Ou "Passemos para o hemisfério cerebral!"

Quando este homem veio ver-me, disse: "Tenho que conseguir que pare essa dor. Tudo que quero aprender é auto-hipnose para controlar a dor, porque agora tenho que tomar tantas drogas para controlar a dor que não consigo funcionar. Não posso fazer nada em casa. Não consigo trabalhar. E se não tomo as drogas, a dor fica tão intolerável que não consigo fazer coisa alguma. Estou num beco sem saída. Estou arruinado. Vou acabar perdendo minha casa. É simplesmente terrível."

Ele queria que eu usasse hipnose e, de certo modo, eu a usei. Usei um modelo particular dentro da hipnose — modelo esse que denominamos de "remodelagem" e que é objetivado à realização deliberada de substituição de sintomas. A remodelagem usa um sintoma e transforma-o em outro diferente. Parecia-me que esse problema de ouvido era como a passagem de férias, livrando-o do trabalho e de outras coisas desagradáveis. Eram férias muito aborrecidas, mas ele não gostava de seu trabalho tampouco. Ele era arquiteto e realmente não apreciava sê-lo, tendo acabado por fazer a maior parte da contabilidade e de outros serviços desagradáveis; de modo que eu troquei o sintoma de dor e retinir nos ouvidos — embora de início eu deixasse-o retinir — para paralisia histérica. Instruí sua mente inconsciente no sentido de que seus braços ficassem paralisados *somente* quando fosse apropriado para este sintoma estar disponível porque eu queria saber até que ponto minha suposição estava correta.

Ele tornou-se realmente funcional. Depois sua esposa dizia coisas como: "Quero que você leve o lixo para fora e apare a grama pois há tantas coisas atrasadas" e, de repente, seus braços ficavam paralisados. Ele dizia: "Oh, droga, não posso fazer isso agora." Seus colegas no trabalho pediam-lhe que fosse fazer as coisas mais desagradáveis dentro da rotina de trabalho — contabilidade e coisas assim — e a paralisia misteriosamente apareceria...

Certa feita eu estava tentando aprender a respeito da substituição de sintomas e uma senhora com pés dormentes veio me ver. Seus pés ficavam dormentes o tempo todo. A dormência era tamanha que ela não conseguia nem se equilibrar, e tinha inclusive que fazer com que as pessoas ajudassem-na a andar. Tinha estado em terapia por um certo tempo. Antes de iniciar a terapia, seus pés só ficavam dormentes às vezes e, depois da terapia, entretanto, eles foram piorando cada vez mais. Ela achava que eles estavam piorando o tempo todo e que a terapia não tinha ajudado mas minha opinião era que a terapia tinha _tornado seus pés constantemente dormentes.

Considero sempre que os sintomas são os amigos de alguém e não seus problemas, porque considero-os como canais de comunicação. Porém, tal como a maioria das comunicações entre pessoas, o propósito e o resultado são freqüentemente esquecidos. Como as pessoas, os sintomas nem sempre mostram a diferença entre o que se *pretendia* comunicar e o que *de fato foi* comunicado.

Esta mulher foi levada a meu consultório por um conselheiro muito conservador de um lugar na Califórnia onde você precisa ser rico para ter condições de ali viver. Esse conselheiro explicou-me como havia feito terapia familiar com a mulher e como agora ela estava com uma família perfeitamente feliz. O conselheiro achava que os pés dormentes tinham algo a ver com interações familiares. Mas, posto que havia trabalhado em todas as dificuldades da família e o sintoma ainda estava ali, alguma outra coisa deveria estar ocorrendo. Então decidiram, como último recurso, que iriam tentar a hipnose.

A pobre cliente estava ali sentada, vestida num suéter de ginástica e calças três quartos. Ela era uma pessoa sem atrativos mas parecia que tinha se esforçado muito diligentemente para tornar-se não-atraente. Ali estava ela, sentada perto de uma terapeuta de quarenta anos, muito bem-vestida, que dizia coisas como: "Seus problemas familiares estão resolvidos". Toda vez que a conselheira dizia isso, a cliente não falava nada mas sua resposta não-verbal era dramática. O rosto tornava-se assimétrico e sua respiração tornava-se curta e rápida. Pensei: "Hum... alguma coisa está acontecendo aqui."

De modo que olhei para ela e disse: "Você me procurou com pés dormentes... e sua terapeuta diz... que isto não tem nada a ver com seus problemas familiares... Sua terapeuta acredita... que seus problemas foram resolvidos... e seu sintoma persiste... Seu médico lhe diz que isto... não é neurológico... Ele diz que o problema não é físico... mas sim que está em sua mente... Agora, eu sei... e você sabe... que o problema não está em sua cabeça... Está nos seus pés... porque você não consegue erguer-se em cima deles... Se você ficasse em cima de seus pés... sem dormência... não teria necessidade... desta terapeuta... nem daquele médico... pois é por este motivo que veio aqui... Agora não quero falar com *você*... porque você não conseguiu de jeito nenhum lidar com este problema... Não aprendeu a ficar em pé em cima deles... por si mesma... sem ter dormência... Quero falar diretamente a seus pés."

Se você pega alguém da classe média americana e lhe diz uma coisa dessas, a pessoa fica pirada. A diferença entre a comunicação hipnótica e a comunicação verbal costumeira é que quando você usa a comunicação hipnótica, não se incomoda com o conteúdo. Só presta atenção às respostas. Sempre digo: "Não prestem atenção ao conteúdo, prestem atenção nas *respostas*". Se fizerem isso, podem dizer *qualquer coisa* e comunicarem-se com a pessoa de modo tal que ninguém mais consegue.

Então desloquei meu olhos e olhei para baixo, para seus pés e disse: "Pés dormentes, sei que vocês têm uma coisa importante para nos dizer." A terapeuta olhou para baixo para os pés da mulher e a mulher se dobrou e também fixou o olhar nos seus pés. Disse: "Ora, eu sei que... biologicamente... o pé direito é o pé 'sim'... e que o esquerdo é o pé 'não'... Existe algo que você queira me dizer?" O pé "sim" se mexeu e a mulher e a terapeuta engasgaram as duas. Eu disse: "Certo. Há alguma coisa que você tenha tentado durante anos dizer a esta mulher e que ela não entende?" Outra vez se mexeu o pé "sim". Disse: "Você teria vontade de contar-lhe isso de outro jeito?" Mexeu-se o pé "não". Disse: "Você reparou que esse jeito não funciona tão bem quanto você gostaria e que o preço é alto demais?" O "não" mexeu-se de novo. Seus pés consideravam que o que faziam funcionava muito bem.

Então eu disse: "Você teria vontade de experimentar uma outra forma, de qualquer jeito, se funcionasse melhor?" e o pé "sim" se mexeu. Então eu disse: "Certo, pé. Se você gostar desta idéia, o que eu quero que você faça é afastar toda sensação de dormência. Restabeleça um equilíbrio completo, sólido e firme. E *apenas* nos momentos em que necessitar comunicar-se, quero que fique dormente. Mas quero que realize um trabalho mais completo. Quero que fique dormente desde a ponta dos dedos até pelo menos um palmo acima dos joelhos. E depois, quando não precisar mais comunicar-se, volte ao equilíbrio perfeito. Porque do jeito que está se comunicando agora, ela não sabe quando você está comunicando e quando não está, de modo que ela não consegue entender o que você está dizendo. Mesmo que ela obedeça, ela obedece quando não precisa fazê-lo. E ela poderia obedecer mais completamente, não poderia?" E o pé "sim" se mexeu. Depois eu disse: "Comece agora."

A mulher disse: "Meus pés não estão adormecidos!" Ela pegou no pé ergueu-o e olhou para ele e mexeu seus dedos. Ficou em pé e conseguia equilibrar-se. A terapeuta disse: "Agora, não quero que você fique muito otimista porque às vezes estas coisas não duram" e a mulher ficou dormente do pé ao joelho, tendo caído de quatro. Ela se levantou até a cadeira e disse para sua terapeuta: "Não me diga isso!" e a dormência sumiu.

Agora, o sintoma tornou-se um professor para ela. Quando saiu de meu consultório e foi para casa, estava deliciada. Limpou a casa e fez coisas que não fazia há muito tempo. Quando seu marido voltou para casa ela lhe contou as boas novas e disse: "Por que você não me leva para jantar fora para comemorar?" Ele disse: "Estou muito cansado. Por que você simplesmente não cozinha alguma coisa?" Ela respondeu: "Tá bom." E a dormência começou a escalar suas pernas. Ela disse: "Não, acho melhor sairmos" e a dormência desceu.

Durante um bom tempo, a dormência tornou-se seu melhor amigo. Tornou-se um professor. Quando um sintoma torna-se seu professor, torna-se também um aliado porque nada existe no mundo que de algum modo não possa tornar-se útil.

Se pensarem na psicoterapia, na hipnose e na ciência médica em geral como combatendo os sintomas, haverá uma grande limitação naquilo que você será capaz de fazer. Lutar contra seu próprio inconsciente é uma coisa que o cliente não faz muito bem e a mente consciente não será capaz de fazê-lo melhor.

Há muito tempo atrás, antes de eu me tornar um hipnotizador oficial, tinha uma parenta que sofria de um problema terrível com o seu peso. Era membro da *Weight Watchers Anonymous* * e fazia todos os tipos de coisas, por exemplo, escrevia recados no refrigerador. O que me impressionava a respeito dela era que sempre comprava comida para que pudesse evitar de comê-la. Sempre havia comida na casa para não se comer.

Lembro-me de uma vez quando era simplesmente uma criança e não conhecia muito das coisas, fui ao supermercado com ela. Conforme andávamos pelo supermercado, eu fiquei mais ou menos pulando atrás dela. Ela colocava várias coisas no carrinho, as quais não iria comer. Uma das coisas que ela estava pegando era uma lata de dois litros de sorvete. Perguntei-lhe por que estava comprando o sorvete se no dia anterior tivera tanta dificuldade para não comê-lo. Ela disse que o estava comprando para mim. Eu lhe disse que não gostava de sorvete e que ela não precisava comprá-lo para mim. Ela pegou o sorvete do carrinho e tentou recolocá-lo na prateleira mas não conseguiu fazê-lo. Disse: "Bom, quem sabe a sua mãe gostaria de um pouco". Eu lhe disse: "Não, minha mãe também não gosta de sorvete." Então ela começou de novo a colocá-lo na prateleira e disse: "Bem, amanhã você vai receber alguns amigos". Eu disse: "Não, mudei de idéia." Ela quase devolveu o sorvete na prateleira e depois novamente se deteve. Procurava algo em sua mente, tentando devolver o sorvete. Eu estendi a mão, peguei a lata de dois litros de sorvete e coloquei-a de volta na prateleira. Então olhei para ela e perguntei-lhe: "Qual é o pro-

---

* No Brasil, "Vigilantes do Peso". (NT)

blema?" Ela disse: "Não sei. Acho que estou deixando alguém de fora."

Lembro-me de ter sido sacudido pela confusão daquele momento. Para mim não teve sentido algum senão anos mais tarde. Ela *havia* deixado alguém de fora na sua vida — ela mesma. Era uma dona de casa profissional cuja casa jamais ficava suja porque ninguém jamais a sujou alguma vez. Seu marido trabalhava dezessete horas por dia, raramente voltava para casa e recusava-se a discutir negócios com ela porque achava que era falta de educação. Contudo, não havia mais nada do que falar. Não tinham filhos. Ela não tinha carro porque seu marido não achava que ela fosse aprender a dirigir; não era seguro na Califórnia. Portanto, tinha uma casa vazia com coisa nenhuma dentro dela, e ninguém com quem conversar. Poder-se-ia dizer que ela era vazia.

Gostaria de saber naquela época o que sei agora: que existe um propósito inconsciente atrás dos comportamentos. O propósito não precisa ser necessariamente significativo no sentido que Freud achava que precisava. No início de meu interesse pela psicologia, como eu era bobo, fiz uns dois cursos na Facu'dade. Um daqueles cursos era chamado "Interpretação dos Documentos Interpessoais". Íamos aprender a interpretar as coisas de modo "real". Naquele curso, descobri que as pessoas conferem aos comportamentos muito mais significados do que realmente existem. O comportamento não tem assim tanto significado, mas tem uma incrível quantidade de propósitos e quero demonstrar isso a vocês.

Remodelar

Quantos aqui dentro já sabem como fazer remodelagem? O que eu gostaria de fazer, tanto para aqueles que não sabem o que significa remodelar quanto para os que pensam que sabem como fazê-la, é apresentar-lhes um modo de fazer a remodelagem com a mente inconsciente. O modo como geralmente ensinamos a remodelagem em seminários implica um meio de a mente consciente comunicar-se com o resto da pessoa a respeito de alguma coisa que se deseje modificar, gerando comportamentos novos e mais satisfatórios dentre os quais escolher. Hoje quero ensinar-lhes como usar a remodelagem na qualidade de meio de comunicação direta com o inconsciente de alguém *sem* usar o consciente como intermediário.

O modo como iremos fazer a remodelagem hoje é um pouquinho incomum porque vocês nunca irão saber em cima do que estão

169

trabalhando. A pessoa com quem estiverem trabalhando não irá contar-lhes aquilo que é seu desejo transformar. Não chegará sequer a aludir a isso e, de fato, talvez ela mesma não o saiba. Iremos realizar este processo determinando um sistema de sinais inconscientes. Ao invés de falar com o pé da pessoa, vocês irão falar com alguma outra coisa.

1) *Determinação de Sinais Sim/Não Inconscientes com o Inconsciente*

Antes de poderem fazer a parte da remodelagem, vocês precisam conseguir determinar um sistema de sinais sim/não, de modo que tenham alguma forma de obter *feedback*. Há muitas maneiras de consegui-lo. Uma delas é usar o que se denomina "respostas ideomotoras". Toda vez que a pessoa mexe alguma parte de seu corpo sem ter consciência de o estar fazendo, essa é uma resposta ideomotora. Hipnotizadores tradicionais empregam os chamados sinais com os dedos. Fazem com que um dedo se levante para "sim" e outro para "não". Erickson tinha inclinação para o uso dos braços: fazia com que o braço inteiro se levantasse de modo relativamente involuntário. Mas você pode usar assentimentos com a cabeça, alterações na cor da pele, qualquer sinal que por natureza não seja verbal e que seja passível de ser observado.

Lembre-se que os movimentos inconscientes são lentos e relativamente espásticos. Se estiver usando sinais com os dedos e o parceiro levantar rapidamente o dedo, do modo como o faria se você tivesse acabado de pedir que o levantasse, diga: "Essa é a mente *errada*. Não estou interessado *nessa* mente."

O modelo de remodelagem consciente que consta do livro *Sapos em Príncipes* tem por objetivo usar a mente consciente do cliente como mensageira. Ela observa as respostas internamente e transmite o que são para você.

Ao invés de usar a mente consciente do cliente desse jeito, hoje à tarde eu gostaria de fazê-los passar por um procedimento de aprendizagem de estabelecimento de respostas ideomotoras, de modo que possam usar as respostas "sim" e "não". O modo como isso será feito pede que primeiro vocês alterem substancialmente o estado de consciência da pessoa. Podem alterá-lo segundo um dos modos que já aprenderam. Vocês imaginam aquilo que seria uma seqüência de experiências que conduzisse o parceiro a um estado muito alterado.

170

Quando estiverem trabalhando com a pessoa, podem dizer-lhe que se sente e, conforme ela for se sentando, que se lembre de alguma vez em que fazia uma longa viagem de carro. Estava dirigindo pela estrada, talvez à noite, talvez de dia. Talvez a viagem tenha começado de dia e prosseguido até à noitinha. E, conforme caía a noite e ela continuava indo pela estrada, começou a perceber a vibração do volante, o ruído do motor, o repetitivo movimento dos objetos visuais que passavam correndo por ela. A confusão da experiência... conforme você prossegue... cada vez mais... noite adentro. E conforme o fazia... foi ficando mais e mais relaxada... e você se dizia que precisava ficar acordada... isso era muito importante... Mas você se sentia muito cansada... e poderia olhar um relógio... uma vez... e olhá-lo depois... e sentir como se tivesse passado uma hora... mas apenas minutos teriam se escoado... Às vezes parece que você devaneia por um segundo... e teriam se passado vinte ou vinte e cinco minutos...

Todas estas descrições... que vocês podem usar... levarão seu parceiro mais e mais a estados alterados... E conforme ele entra nesse estado alterado... e começa a relaxar... e torna-se ainda mais confortável... então quero que vocês comecem a... sugerir-lhe... que ele pode usar sua mente inconsciente... como recurso... recurso do qual ele pode aprender... e com o qual pode comunicar-se... e realmente ter uma experiência... a qual lhe será satisfatória... E que a única coisa que é necessária... para efetivar um bom contato com o seu inconsciente... é ter um canal de comunicação...

Algumas vezes o inconsciente comunica-se com a mente consciente pelo movimento... Poderá ser movimento... de relaxamento... Pode ser sua cabeça que assente... para cima e para baixo... ligeiramente... para comunicar "sim", e de um lado para outro... ligeiramente... para comunicar "não"... Poderá ser o braço esquerdo... que muito devagar... começa a se levantar... como meio de comunicar "sim" e o braço direito... que se levanta lentamente para comunicar "não"... Pode ser que seu pé direito estremeça... involuntariamente... para indicar "sim"... e que o pé esquerdo estremeça... involuntariamente... para comunicar "não"... Pode ser que você olhe para a esquerda... para comunicar "não"... e que olhe para a direita para comunicar "sim"... Somente sua mente inconsciente sabe o que será... E se acontecer de ser uma de suas mãos que se ergue... ou um de seus pés que se move... não importa de jeito nenhum o que será... Apenas importa que a escolha que você fizer... seja apropriada... a você... porque sua mente inconsciente sabe mais a seu respeito... do que qualquer outra pessoa...

Ora, você pode então pedir à pessoa que escolha inconscientemente... aquilo que ela gostaria de usar como sinal para "sim"... observando o que acontece... Se você não enxergar nada... espere... aprofunde o transe do parceiro... e sugira outras alternativas... até descobrir uma... Porque algumas pessoas escolhem dizer "não" mexendo um indicador... e "sim" levantando o braço todo... E sei que a pessoa que faz isso... pode permitir à sua mente inconsciente... erguer o braço esquerdo... apoiado sobre a coxa, lentamente... talvez chegando até seu rosto... de modo que a pessoa que está trabalhando com ela... possa captar sempre esse sinal...

Bom, é preciso que vocês sejam astutos ao fazerem isso... porque muito, muito freqüentemente... os sinais parecerão estar incorporados... num movimento consciente... e quando acontece isso... você não quer perdê-lo... quer? É tão fácil para as pessoas... perderem os sinais...

Ora, pode ser que obtenham um sinal... que vejam uma vez... mas que não parece... voltar uma segunda e terceira vezes... Só porque você faz uma pergunta... isso não significa que alguém tenha um modo de respondê-la inconscientemente... Porque às vezes as perguntas não podem ser respondidas com "sim" ou "não". De modo que inicialmente tentem fazer perguntas que possam ter certeza... de receber um "sim" ou "não" em resposta.

Quero que formem pares e experimentem isso. Induzam primeiramente um estado alterado e depois levem a pessoa a responder perguntas com uma resposta ideomotora. Se a pessoa não lhe apresentar literalmente nenhum sinal e está tendo dificuldades em dar respostas ideomotoras, vocês podem ajudá-la. Lembrem-se, nunca definam coisa alguma como êxito ou fracasso. Deixem a situação ambígua no tocante a estar pedindo a ela que use um canal e não um outro e deixem a situação ambígua quanto a quais canais você está prestando atenção, de modo que fique difícil para a pessoa saber de onde você está recebendo os sinais. Se você determinar uma coisa que é limitada e o parceiro não consegue produzir a contento, isso pode convencê-lo de que não consegue fazê-lo quando, na realidade, ele provavelmente já conseguiu fazê-lo bem, mas sem ter notado que conseguiu; a pessoa só percebeu quando você definiu alguma coisa como fracasso.

Gostaria de instruir todas as mentes inconscientes daqui que se receberem da pessoa com quem estão trabalhando a idéia de que estão fracassando, estão errados. É a *outra* pessoa que está fracassando. O fato de que estão com isso na cabeça é uma indicação de que não receberam escolhas suficientes para que pudessem responder fácil e apropriadamente.

Às vezes é muito difícil para as pessoas apresentarem respostas ideomotoras porque é uma coisa nova para elas. Se elas estão ali sentadas e você não está vendo resposta alguma, muitas vezes pode dizer-lhes quais são (Ele se volta para uma mulher na platéia). "Sally, estou estendendo minha mão e estou levantando seu braço esquerdo. E não vou lhe dizer que o abaixe senão com a mesma lentidão que você precisa para relaxar confortável e completamente, aprendendo a deixar sua mão direita flutuar involuntariamente para cima. De modo que essa mão virá para baixo lentamente enquanto você tem pensamentos agradáveis... e deixa que todo o peso se esvaia daquela outra mão... de tal sorte que uma das mãos vem para baixo... na mesma velocidade em que a outra começa e continua a se erguer... nem mais depressa... nem mais devagar. Assim está depressa demais, vá mais devagar. Na mesma velocidade que a outra mão aprende a se mover involuntariamente... Está certo assim... Devagar... Deixe que a outra mente o faça... Mais devagar... Assim... Agora você está aprendendo... realmente aprendendo... Aprecie isso... Está certo assim... Até em cima, deixe-a... ir até em cima... Aprenda a deixar que sua mente inconsciente faça os movimentos e as mudanças... e deixe que isso prossiga, um movimento para um lado... e outro movimento para outro lado... E você pode continuar com isso até ter aprendido a fazê-lo com perfeição."

A hipnose é um processo de aprendizagem. Não há como fracassar a menos que o hipnotizador deixe que alguém defina alguma coisa como fracasso. Se você definir a situação de tal modo que não seja possível o fracasso, isso não será um problema. Se você apresentar às pessoas continuamente as experiências e as respostas internas que podem servir como base para a construção de aprendizagens de modo a que tenham escolhas, você lhes estará prestando o maior dos serviços. Isso vale para qualquer aprendizagem.

Agora você pode deixar que aquela mão desça, Sally, e dê a si mesma os parabéns pelo belo trabalho realizado.

Agora, quero que cada um de vocês, todos, aqui, possam aprender a entrar em transe; e podem aprender qualquer coisa que queiram pelos estados de transe. Mas se estados de transe são de modo típico um momento em que você fracassa nas coisas, isso não acontecerá. Os hipnotizadores tradicionais sempre se fizeram um desserviço quando pediram às pessoas que fizessem coisas que elas já não estavam fazendo. Não faço isso porque acho injusto para com elas e porque irá tornar mais difícil o meu trabalho. Sempre deixo que as pessoas façam o que elas já estão fazendo,

173

apresentando-lhes uma porção de escolhas. Permito-lhes que respondam segundo modos que lhe são mais naturais e depois lentamente uso isso para ensiná-las a fazer uma outra coisa num estado alterado. Vocês podem começar com coisas simples como movimentos, ampliando-as de todo jeito para realizar mudanças pessoais penetrantes.

Certo. Encontrem um parceiro, induzam um estado alterado e determinem um sistema de sinais sim/não não-verbal. Os sinais podem ser respostas outras que não só os movimentos. Você poderá fazer com que seu rubor seja um sinal para "sim" e sua palidez para "não". Ou ela poderá relaxar para "sim" e enrijecer-se para "não". Se você experimentar várias possibilidades e não perceber nenhuma resposta, diga: "Pediria de sua mente inconsciente que me fornecesse um sinal passível de ser claramente reconhecido para que eu possa usar validamente como resposta "sim". Você poderia fornecer-me isso?" Aí você se recosta e observa. Se percebê-lo, ótimo. Se não, diga: "Por favor, torne-o mais óbvio. Desejo ser instruído por sua mente inconsciente e respeitar ao máximo suas necessidades e para tanto necessito de um sistema de sinais que seja inequívoco e isento de ambigüidades." Em geral o parceiro irá proporcionar algumas respostas que você pode ver. Gastem mais ou menos vinte minutos fazendo somente isso um com o outro. Depois voltem, e lhes darei mais instruções.

* * *

Muitos de vocês me disseram que foi muito mais fácil do que pensaram. Muitos de vocês, enquanto eu dava um giro pela sala, estavam se saindo de maneira brilhante, embora sem percebê-lo. Um dos problemas de se fazer alguma coisa que envolva a atividade inconsciente é que muito freqüentemente as coisas são realmente óbvias. Observei que uma pessoa estava olhando detidamente os dedos de seu parceiro e fazendo perguntas, enquanto que o tal parceiro estava assentindo com a cabeça ou balançando-a, para "sim" e "não". O sujeito estava focalizado nos dedos e apertava os olhos mais e mais como se de um jeito ou de outro ele fosse fazer os dedos irem mais para o alto. Vocês têm que entender que muito freqüentemente as respostas inconscientes, uma vez que são significativas, têm a tendência de serem muito gritantes. Mas se você olhar para um só lugar, poderá perdê-las.

2) *Identificação do Padrão de Comportamento a Ser Mudado.* Agora que vocês determinaram sinais sim/não, quero que ponham novamente o parceiro num estado alterado e façam com que identifique algum padrão de comportamento no qual se envolve mas que não gosta. Agora, conscientemente ele pode pensar: "Ah,

fumar", mas inconscientemente o parceiro poderá identificar alguma outra coisa. Não importa o que ele pensa ter identificado porque eu quero é que·você *diga ao inconsciente de seu parceiro que faça uma busca por todas as coisas de sua vida que lhe causam problemas escolhendo uma que seja da mais absoluta e vital importância em termos de seu bem-estar.*

Assim que a mente inconsciente houver escolhido uma, *faça com que lhe dê um sinal de "sim".* Você terá garantias por meio destas instruções de que se a pessoa escolher conscientemente algo trivial como seja, fumar, seu inconsciente pode escolher uma coisa mais útil. Controle de hábitos é a mais insignificante aplicação de um instrumento de aprendizagem. É importante, mas não tão importante para o seu bem-estar quanto as outras coisas. Existem muitos padrões que ocorrem em sua vida e que impedem a pessoa de sentir-se íntima com os demais, que a impedem de ter espontaneidade em sua passagem pelo mundo, que a impedem de ter habilidade para aprender com as outras pessoas e deleitar-se em sua companhia. Existem padrões como este que são penetrantes, que invadem tudo que se faz. Um subproduto deste padrão pode ser que você não consiga controlar seu tabagismo ou que acorde às quatro da manhã e tenha que comer nozes pecãs.

Trabalhei certa feita com um homem que fazia isso. Ele acordava às quatro da madrugada e se não conseguisse comer pecãs não conseguia voltar a dormir. Não importa onde estivesse; não importa, inclusive, se ele havia trocado de zona horária. O hábito também modificava a zona horária. Era uma coisa muito sofisticada. A propósito, esta pessoa era um clínico.

O problema era que ele viajava para lugares nos quais não se podia conseguir pecãs. Ele levava pecãs consigo quando ia para países estrangeiros mas às vezes não lhe era permitido entrar com elas. E isso significava que ele iria acordar às quatro da manhã. Sendo esperto, aprendeu a ir para a cama às nove da noite e acordar às quatro da manhã. No entanto, sua esposa não gostava muito disso. Fazia da vida uma coisa sem graça.

Ora, eu sabia que o comportamento que ele me disse que queria modificar era apenas um exemplo de um padrão muito mais importante e penetrante. Porém, sei que o trabalho em cima do exemplo é uma maneira de se trabalhar com o padrão, de modo que prossegui com a remodelagem.

Sendo assim, na próxima etapa quero que façam primeiro seu parceiro voltar ao transe, restabelecendo o sinal sim/não com o inconsciente da pessoa e depois pedindo-lhe que identifique tanto consciente quanto inconscientemente um padrão significativo de

175

comportamento que seja seu desejo modificar. Podem rotular esse padrão de X, Y, ou qualquer coisa arbitrária desse gênero.

3) Isolar a Função Positiva do Comportamento

a) Agora podem passar direto para o modelo básico de remodelagem. Primeiro digam algo assim como *"Quero que você, mente inconsciente de Joyce, transfira os sinais com os dedos para aquela parte dela que a faz realizar X. E quando aquela parte estiver com o controle completo dos sinais com os dedos, ambos os dedos irão levantar-se de modo que eu possa saber."* Usem sempre os sinais ideomotores como mecanismo de *feedback*.

b) A próxima questão é muito importante. Perguntem: *"Você estaria disposta a permitir que sua mente consciente soubesse o que ocorre de valioso quando ela faz X?"* Esta é uma pergunta estilo sim/não. Se obtiver um "sim", diga: "prossiga e deixe que ela saiba e quando você tiver feito isso, deixe então que o dedo "sim" se erga, que o rubor "sim" apareça — ou qualquer que seja o sinal — de modo que eu possa saber que você a informou." Você estará sempre monitorando as coisas. Use os sinais sim/não não apenas como respostas mas também como monitores.

A propósito, não importa se você consegue uma resposta "sim" ou uma "não" para a pergunta: "Você permitirá que sua mente consciente venha a conhecer o propósito utilitário?" Não importa porque você já possui o que queria conquistar: comunicação sobre o tema. Se você chegar dizendo: "Está disposta a comunicar-se a respeito disto?" a resposta pode ser: "Não." E se isto acontecer, então você está numa enrascada. Então terá que inventar algum outro truque.*

Se você pergunta a um pai em terapia familiar: "Você está disposto a modificar seu comportamento em relação a seu filho?" poderá receber um "não" em resposta. Mas se você lhe disser: "Você ama seu filho?" ele irá dizer: "Sim." Se você perguntar: "Você o ama de fato?" ele dirá: "Sim", de novo. Se então você perguntar: "Você o ama o suficiente para ter vontade de fazer algumas alterações em seu comportamento de modo que ele pudesse ter uma vida feliz?" poucos serão os pais que a isso irão dizer "Não."

O procedimento de remodelagem que lhes estou ensinando é muito parecido com isso. Você torna muito fácil para a pessoa res-

---

* No original, *scan*, ou seja, esquema fraudulento, geralmente para a obtenção de algum lucro rápido e ilegal. (NT)

ponder do jeito que você quer pressupondo tudo que for importante.

Assim, eu pressuponho a comunicação. Se seu inconsciente lhe diz: "Não, não estou disposto a revelá-lo à sua mente consciente", já se comunicou comigo. Digo: "Então você está com vontade de descobrir sozinha exatamente aquilo que considera ser o aspecto mais proveitoso deste comportamento?" Vejam, eu só quero a comunicação. Não importa se a resposta é "sim" ou "não". O que importa se seu consciente sabe ou não? Mesmo que sua mente consciente soubesse, não iria adiantar nada. Às vezes, o saber cria uma ilusão de segurança, mas informar a mente consciente não é algo profundamente útil em si. O que quero é comunicação.

Igualmente importante, desejo fazer uma distinção entre o comportamento de que a pessoa não gosta e seu propósito útil. Esta separação também está pressuposta em minha pergunta. Não pergunto se *há* um propósito útil, pergunto se sua parte inconsciente tem vontade de comunicar qual é a utilidade daquele comportamento. Se a parte inconsciente não estiver disposta a comunicar sua função positiva, digo: "ótimo" e simplesmente vou em frente. A importante distinção entre o comportamento e algum propósito útil já foi feita. Isto me confere muitíssima flexibilidade na realização de modificações. A pessoa não gosta do comportamento de modo que eu encontro algum propósito positivo ao qual serve. O que abre a porta para a criação de novas escolhas.

4) *Criação de Novas Alternativas*

a) Assim que a mente consciente souber qual é o propósito útil, ou que essa parte identifique por si mesma qual ele é, o passo seguinte é dar vazão a modos alternativos de conquistar esse propósito útil. Podem simplesmente *perguntar àquela parte se estaria disposta a ir até onde estão os recursos criativos que fazem as pessoas sonharem e manufaturarem idéias* — podem descrever qualquer coisa que tenha a ver com a manifestação de novas escolhas, com a reorganização de coisas ou com criatividade — *e obter algumas formas de conquistar esta função positiva* além daquela que atualmente está sendo utilizada. Assegure por todos os meios a essa parte que ela não precisa aceitar nenhuma destas escolhas e que não é obrigada a abandonar o antigo comportamento. Ela pode simplesmente ir em busca de toda uma vastidão de outros modos de realizar aquela mesma intenção positiva.

b) Quando você tiver tido um "sim", diga-lhe que vá em frente e que novamente lhe apresente um sinal de "sim" quando houver obtido dez novas escolhas. Se a mente consciente souber qual é o padrão de comportamento e qual a função a que serve, então vocês podem permitir a esta que conheça as novas escolhàs. Mas não há necessidade de a mente consciente saber quais são elas.

Quero que trabalhem até aí, apesar disso talvez não lhes fazer muito sentido. Primeiro vocês lhe digam que escolha um comportamento a respeito do qual mais deseje ter mais escolhas. Depois digam essencialmente o seguinte: "Separe o comportamento que está usando daquilo que se supõe deva atingir — ou seja, de seu objetivo." Depois digam: "Certo, agora que você os separou e sabe qual é a diferença entre eles, quero que se valha de toda a sua criatividade e volte com dez modos novos de realizar esse objetivo. Você não precisa usá-los. Não existe aqui compromisso no sentido de modificar coisa alguma. Simplesmente crie dez modos com os quais você seria capaz de atingir o mesmo propósito."

Depois que a pessoa sinalizar que já tem de fato as dez escolhas, ou que ela só conseguiu oito, então pare. Traga-a de volta para o estado de vigília. Certo, experimentem até aí.

* * *

Na etapa que vocês acabaram de praticar, a coisa básica que vocês estão tentando realizar é fazer com que alguém aprenda inconscientemente a separar comportamentos daquilo que por meio de tais comportamentos se alcança. Se um comportamento é um modo de chegar num resultado em particular, assim que se houver realizado aquela distinção pode-se facilmente conseguir que a pessoa comece a oferecer outras possibilidades: três, cinco, cinqüenta modos de chegar no propósito sem que seja por meio do comportamento problemático. Você quer que a pessoa por fim tenha à disposição meios que sejam *tão imediatos, tão eficientes* e *tão exeqüíveis* quanto aquele que está presentemente empregando. Se fizerem isto, é típico não ser assim tão difícil começar-se a induzir modificações de muita profundidade.

Se você só pensa em termos de modificar um comportamento, como seja fumar, você não tem muito espaço para se mover. Você pode ou fumar ou não fumar e é *muito difícil* fazer com que as pessoas *não* façam as coisas. Se você der um passo atrás e trabalhar em termos da função positiva do fumar, por exemplo, relaxamento, isto lhe dá muito mais flexibilidade. Há muitas maneiras de a pessoa relaxar.

Às vezes as pessoas tentam uma deliberada substituição de sintomas mas em geral entram em dificuldades. Por exemplo, tome-se uma pessoa que inconscientemente deseja sentir satisfação e o modo como ela realiza essa satisfação é comendo um pedaço de bolo de chocolate. Se substituirmos o comer pelo pintar um quadro a coisa não vai funcionar muito bem porque é muito mais fácil conseguir um pedaço de bolo de chocolate do que pintar um quadro.

É muito mais fácil fumar um cigarro para relaxar do que ir para o México. O fumar pode ser que não te relaxe tanto mas está à mão de modo muito mais imediato. Inconscientemente, não se faz, de fato, o tipo de distinções qualitativas que se pode realizar filosoficamente. Conscientemente, pode-se decidir que não é quase tão satisfatório comer bolo de chocolate porque depois você terá que se arrepender disso, o que desvia o gesto do restante de sua vida. Pode-se decidir que se se adotasse um *hobby* ou se se encontrasse alguma outra coisa para fazer, isto seria muito mais satisfatório. Entretanto, se aquilo que você tenta substituir para lhe dar aquela sensação de satisfação não está tão imediatamente disponível quanto o bolo de chocolate, ou você volta a exibir o mesmo padrão de comportamento ou encontra uma outra coisa que esteja mais facilmente à mão.

Então, às vezes quando você encontra alguma outra coisa que seja igualmente imediata, descobre alguma coisa que vale a pena. Mas freqüentemente as pessoas deixam de comer em excesso e começam a fumar. Ou deixam de fumar e aumentam de peso espontaneamente. Ou abandonam algum hábito que atravessa seu caminho e terminam fazendo algo que lhes é ainda mais destrutivo. De modo que é importante que vocês tenham uma maneira de avaliar as escolhas que fazem.

5) *Avaliação de Novas Alternativas*

a) Vou pedir-lhes que novamente formem pares com a mesma pessoa e continuem com o passo seguinte. Levem a pessoa de novo para o estado alterado, restabelecendo qualquer sistema de sinal que estiveram usando e, a seguir, *peçam-lhe que investigue cada uma das escolhas, e que avalie cada uma delas em termos de se inconscientemente ela acredita que sejam pelo menos tão imediatas e eficientes e disponíveis quanto o meio que está atualmente utilizando para concretizar a função positiva.* Seja qual for a intenção atrás do comportamento, será que estas escolhas alternativas funcionarão de modo igualmente tão eficiente a ponto de concretizá-la? *Toda vez que ela identificar uma alternativa que sim, deixe que aconteça o sinal de "sim",* de modo que você possa contar o número de escolhas que ela inconscientemente realiza. Você quer saber quantas escolhas ela crê inconscientemente que satisfaçam ao critério. Se você conseguir dez, está em boa forma.

b) Se você conseguir menos do que três escolhas aceitáveis, faça com que ela volte para o passo quatro e produza mais até pelo menos três. Se você tem uma só escolha quanto ao modo de fazer bem alguma coisa, não há realmente muita escolha. É exatamente aí que a maioria de vocês está agora em relação àquilo que está fazendo. Se o *único* modo de você conseguir alguma gratificação imediata para se satisfazer for comer em excesso ou gritar com os filhos, ou seja lá o que acontece, então você não tem realmente escolha. Se você desenvolver apenas mais uma possibilidade, não tem ainda realmente uma escolha. O que você tem é só um dilema.

Se você tem três possibilidades, além daquela que não gosta, então está na Terra das Escolhas e é isso realmente que significa escolher. De modo que quero que você faça a pessoa produzir pelo menos três possibilidades que ela inconscientemente aceite como sendo tão imediatas, tão disponíveis e tão eficientes para a realização daquele propósito particular.

6) Escolha de Uma Alternativa

a) Agora, assim que você tiver recebido um sinal da outra pessoa mostrando que ela tem três, então faça com que ela inconscientemente selecione aquelas dentre as novas a serem experimentadas. Você não quer que ela escolha a antiga, de modo que o melhor jeito é ultrapassar aquela possibilidade pelos pressupostos. Peça-lhe que *escolha qual dos novos modos lhe parece ser o mais efetivo e o mais imediatamente disponível para a satisfação daquele que é o propósito que tem em mente, dando-lhe o sinal de "sim" quando houver realizado a escolha.*

b) A seguir, *peça-lhe que aquela parte inconsciente seja a responsável pelo uso da nova escolha ao invés da antiga durante um período de três semanas a fim de avaliar sua eficiência.* Se ela descobrir que não vai funcionar, então ela pode testar as outras duas alternativas ou voltar para o padrão antigo. O retorno ao antigo padrão de comportamento não constitui um fracasso sendo apenas um sinal para a produção de mais possibilidades, talvez à noite enquanto sonha e dorme, talvez num devaneio.

Uma das coisas que descobri em meu trabalho com as pessoas é que quando passam por procedimentos terapêuticos usuais, procedimentos hipnóticos ou médicos a fim de modificarem-se, freqüentemente começam a se mudar *menos* espontaneamente do que uma pessoa normalmente o faria. Quando as pessoas não conseguem obter o resultado que desejam, começam a construir generalizações a respeito da dificuldade das modificações e de sua incapacidade de realizá-las, mais do que simplesmente a considerar que a ausência de mudanças é uma indicação de que as escolhas desenvolvidas não foram adequadas e que está na hora de encontrar melhores.

Quando tiverem feito com que aquela parte assuma a responsabilidade pela experimentação de uma nova escolha, peça-lhe que apresente algum sinal que indique no caso de uma nova escolha não ser suficientemente boa. Faça então com que a parte use isso como um sinal para a produção de uma nova escolha que seja ainda melhor. Isso poderia ser feito no processo de sonhar, de fantasiar, ou a nível inteiramente inconsciente. *Uma nova escolha inadequada torna-se um sinal para a elaboração de novas aprendizagens e não é uma indicação de fracasso.* Isso faz sentido? É um princípio realmente importante mesmo se você não fizer hipnose. Quando você modifica as pessoas, sempre defina alguma coisa que poderia ser considerada como fracasso como uma indicação de que está na hora de ampliar. Essa é uma aprendizagem de âmbito geral muito melhor do que qualquer alteração específica que se possa conferir a uma pessoa na psicoterapia. Se alguém chega com pés adormecidos, e você instala aquela aprendizagem e ajuda essa pessoa a fazer desaparecer a dormência, você lhe ensina que se a dormência voltar está na hora de fazer alguma coisa. Não significa que a terapia não funcionou, ou que ela fracassou.

Algumas vezes um terapeuta me diz que usou um procedimento com alguém e que a pessoa se modificou durante seis meses e que depois o mesmo antigo problema voltou e tal terapeuta não sabe o que foi que fez de *errado*. Me parece que tal terapeuta deva ter feito algo realmente *certo* para ter conseguido que a mudança durasse todo esse tempo. Mesmo que a modificação só tivesse durado uma semana, ele deve ter feito uma coisa que foi muito apropriada. O que lhe faltou foi tomar aquilo que havia feito de certo e usá-lo como base para saber o que fazer em seguida. Sintomas são como um barômetro; indicam quando as escolhas que você tem são inadequadas para conseguir enfrentar as coisas e responder a elas de modo tal que lhe seja apropriado.

A tensão também pode ser considerada um barômetro quando você não consegue se haver com seu comportamento de maneira apropriada. Certa vez trabalhei com pessoas que estavam num lugar que se chamava "Clínica da Tensão". Pensei que esse era um nome interessante para a instituição, espécie de metáfora. Estavam tentando ajudar as outras pessoas a reduzir a quantidade de tensão de suas vidas aprendendo técnicas de relaxamento. O que não conseguiam fazer, porém, naquela clínica, com os clientes e consigo mesmos era definir a tensão como algo útil. Definiam-na como uma doença que devia ser curada ao invés de ser empregada como um modo proveitoso de monitorar o modo pessoal de lidar com os próprios problemas, advertindo quando não estivesse funcionando bem.

181

A tensão pode ser uma indicação de que está na hora de se recostar e utilizar as técnicas de relaxamento *e* que agora chegou uma oportunidade de começar a pensar em meios mais criativos de tocar o barco.

Gostaria que vocês retomassem o parceiro e fizessem com que inconscientemente ele escolhesse as alternativas que irão realmente dar certo, selecionando a seguir uma dentre essas escolhas para teste durante um período de tempo limitado. Se essa alternativa não funcionar, tentará uma outra ou começará a mostrar algum comportamento que irá produzir mais escolhas. Se funcionar de fato, essa alternativa será mantida, o que alivia a necessidade de executar o padrão indesejado de comportamento.

7) *Espelhamento do Futuro.* Se você obtiver uma verificação total a nível inconsciente de que seu parceiro está disposto a aceitar a nova resposta e a usá-la, então inclusive sem saber qual é o problema, diga-lhe que *entre numa fantasia dentro da qual viveria uma situação na qual teria a maior oportunidade possível para responder com o padrão de comportamento que ela não gosta, deliciando-se então com a maravilhosa surpresa de estar experimentando o novo comportamento.* Faça com que sua mente inconsciente notifique vocês se está ou não funcionando, emitindo sinais "sim" e "não", respectivamente. *Se existe algo na nova escolha devido à qual ela não dá certo, ou tem efeitos colaterais prejudiciais, faça com que o inconsciente do parceiro lhe mande um sinal "não", fazendo depois com que retorne para a produção de novas escolhas.* Quero que gastem mais ou menos vinte minutos fazendo isso, de modo que possam aproveitar o que fizeram anteriormente e fornecer-lhe uma conclusão.

* * *

Esboço de Remodelagem

(1) *Determine sinais de sim/não com o inconsciente.*

(2) *Identifique os padrões de comportamento a serem modificados.* Peça ao inconsciente da pessoa que selecione algum comportamento, X, que *ele* não aprecie. Peça-lhe que escolha algo que seja da mais total e vital importância para o bem-estar dela. Faça com que lhe dê um sinal de "sim" quando tiver identificado isso.

(3) *Separe a função positiva do comportamento.*

(a) Peça à pessoa que, através de sua mente inconsciente, transfira os sinais sim/não para aquela parte dela que a faz realizar X. Ou essa parte lhe dá um sinal de "sim" ou um de "sim" e "não" simultaneamente, quando isso houver ocorrido.

(b) Pergunte: "Você está disposta a deixar que a mente consciente desta pessoa saiba o que é que há de válido quando ela faz X?" Se "sim", diga: "Vá em frente e deixe que ela saiba e quando tiver feito isso, me dê um sinal de 'sim'." Se "não", vá em frente.

(4) *Crie novas alternativas.*

(a) Peça à parte que vá até os recursos criativos da pessoa e obtenha modos novos de realizar esta função positiva diferentes de X. (Essa parte não tem a obrigação de aceitar ou usar tais escolhas, apenas encontrá-las.)

(b) Quando você tiver um "sim", diga-lhe que vá em frente e que depois lhe dê um sinal de "sim" quando tiver encontrado dez novas escolhas.

(5) *Avalie as novas alternativas.*

(a) Peça àquela parte que avalie cada nova escolha em termos de se, inconscientemente, ela acredita que a escolha é pelo menos tão imediata, efetiva e disponível quanto X. Cada vez que a parte houver identificado uma que creia sê-lo, faça com que lhe dê um sinal de "sim."

(b) Se você obtiver menos de três, faça uma reciclagem do passo (4) e obtenha mais escolhas.

(6) *Escolha uma alternativa.*

(a) Peça à parte que escolha um modo novo que considere o mais satisfatório e o mais disponível para alcançar a função positiva e que lhe dê um sinal de "sim" quando a houver escolhido.

(b) Peça à parte inconsciente que seja responsável pelo uso desta nova escolha por três semanas a fim de avaliar sua eficiência.

(7) *Espelhe o futuro.* Peça ao inconsciente da pessoa que entre numa fantasia de testar os novos comportamentos no contexto apropriado. Faça com que o inconsciente notifique você quanto a estar ou não funcionando, emitindo sinais "sim" e "não", respectivamente. Se houver algum aspecto pelo qual a nova escolha não dá certo, ou provoca efeitos colaterais prejudiciais, faça uma reciclagem do passo (4) e crie novas alternativas.

Aqueles que já conhecem o procedimento de remodelagem no *Sapos em Príncipes* irão notar que o procedimento que lhes estamos oferecendo hoje conta com passos ligeiramente diferentes e com uma ordem ligeiramente diversa. A técnica básica é a mesma e vocês irão alcançar as mesmas coisas através de seu uso.

Discussão

A generalização subjacente à técnica da remodelagem é que quando as coisas não são do jeito que quer que elas sejam, você pode modificá-las. Localize o propósito que está tentando satisfazer, o resultado em cuja direção está se esforçando e, a seguir, produza mais escolhas. Esta é uma aprendizagem válida independente do que você estiver fazendo e a cada centímetro que se aproximar mais disso, estará indo em seu próprio interesse.

Quando os terapeutas trabalham com clientes e notam que um procedimento não está dando certo, isto é simplesmente uma indicação de que o terapeuta deve variar seu comportamento. Enquanto dava um giro pela sala hoje à tarde, observei que alguns de vocês se esqueceram de controlar o tempo de sua voz, e ficavam tirando as pessoas do transe ao invés de pô-las nesse estado. Um homem no fundo da sala estava indo maravilhosamente até que sua voz começou a ficar mais alta. Conforme a tonalidade de sua voz começou lentamente a ficar mais alta, seu parceiro começou a sair do transe e a se forçar para voltar a ele, sinal de um cliente ostensivamente cooperativo. Tem sido minha experiência que todos os clientes são realmente muito cooperativos se receberem o estímulo correto.

Certa vez tive um cliente que chegou, sentou-se e disse: "Nada funciona comigo, nunca. Não há nada que você possa fazer que jamais venha a funcionar e eu já sei disso." E eu disse: "Certo, irei fazer uma coisa que irá manter você nessa cadeira." Abri a gaveta de minha escrivaninha e tirei de lá um peça de papel. Escrevi nele, dobrei-o. Depois olhei para ele e lhe disse: "Agora, você se sente tão pesado que sente vontade imperiosa de ficar nessa cadeira e tudo que experimentará será em vão porque todo movimento que fizer irá manter você nesta cadeira." O sujeito levantou-se e ficou em pé imediatamente. Abri o pedaço de papel e o mostrei a ele. O papel dizia: "Agora você está em pé."

Nada havia de profundamente importante naquilo que fiz. Porém, convenceu-o de que eu poderia fazer com que ele realizasse coisas. No caso dele, isso foi muito útil. Isso é muito raro. A maioria das pessoas não precisa ser convencida disso. Se você criar um contexto no qual todas as respostas que quer de um cliente são apropriadas, isso ocorrerá naturalmente.

Há anos atrás aconteceu algo engraçado. Tinha um aluno que fracassava em tudo. Era um derrotado compulsivo. Logo descobri que se eu definia um êxito particular como o mais provável dos fracassos, ele iria em frente, seria bem-sucedido com as pessoas e depois voltaria dizendo: "Então, não deu certo." O cliente mudava e o aluno não percebia nunca! Eu lhe dizia que o jeito mais provável dele não conseguir com determinada pessoa era fazendo X acontecer. Eu me certificava de que X fosse uma modificação que para o cliente seria muito proveitosa. Ele trabalhava com o cliente e "fracassava" todas as vezes, com precisão. Ele tinha êxito, de modo consistente, em fracassar exatamente do modo como eu havia especificado.

Toda rigidez de comportamento permite que você faça coisas deste tipo. As que estou descrevendo são tipos extremos de rigidez. Mas se você se lembrar de seus clientes, a maior parte da sua rigidez também é decididamente ostensiva. É apenas uma questão de estabelecer um contexto no qual suas respostas naturais são aquelas que os levem para onde querem ir.

Existe uma antiga técnica gestáltica para se usar quando o cliente diz: "Não existem meios neste mundo nos quais eu possa pensar e considerar úteis." Você olha para a pessoa e diz: "Você tem razão. Você jamais o conseguiria. Você é um completo fracasso; você jamais poderia pensar em algo que lhe ajudasse, nem sequer na mais ínfima das coisas." É típico que a pessoa então lhe diga: "Bom, existe uma coisinha de nada." Faz parte da resposta de polaridade natural de muitas pessoas.

Algumas pessoas, no entanto, responderão do jeito oposto. Vi certa vez um gestalt-terapeuta trabalhando com um cliente que dizia: "Não sei o que fazer." O gestalt-terapeuta disse: "Bom, adivinhe." A pessoa disse: "Não sei. Sou um adivinhador ruim." E o terapeuta disse: "Você nunca consegue adivinhar nada que seja apropriado." O rosto do paciente começou a se baixar e sua aparência era patética. Se você usa a técnica gestáltica com alguém que responde de modo congruente, isso só irá convencê-lo de que é um fracasso. Se você observar sua resposta, pode utilizá-la para conduzir essa pessoa onde ela deseja ir. De modo que você precisa notar qual tipo de respostas está recebendo, variando seu comportamento a fim de obter a conduta que deseja.

Quando você faz a remodelagem usando sinais não-verbais para sim e não, não tem que se preocupar com qual resposta obtém, porque não importa se obteve um "sim" ou um "não". Qualquer resposta que você consegue em qualquer passo da remodelagem lhe diz apenas o que deve fazer a seguir. Se você lhe disser que faça novas escolhas e ela as produz, porém estas não são boas o suficiente, isso só quer dizer que a pessoa precisa voltar um pouco e produzir mais.

Se ela continuar fazendo isso e não consegue alternativas que dêem certo, então faça com que ela redefina o contexto. Se você fez com que ela entrasse em contato com aquela parte criativa que manifesta sonhos e a fez sonhar modalidades novas que não são modos suficientemente bons, então faça com que a pessoa se volte para "o centro cerebral que cria todos os comportamentos malignos." Você pode inventar qualquer coisa. Aja como se fosse real, e será.

Existem milhares de pessoas neste país hoje em dia com um "pai", um "filho" e um "adulto" em seu comportamento. Nem sempre foram desse jeito mas agora o são. Os únicos clientes que ja-

185

mais presenciei com tais comportamentos foram aqueles que passaram pela Análise Transacional. Isto não é uma crítica à AT. É um cumprimento à flexibilidade da raça humana na criação de qualquer coisa, na medida em que uma outra pessoa aja como se aquilo fosse real.

Os terapeutas de AT que me vieram procurar em busca de ajuda pessoal sempre tiveram dificuldade com suas partes. Não conseguiam fazer coisas adultas sentindo uma alegria infantil ao fazê-las porque em sua psicoteologia essas coisas são separadas. Trata-se de um subproduto de seu sistema de crenças e de sua psicoterapia.

Parece-me que ao invés de ter um dominador e um dominado gestálticos em confronto, um inconsciente psicanalítico que nos tortura impiedosamente, ou um pai e um filho de AT que não se cruzam muito bem, ou seja qual for um outro aspecto de sua personalidade que provoque limitações, deveria ser criada uma psicoterapia para cada cliente dentro da qual todas as partes dão margem, com flexibilidade, a escolhas para ir vivendo. Quero que vocês tenham escolhas. As partes que invento para vocês são partes criativas que podem fazer de tudo. Eu invento um inconsciente que está voltado para um trabalho em seu bem-estar, está atento nesse sentido e disposto a realizá-lo, porque eu não quero partes de vocês que tenham limitações. Vocês já são bons demais para fazerem isso.

Se alguém aí quer saber mais coisas a respeito de como fazer remodelagens de modo diferente, leiam *Sapos em Príncipes*. No último capítulo daquele livro fazemos a remodelagem com uma pessoa a título de demonstração e respondemos a uma porção de perguntas. Temos também um livro intitulado *Reframing: The Transformations of Meaning,* onde se apresentam em grandes detalhes vários modelos de remodelagem.

Vocês não precisam pôr a pessoa num transe formal a fim de praticar a remodelagem. Porém, a título de variação, pode ser divertido. Os passos básicos da remodelagem também podem ser realizados no contexto de uma conversa normal. A única diferença é que você precisa ser mais observador para perceber as respostas que está recebendo. Numa conversa normal pode receber as mesmas respostas inconscientes, mas geralmente elas se vão mais rapidamente e isto torna-as mais difíceis de serem notadas.

Deixem-me que lhes conte uma estorinha engraçada que é um exemplo de como podem remodelar uma pessoa durante uma conversa normal. No ano passado eu estava de visita a um amigo que mora na parte sul da Califórnia. Eu estava numa loja de bebidas comprando umas duas garrafas de champanhe para uma festa que íamos dar em sua casa.

Na loja percebi uma mulher baixinha e alcoólatra, idosa. Para mim é muito fácil detectar um alcoólatra pelo tônus muscular, pela tonalidade da pele, pela postura, respiração, inclusive quando a pessoa não está "bêbada". Tenho certeza de que todos aqueles que já gastaram algum tempo notando a diferença entre alcoólatras e não--alcoólatras também acham fácil fazer essa distinção. Era baixa, e embora parecesse anciã, na realidade estaria em torno dos 65 anos. Cumprimentei-a de cabeça e sorri, continuando com meus afazeres. Eu conhecia a mulher que estava no caixa e fizemos uns comentários engraçados um para o outro e nos rimos. E a pequenina velhinha também riu e fez um comentário que era realmente muito gozado e eu também ri.

A senhora voltou-se para mim quando eu estava saindo e disse: "Por acaso o senhor não vai passar pela subida ao lado do Correio, vai?" Eu disse: "Eu gostaria muito de lhe dar uma carona até sua casa. Espero lá fora no carro."

Ela saiu, entrou no carro e comecei a dirigir. Quando ela se sentou no assento ao lado do meu, estava torcendo as mãos e me olhando furtivamente. Era óbvio que eu, de alguma maneira, havia detectado alguma coisa em seu interior. Finalmente ela perguntou: "Por que você bebe?"

Fiz o melhor que pude para impedir-me de rir porque evidentemente ela estava se perguntando por que *ela* bebia, fazendo porém uma alteração no índice referencial. Disse-lhe: "Bem, quanto a mim, *bebo* pelo paladar. Bebo muitos vinhos finos, e bebo champanhe. Não aprecio em especial o sabor do uísque de modo que não bebo uísque e bebo cerveja quando estou na praia e faz calor." E então eu disse: "Mas essa não é *realmente* a pergunta que você quer me fazer. A pergunta que você quer me fazer é: 'Por que *você* bebe?' " Essa foi uma situação de tanta sintonia com sua experiência que ela desabou em lágrimas.

O choro para mim não adiantava muito e tampouco adiantava para ela. Olhei para fora e vi um cachorro andando. Apontei para ele e exclamei: "Olhe! Mas aquele não é seu cachorro?" Apenas para fazer com que ela parasse de chorar. Devido à urgência do tom de minha voz, ela respondeu congruentemente à minha pergunta. Ela olhou para fora, olhou de novo para mim e confusa disse: "Nem tenho cachorro." Mas havia parado completamente de chorar, que era o objetivo da manobra.

Depois lhe contei uma estória. "Bom, sabe, aquele cachorro me recordou um cachorrinho que eu conheci — um cachorrinho muito pequeno — e que morava em São Francisco. Esse cão achava que ninguém no mundo o entendia. Isso foi o que ele me contou e o cão estava *praticamente* certo. Porque era verdade que *quase* nin-

187

guém no mundo realmente o entendia. E o cão não percebia a diferença que existe, grande diferença, entre não ser entendido por *ninguém* e por *quase* ninguém." Novamente ela rompeu em lágrimas.

Continuamos no carro e logo ela disse: "Você tem razão, a questão é: 'por que eu bebo?' "

"E inclusive esta pergunta é errada", eu disse. "Sua vida inteira esta pergunta lhe foi feita e você se perguntou: 'Por que é que eu bebo?' Todo mundo sempre dizendo: 'Por que você bebe?' mas te fizeram de boba. Não só você me fez a pergunta errada como também ficou se fazendo a pergunta errada durante os últimos trinta anos. Todo mundo em torno de você tem ficado a perguntar a coisa errada e te fizeram de boba fazendo com que você focalizasse sua atenção nessa pergunta, porque não é essa a pergunta certa."

Entrei na rua em que morava. Ela me olhou e primeiro me disse: "Quem é você *realmente?*" Eu apenas sorri. Então ela disse: "Bom, você vai me dizer qual é a pergunta certa?"

"Bem, lhe digo com uma condição. A condição é a seguinte: depois que eu acabar de lhe dizer, vou estender minha mão e tocar você no ombro. Quando você sentir meu toque em seu ombro, vai se levantar, sair do carro, entrar em sua casa e começar a descobrir respostas para a pergunta que eu vou lhe dar. Assim que você tiver descoberto qual é a resposta, você vai me chamar." E lhe dei o número do telefone de meu amigo.

Ela disse: "Certo, concordo." Então eu falei: "Bem, a pergunta não é 'por que você bebe?' a pergunta é (lentamente) *'o que é que você faria se não bebesse?'* "

Sua conduta alterou-se completamente imediatamente depois. Diversas expressões começaram a se atropelar em seu rosto. Sofreu modificações na respiração, na cor da pele, e na postura. Era exatamente isso o que eu queria. Ela nunca tinha considerado o que mais poderia fazer caso não bebesse. Entrou num transe razoavelmente profundo e deixei que ela ficasse ali sentada durante dois ou três minutos e depois estendi minha mão e a toquei no ombro. Ela se ergueu um pouco, saiu do carro e entrou em sua casa.

Cinco minutos depois de eu ter entrado na casa de meu amigo o telefone tocou e evidentemente era aquela mulher. Ela disse: "É você mesmo?... Eu só queria lhe dizer que você salvou uma vida agora de tarde. Eu estava indo para casa para cometer suicídio. Mas eu decidi que simplesmente não sabia de que jeito responder àquela pergunta, e quero dizer-lhe isso. Não sei o que isso significou para você mas é a mais linda de todas as perguntas do mundo".

Eu disse: "Não me importa se você gosta da pergunta ou se acredita que é a pergunta mais bonita do mundo. Meu interesse não está aí. Meu interesse está na *resposta* àquela pergunta. E me telefone amanhã com várias respostas para ela."

Numa certa altura da conversa ela usou uma perfeita expressão idiomática. Foi quando disse: "Bom, eu me sinto assim como estar entrando pelo cano." E eu lhe disse: "As *pessoas* não entram pelo cano, *outras* coisas *sim!*" E, evidentemente, quando me telefonou no dia seguinte, tinha jogado toda a bebida da casa. Fiquei ali por duas semanas e sei que ela não bebeu durante esse período.

Considero que este é um exemplo realmente interessante de remodelagem na conversa. Não houve desperdício de um movimento sequer durante o diálogo, tanto de minha parte quanto da dela. E o que fez a coisa funcionar, é óbvio, foi minha habilidade para perceber respostas fundadas no sensorial eliciadas por mim, assim como sua habilidade para também fazer o mesmo. Ela era bastante sensível a pistas mínimas e coisas do gênero. Acho que uma pessoa prestes a cometer suicídio é mesmo assim, já que se trata de sua última vez no lance.

Neste exemplo, pulei vários dos passos que lhes pedi que realizassem na remodelagem. Porém, a essência do que fiz foi a mesma espécie de substituição de sintomas: "O que é que você faria se não bebesse?"

Uma das grandes vantagens da hipnose é que as respostas das pessoas são amplificadas e mais lentas. Não há nada que você possa fazer com uma pessoa *em* transe que não se possa fazer com uma pessoa *fora* de transe, no que me diz respeito. Sou capaz de induzir todos os fenômenos de transe profundo no estado de vigília. No entanto, a hipnose deixa a pessoa lenta o bastante para que se possa acompanhar o que está ocorrendo e estabiliza estados por tempo suficiente para que se seja capaz de fazer alguma coisa sistematicamente. Fazê-lo no estado de vigília requer sensibilidade, velocidade e flexibilidade. Por meio da hipnose, você estabiliza uma pessoa num determinado estado alterado de modo que esta ali permanecerá tempo bastante para que você seja capaz de fazer alguma coisa.

Mulher: Em geral, quando é que se usa a hipnose? Com quais tipos de problemas?

Quando eu sinto que dá. É sério, essa é a única distinção que posso imaginar que torna a hipnose mais relevante do que qualquer outra coisa. Comecei a fazer hipnose por um único motivo: fiquei enjoado de tanto ouvir meus clientes falarem. Estava tão cansado da coisa que estava me tornando ineficaz como terapeuta pois não estava prestando atenção e nem lhes respondia de um modo que lhes fosse proveitoso. Eu lhes respondia por causa do tédio.

De modo que comecei a metê-los em transes e a descobrir com que mínimo de informações eu poderia trabalhar e ainda assim lhes dar algo que desejassem. Aí todo o processo de terapia passou novamente a ser interessante. Atualmente uso-o em combinação com qualquer outra coisa como forma de colorir o que faço, principalmente para me manter interessado. Sei que poderia obter as modificações pessoais mais rápidas e mais metodicamente, mas para mim sentar-me e proceder a uma remodelagem formal é uma tarefa maçante. Embora seja algo rápido, é desgastante porque já o fiz centenas de vezes. Se eu faço uma coisa demais, não quero mais fazer aquilo.

A hipnose é uma forma de fazer as coisas de modo exótico, incomum. Atualmente, crio principalmente realidades alternativas por meio da hipnose. Crio outras realidades além daquelas nas quais a pessoa vive; por exemplo, numa ela é um unicórnio, porque os unicórnios são capazes de fazer aquilo que ela quer ser capaz de fazer mas que acha que não consegue. Faço as pessoas regredirem a uma idade anterior à época em que tiveram de começar a usar óculos e faço com que mantenham seus olhos de criança e cresçam, isso para poder trabalhar com a miopia. Depende do que quer a pessoa. Eu simplesmente vou naquela que de algum jeito me pareça ser interessante.

Homem: Estou ficando mais e mais interessado em deixar meus óculos de lado e ter visão normal. Poderia consegui-lo fazendo hipnose?

Você tem astigmatismo?

Homem: Sim. Meu olho esquerdo é realmente fraco.

Bom, isso faz uma certa diferença. Até o momento não consegui fazer muita coisa com respeito ao astigmatismo. Isso não quer dizer que não possa ser feito; simplesmente ainda não consegui imaginar um jeito de trabalhar com isso.

A miopia não é muito difícil de ser trabalhada porque as pessoas de visão curta estão assim apertando seus globos oculares com esforço demasiado. Quando tentam ver alguma coisa, fazem força com os olhos e os tensionam, do que resulta um foco impróprio e uma visão nublada. O que precisam fazer é só aprender o significado da palavra "foco". O que realmente não é muito difícil. William H. Bates criou um modo de fazer isso há alguns anos, e escreveu *Better Eyesight Without Glasses*. É só que as pessoas não o usam.

Você sabe que a óptica é o único campo que chegou a alegar estar fechado? Se vocês examinarem a literatura dos anos 40 e 50, os ópticos pensavam que nada mais havia a ser descoberto. Atualmente está aberto de novo. Há pouco tempo apareceram uns *whackos* * que fizeram uma confusão tremenda, no campo, com as fibras de luz, os *lasers* e os hologramas. Entretanto, textos introdutórios anteriores afirmavam que o campo da óptica estava num estado de ciência completamente fechada! Proclamavam com orgulho que sabiam tudo que podia ser conhecido e que a ciência deles era a única fechada.

O comportamento da maioria dos oftalmologistas contemporâneos ainda está baseado na idéia de que a óptica é uma ciência acabada. A maioria deles possui um sistema de crenças muito potente e muito limitado, relativo ao que é possível. Lentes corretivas foram originalmente projetadas para a correção dos globos oculares. No começo, era dado um par de óculos para ser usado por aproximadamente três dias, depois um par mais fraco para mais três dias e assim por diante, até os olhos melhorarem. Depois devolviam-se todos os óculos para o médico. Não fazem mais nada disso. Hoje em dia eles lhe vendem um par até seus olhos ficarem melhor ou pior e depois tornam a vender outro.

Homem: E quanto à miopia? Você disse que sua cura para a miopia é ensinar as pessoas como focalizar. De que jeito você faz isso?

O modo como trabalho é fazendo a pessoa regredir para a época anterior à sua necessidade de começar a usar óculos. Então testo seus olhos para ter certeza de que nessa idade não estava com miopia. Quando a trago de volta para sua idade atual, deixo-a ali com "olhos de criança" mas faço todo o resto amadurecer, exceto pelo globo ocular. Não sei o que isso significa mas já o pratiquei com muitas pessoas e deu certo.

Descobri este método quando trabalhei com uma pessoa que usava óculos e com quem pratiquei a regressão etária. Costumávamos formar grupos estranhos de hipnose nos quais simplesmente dávamos uma volta pondo todos fora de combate. Eu havia feito regressão etária com um homem que estava usando óculos e, conforme ele foi ficando mais jovem, não conseguia mais enxergar. Tinha regredido para cinco anos de idade e disse: "Oi aí. Não consigo enxergar nada. Por que é que preciso ficar com isto na minha cara?" Levantou a mão e tirou os óculos.

Fiquei muito curioso de modo que lhe apliquei um teste ocular padrão sem que estivesse de óculos. Não tinha ali nenhum cartaz

---

* Palavra que normalmente serve para designar uma pessoa em estado de loucura, uma pessoa funcionalmente sadia mas que faz coisas excêntricas. É um termo afetuoso podendo ser usado também para nos referirmos a pessoas seriamente perturbadas, totalmente fora de contato com a realidade consensual. (NT)

de oculista mas havia letras num *poster* na parede e eu lhe pedi que me dissesse quais eram aquelas letras. Ele não sabia o nome das letras de modo que fiz com que as desenhasse para mim. Aquilo que estava vendo ele desenhou com traços irregulares. Sua ortografia era exatamente como a de uma criança. Depois fiz com que retornasse à idade adulta e apliquei o mesmo teste. Sem os óculos ele não podia mais saber que letras eram aquelas. Fi-lo regredir a cinco anos e novamente ele conseguia enxergar. Isso era espontâneo. Não houve sugestões de minha parte para que ocorresse. Quando o fiz voltar pela última vez, dei-lhe as seguintes instruções: "Agora seus olhos ficarão como os de você com cinco anos de idade enquanto que o resto de você vai crescer." Foi só isso que ele precisou para ser capaz de enxergar.

Mulher: Você fez isso tudo de uma só vez?

Sim, durante uma noite. Os resultados duraram cerca de dois meses, depois lentamente seus olhos começaram a piorar de novo. Foi quando comecei a usar a remodelagem para descobrir qual era seu propósito ao manter a visão nublada. Apareceu que ao longo dos anos ele havia aprendido a fazer uma porção de coisas tendo os olhos embaçados. Normalmente, ele tinha aquilo que chamamos de "circuitos ver-sentir". Quando olhava para alguma coisa tinha instantaneamente algum sentimento ou sensação a respeito da coisa. Ao ter a visão embaçada, parou com o circuito ver-sentir. Durante uma época de tensões, se não pudesse enxergar algo desagradável, não passaria pelos sentimentos penosos. Tive que lhe oferecer outros meios de interromper os circuitos ver-sentir, para abranger o ganho secundário que decorria do fato de ter visão embaçada.

Homem: Com lentes de contato isso é difícil. Uso lentes de contato e simplesmente não posso tirá-las nos momentos de tensão, como o poderia com os óculos. De modo que aprendi a sair de foco inclusive com as lentes.

Você parte de um pressuposto interessante, que é o seguinte: de algum modo você tem que embaçar as coisas. Está assumindo que em momentos de tensão você não quer ser capaz de ver o que está se passando até conseguir enfrentá-lo. Parece-me que momentos de tensão são momentos nos quais é de especial utilidade ser capaz de ver com nitidez. Assim que você contar com meios eficientes de enfrentar as coisas, não precisará mais embaçar sua visão.

Como já disse antes, há muitos anos Bates surgiu com exercícios de olhos destinados a melhorar a visão. Em sua maioria, o programa foi muito bem-sucedido embora levasse tempo e consistisse num grande esforço. O principal defeito era que o programa de Bates não abordava o ganho secundário. De modo que se você fosse dedicado e experiente poderia eliminar o único meio com o

192

qual contava para fazer algo de proveitoso. Essa parte das pessoas teria que se manifestar com um modo novo. É muito mais fácil mudar se você não precisa dominar suas próprias partes internas.

Mulher: Seria possível usar a remodelagem para problema de peso?

Isso é realmente algo pesado. Você sabe que a ambigüidade é muito importante na hipnose. A obesidade não é diferente de quase todo o resto das coisas. Pode fazê-lo com a remodelagem.

Mulher: Bom, não tenho tido muito êxito. Tenho feito a remodelagem e os clientes têm perdido peso mas depois não têm conseguido serem capazes de se manter no novo peso.

Bem, pense nisso. Existe algo aí que torna para tais pessoas mais vantajoso ser obeso do que esbelto. Uma possibilidade é que nenhuma de suas respostas irá funcionar quando ficarem magras. As escolhas que têm à sua disposição como ser humano funcionam para uma pessoa gorda mas não para uma magra. Se você cresceu e viveu a vida toda sendo pesado, você nunca foi o corredor mais rápido. Nunca foi o primeiro a ser escolhido para o time de atletismo. Você não era o primeiro a ser escolhido como parceiro nas quadrilhas. Existem muitas e muitas experiências pelas quais essa pessoa não passou e que constituem a base para o conhecimento necessário a se responder na qualidade de pessoa magra.

Se este for o caso de seus clientes, você poderia criar-lhes uma infância alternativa, na qual estivessem contidas experiências que servissem como base para responder de modo novo, quando fossem adultos. Faço isto com a maioria das pessoas nas quais opero modificações radicais.

Nisso que acabei de falar, estou fazendo pressuposições a respeito do que seja o ganho secundário. Eu usaria a remodelagem para descobrir qual parte da pessoa a faz tornar-se gorda de novo. Descobriria o que essa parte faz por ela, e depois saberia que experiências fornecer.

Uma coisa muito bonita a respeito da hipnose é que ela lhe dá a habilidade de criar histórias alternativas. A estória de Erickson a respeito do "Homem de Fevereiro" é um bom exemplo. Erickson teve uma cliente que chegou com o problema de não saber como educar crianças e ser agradável com elas, ser boa mãe, porque ela mesma não tinha tido uma. Havia sido educada por governantas. Erickson regrediu em sua história pessoal e de vez em quando aparecia como o "Homem de Fevereiro" apresentando-lhe aquelas experiências que lhe estavam faltando. Estas experiências deram-lhe então a base sobre a qual apoiar-se para seu relacionamento com seus próprios filhos.

A hipnose é simplesmente um instrumento. Pode-se fazer praticamente tudo com ele. É um instrumento para a criação de qualquer contexto ou de qualquer resposta. Mas você precisa saber qual é a resposta que quer a fim de ser sistematicamente eficiente.

Mulher: Tenho uma pergunta a respeito de lidar com o tabagismo. Você poderia regredir alguém para uma época imediatamente anterior ao início do hábito e depois remodelá-lo para seguir por outro caminho? A pessoa decidiu fumar num determinado momento, então seria possível remodelá-la para fazer alguma outra escolha?

Sim, e depois ela acabará tendo uma amnésia completa a respeito de alguma vez ter sido fumante. É um movimento astuto e você tem que ser muito cuidadoso ao fazer coisas desse tipo. Fiz isso com pessoas. Hipnotizei-as e removi seu conhecimento de que alguma vez já tinham sido fumantes. Regredi-as a uma época anterior ao início do tabagismo e dei-lhes um conjunto inteiramente novo de experiências. O problema é que outras pessoas de suas vidas começaram a pensar que elas estavam "malucas".

Se você faz isso com alguém que acabou de se mudar para uma nova cidade, não faz diferença. Fiz isso com uma cliente que era casada e quando ela chegou em casa o marido lhe ofereceu um cigarro. Ela disse: "Não quero fumar desses." "Certo", disse ele, "largou de fumar, hein?" Ela olhou para ele e disse: "Eu nunca fumei." Ele falou: "Não me venha com essa. Você fumou durante vinte anos." "Eu *nunca* fumei na minha vida!"

Mulher: Você poderia lhe dar também amnésia relativa a esta conversa.

Poderia, mas fazendo isso assim seria preciso continuar edificando a mudança. Você teria que fazer a pessoa entrar em estado de amnésia toda vez que alguém dissesse: "Ah, você costumava fumar." Com o tempo, a pessoa começa a sentir-se confusa e desorientada porque boa parte de sua experiência está no estado amnésico. Ela tem manchas amareladas nos dentes e não sabe de onde elas se originam. Ela pergunta ao dentista e o dentista diz: "Manchas de fumar." Ela responde: "Mas eu nunca fumei." O dentista retruca: "Você está brincando!" Congruentemente a cliente diz: "Não, eu nunca fumei." O dentista então escreve um artigo no jornal a respeito deste novo fenômeno.

Tem-se que ser de certo modo elegante a respeito do modo como se realizam tais coisas. Certa feita realizei-a para experimentá-la. Funcionou direito, mas os resíduos que resultaram daquela mudança foram ligeiramente desastrosos.

Homem: Você não poderia incluir nas instruções que as outras pessoas irão assumir que ela foi fumante? Poderia ser instruída a não ficar excessivamente perturbada por isso, a simplesmente ignorá-lo.

Sim, fiz isso com a mulher a respeito da qual lhes contei mas a coisa tornou-se perturbadora do mesmo jeito. Disse-lhe: "As pessoas irão agir de modo exótico e incomum a seu respeito mas você não vai dar a mínima e só imaginar que elas simplesmente estão confusas." Mas ela começou a se incomodar com a *quantidade* de gente que estava procedendo assim. Ela achava que o mundo inteiro estava ficando louco.

Mulher: Então o que é que você faz agora?

O meio mais simples é usar só a remodelagem. Não é preciso sequer pôr as pessoas em transe; pode-se usar simplesmente a remodelagem padrão. Funciona perfeitamente. Depois põe-se a pessoa em transe para remover a dependência física.

Mulher: Como é que você remove a dependência física num transe?

Sugestão direta.

Mulher: Você diz: "Você não é mais viciado?"

Não. Isso não é uma sugestão direta. Isso é bobagem. Eu sou sério. Se você disser: "Você não tem mais dependência física," você não disse *como*. Alguns de seus clientes serão flexíveis o suficiente para descobrir um jeito, mas a maioria não. Você precisa elaborar um contexto dentro do qual as pessoas consigam facilmente responder desse modo. Se você o fizer direto demais, não alcançará a resposta em muitas oportunidades. Se você disser: "Você não vai mais querer cigarros" terá menos chances de chegar ao resultado desejado do que se disser: "Os cigarros têm gosto ruim." Você terá inclusive mais probabilidade de alcançar o resultado se tiver a *idéia* de que fumar um cigarro é desagradável. Melhor do que isso, faça com que a pessoa se sinta completamente orgulhosa cada vez que ela recusar um cigarro, mesmo que na realidade queira fumá-lo. Pode-se criar contextos nos quais a resposta seja natural.

Geralmente removo a dependência do seguinte modo: Faço o transe e verifico — seja por meio de sinais com os dedos, seja verbalizações ou assentimentos de cabeça — que o inconsciente sabe quais são as sensações que acompanham a dependência física. Depois eu peço ao inconsciente que associe espontaneamente aquelas sensações com um outro conjunto de sensações, como prazer, deleite, curiosidade, toda vez que a sensação ocorrer. Deste modo a pessoa acabará fazendo uma outra coisa qualquer além de fumar.

Pode-se usar a remodelagem com o fumar e com outras dependências a drogas e com a maioria dos demais problemas que as pessoas desejam solucionar com a hipnose. Pode-se primeiro remodelá-las a solucionar o problema e depois hipnotizá-las a fim de satisfazer sua exigência de fazer hipnose. Pode tornar a remodelagem um pré-requisito para fazer hipnose. Ao invés de desafiar aquilo em nome do que vieram, a hipnose, diga-lhes que é um hipnotizador muito especial. Explique-lhes que você é muito rigoroso e não deseja utilizar a hipnose para fim algum que seja em detrimento da pessoa, de modo que antes você precisa realizar várias averiguações. A seguir, você passa para a remodelagem padrão. "Antes de eu poder pôr você em transe, há certas coisas que preciso saber. Volte-se para dentro e pergunte àquela parte se ela é responsável por este padrão de comportamento..." Se você agir como se a remodelagem fosse só o preâmbulo, a pessoa se apressa a passar por ela de modo que possa logo chegar "no que interessa".

Depois que tiver completado a mudança, você diz: "Agora podemos começar o transe. Feche os olhos..." Depois entra em qualquer das rotinas hipnóticas que você desejar. Mais tarde ela vai dizer: "A hipnose funcionou!"

A remodelagem é o mais simples dos meios para se alcançar mudança com muitos sintomas. Contudo, nem sempre pretendo coisas simples; pretendo fazê-las com arte. Depois que você tiver trabalhado com cinco fumantes usando a remodelagem padrão e souber que pode obter resultados desse jeito, passe então a fazê-lo com mais criatividade. Faça um favor a si e ao cliente trabalhando de modo diferente, exótico. Faça a remodelagem no transe e leve a pessoa até a presença da Deusa do Cigarro. Faça com que ela queime um maço de Marlboro no altar, ou qualquer coisa do gênero. Às vezes você só precisa, em relação ao tabagismo, pôr a pessoa em transe e dizer: "O que quero que seu inconsciente faça é descobrir o meio mais criativo para fazer você parar de fumar sem nem sequer saber que isso aconteceu." E às vezes você precisa fazer muito *mais!*

As pessoas ficam querendo aprender a fazer hipnose de modo que possam impedir os outros de fumar e fazer controle de peso. Quando as pessoas perguntam: "O que é que você faz com os fumantes?" às vezes respondo: "Estendo-lhes uma caixa de fósforos." A hipnose é um conjunto de instrumentos elegante demais para que seja considerada útil apenas para controle de peso ou contra o tabagismo. Seria o mesmo que comprar uma Ferrari para ir ao mercado comprar comida. Para mim há algo de repulsivo em se usar um conjunto realmente elegante de instrumentos de modo trivial. Controlar o fumo e o peso são coisas importantes mas o modo como você usa a hipnose para lidar com um fumante é algo idiossincrático à pessoa. O que é muito mais importante para mim é aprender a hipnose como um conjunto de habilidades de modo que se possa usá-la idiossincraticamente para qualquer coisa.

Homem: Fiz uma remodelagem em transe com um homem, por causa do hábito de fumar e encontrei muita resistência. Primeiro ele irrompeu fora do transe e depois tornou-se um menininho. Começou a balançar os pés e...

Na PNL temos um princípio que diz: "Não há resistência, só há terapeutas incompetentes." Isto para mim tem significado literal. Não creio que exista a resistência; existem só terapeutas incapazes. Isso não deve ser tomado como crítica negativa. Deve ser encarado do seguinte modo: toda vez que você começa a encontrar "resistência" está sendo defrontado com uma oportunidade sem precedentes para se deliciar. Se você disser: "Ah! Fiz alguma coisa que é incompetente de modo que agora vou surpreender-me e deliciar-me fazendo uma outra coisa" estará progredindo o tempo todo. Se você pensar: "Ele ainda não está pronto", *ele* poderá mudar, mas *você* estará estacionado.

Não há resistência se você utiliza todas as respostas. Se uma pessoa entra espontaneamente em qualquer estado, utilize-o. Se a pessoa se torna uma criancinha, diga-lhes que se divirta. Se ela sai do transe, pode-se dizer: "E o que é que agora eu posso fazer por você?" Para ser um comunicador eficiente, você só precisa responder apropriadamente a qualquer coisa que ocorra espontaneamente. Se uma pessoa sai do transe e você se pergunta: "O que foi que fiz de errado?" essa não é uma resposta apropriada. Nenhuma fórmula funciona perfeitamente o tempo todo. As pessoas não estão dispostas a fazer nada com rigidez. Acontecem todos os tipos de coisas estranhas.

Certa vez pus um homem em transe, planejando fazer uma remodelagem padrão. Disse-lhe: "Levante o indicador direito para 'sim' e o indicador esquerdo para 'não'" e o sujeito falou: *"Ver-me- -lho!"* Em momentos assim, se você não conta com padrões de utilização, está numa enrascada. "Está certo", eu lhe disse, *"ver-me-lho!"* Simplesmente lhe devolvi o comentário na mesma tonalidade e no mesmo andamento. Aí lhe disse: *"Aura!"* De modo que eu disse: *"Ver-me-lho! Aura!"* Continuei: "Agora iremos tomar essa significativa mensagem..." e lhe apresentei um conjunto bizarro de instruções para utilização. Não tinha a menor idéia do que ele estava fazendo.

Quando ele saiu do transe me relatou que assim que eu lhe disse que levantasse o dedo "não" ele ficou engolfado por uma enorme aura vermelha. Quanto mais ele estava na aura, mais ele sabia que estava fazendo alguma mudança. De algum jeito, a aura o estava saturando e transformando. Quem sabe lá o que estava se passando. Alguma nuvem vermelha desceu e o modificou antes que eu pudesse ter concluído o trabalho.

Se eu tivesse interrompido a nuvem vermelha, eu teria ficado realmente num beco sem saída. Ao invés disso, eu simplesmente me juntei a ela, e ela fez meu trabalho por mim.

Há pessoas que entram a todo vapor no transe enquanto estou fazendo um trabalho inconsciente e se saem muito bem. De súbito faz-se uma pausa e elas saem completamente do transe. Olham para mim e eu fico só ali sentado, olhando-as de volta e aguardando. Dão uma olhada em volta e repentinamente entram de novo no transe. Não chego sequer a dizer coisa alguma; só espero. Quando as pessoas saem espontaneamente, sou bastante paciente e deixo que elas me dêem algo a que responder. Muitas pessoas são flutuadoras. Entram e saem de transes. De modo que, quando saem, só espero e depois elas entram de novo e eu posso continuar. Mais tarde, então, elas talvez flutuem de novo para fora. Se você pede a uma pessoa que mantenha um estado alterado, está lhe pedindo que realize uma coisa artificial. É preciso sermos fluidos na resposta aos vários estados dos demais.

Homem: Você poderia utilizar a remodelagem para sintomas psicossomáticos como dor de cabeça?

A remodelagem é excelente com problemas psicossomáticos. Tem-se a opção de usar o próprio sintoma ou um sinal sim/não. Se o sintoma for uma enxaqueca, por exemplo, pode-se fazer com que doa mais para "sim" e menos para "não".

Homem: Uma grande quantidade de esposas de médicos vem me procurar com sintomas psicossomáticos. Os sintomas não fazem nada pelas esposas; os médicos só escarnecem deles e não lhes dão qualquer atenção, nem fazem nada por eles. É difícil descobrir um ganho secundário.

Você já tem um pressuposto a respeito do que seja o ganho secundário: que tem a ver com a obtenção de atenção. Naqueles casos com os quais fiz a remodelagem e que são semelhantes a este, o ganho secundário *nunca* foi conseguir atenção do marido. Geralmente era uma forma de fazer o marido de bobo. Era um meio de deixar o marido sem condições de se vangloriar muito a respeito de ser médico, apresentando-lhe uma doença que ele não consegue tratar.

Os médicos devem receber cursos, na Faculdade, de como se vangloriar. Encontro inúmeros tipos diferentes de terapeutas. Encontro programadores de firmas de computadores e eles são realmente diferentes entre si. Mas a maioria dos médicos tem um conjunto realmente padrão de análogos pomposos. Nem todos eles são pomposos, claro; sempre há exceções para tudo. Mas, enquanto classe, não sei o que fazem com aquelas pobres pessoas.

Homem: Se você gasta dois anos na residência, seguindo outros médicos o tempo todo, acabará pomposo. Trata-se de modelagem e espelhamento.

Susan: Estou com resfriado. Você pode usar a hipnose para eliminar um resfriado?

Veio me ver um homem que estava resfriado há seis meses e eu fiz o resfriado sumir. Mas seu inconsciente havia especificado exatamente quanto seria necessário para que ele desaparecesse. Ele teria um resfriado durante seis meses e seu inconsciente desejava que fossem dois dias para seu desaparecimento.

Susan: O meu só tenho há três dias.

Bom, agora não vou gastar tempo fazendo isso, se for isto que está pedindo. Mas com certeza apresentarei a uma outra pessoa um conjunto de procedimentos para fazê-lo com você. Para você é aceitável?

Susan: Sim.

Quem deseja uma tarefa interessante?

Mulher: Eu quero.

Certo. Siga a seguinte seqüência. Ponha-a em transe profundo e mande embora sua mente consciente. Há várias maneiras de se fazer isso. Pode enviar sua mente consciente em busca de alguma agradável recordação passada. Pode fazê-la andar por um longo túnel saindo do lado de lá num lugar com jardins e fontes onde ela pode nadar, e depois feche a porta de modo que ela não possa bisbilhotar de maneira inaproveitável. Determine um mecanismo de *feedback* para que você saiba quando a mente consciente estiver lá e depois quando não estiver mais. Pode fazer com que um de seus dedos suba quando a mente inconsciente estiver ali sozinha e fazê-lo descer quando a mente consciente retornar. Use algo assim para poder ter *feedback*.

Depois, quero que você peça ao inconsciente dela se estaria disposto a remover o resfriado, com carta branca. Obtenha um "sim" ou um "não". Se conseguir um "sim", pergunte-lhe se teria vontade de fazê-lo imediatamente. Caso apareça alguma forma qualquer de hesitação, esteja você usando sinais verbais ou não-verbais, passe então para o esquema da remodelagem e descubra se o resfriado serve a algum tipo qualquer de propósito. Caso sirva, forneça meios novos de conseguir a realização daquele propósito. Faça com que o inconsciente especifique exatamente quanto tempo será preciso para que o resfriado suma. Isso também se faz com perguntas tipo sim ou não. Faça perguntas do tipo: "Você estaria disposta a fazê-lo desaparecer dentro de uma hora?"

Além disso, conforme você a for trazendo para fora do transe, faça uma sobreposição dela com situações que venham a se encarregar de todos os parâmetros fisiológicos do resfriado. Sobreponha-a

199

a um meio ambiente no qual os sintomas de seu resfriado irão desaparecer espontaneamente. Se ela estiver com dor no corpo, sobreponha-a a uma banheira com água quente ou a uma banheira de imersão com água em redemoinho. Se o nariz está escorrendo, leve-a para o deserto onde tudo fica ressecado. Descubra quais são os sintomas que ela tem antes de a pôr em transe, de modo que você saiba onde deve fazer as sobreposições à medida que a for trazendo de volta.

Mulher: Onde se faria uma sobreposição com ela a fim de se cuidar de garganta dolorida?

Boa pergunta. Onde é que uma dor de garganta desaparece? O que é que você faz para se livrar de uma dor de garganta?

Mulher: Gargarejo com água salgada.

Quais são as chances de sair com dor de garganta do mar depois de ter nadado numa água salgada tropical, morna? Mais ou menos zero grau. Se você realmente fosse nadar lá e estivesse sentindo uma forte dor de garganta poderia inclusive terminar com um resfriado bem pior. Mas se você for nadar no oceano, especialmente onde as ondas são de bom tamanho, há chance de que toda aquela água salgada em torno de você acabe secando todas as membranas.

Se alguma vez você ficar com o nariz escorrendo e não puder alcançar o *spray* nasal, ou não quiser ficar viciado nessas coisas, pode fazer uma coisa muito simples em lugar disso. Hoje em dia há descongestionantes nasais provocadores de dependência. São mais provocadores de vício do que os cigarros. Pode-se verificar as pessoas nas farmácias indo furtivamente até o balcão e comprando caixas de descongestionantes nasais. É realmente esquisito. Para uma alternativa simples e não viciadora, deixando de lado o *spray* nasal, comprar um deles e derramar todo o conteúdo do frasco. Daí você faz uma solução de água com sal, põe de novo o protetor para vaporizar e vaporiza a solução aquosa com sal bem dentro de seu nariz. Isso vai funcionar melhor do que qualquer outra coisa para secar o nariz.

Mulher: Poderia ser usado esse esquema que você acabou de esboçar para uma dor de estômago ou qualquer sintoma psicossomático comum?

Sim. Ponha a pessoa em transe e primeiro faça a remodelagem, para ter certeza de que você lhe dá alternativas, caso o problema seja funcional. Depois faça uma sobreposição para cada sintoma que a pessoa tem, à medida que a for trazendo de volta do transe.

200

Susan: Meu resfriado está melhor — não completamente melhor — mas enquanto você estava falando, já começou a desaparecer.

Certa vez fiz com que a intoxicação por *poison oak* * de certa pessoa desaparecesse no ato, à guisa de demonstração. Eu a pus em transe profundo e expliquei-lhe que o envenenamento com essa planta é um erro. "É um erro", eu lhe disse. "Deixe-me contar-lhe uma estória sobre antígenos e anticorpos. O ataque de *poison oak* é uma resposta a uma planta, destinada a proteger você contra o perigo que ela representa, quando a planta não é perigosa. E aí você fica com tudo isso na pele, mas é seu corpo que está respondendo. E é só um erro; e quando você comete um erro, a melhor estratégia é sempre dar um passo atrás e *passá-lo a limpo*." No espaço de duas horas aquela pessoa não apresentava o menor sinal de envenenamento, exceto pela presença de pequenas marcas vermelhas na pele nos lugares em que tinham se manifestado feridas com pus.

É surpreendente o tanto que você consegue quando é congruente. Freqüentemente as pessoas nos enviam seus "impossíveis" para serem trabalhados. Tivemos um cliente que sofrera lesão neurológica a qual prejudicava sua capacidade de andar. Enviamos este homem a um de nossos alunos, David Gordon, uma vez que não temos mais consultório particular. O homem carregou pilhas de raios X e registros à sua primeira sessão os quais "provavam" sua incapacidade para andar normalmente. Ele capengou para dentro da sala com uma bengala, mostrou a David todos os seus documentos. David fez umas coisinhas e o despachou.

Na vez seguinte que este cliente apareceu, David se lembrou de uma coisa que me havia visto fazer eficazmente com outra pessoa e a experimentou. Ele contou para aquele homem a estória da plasticidade do cérebro humano. Vocês deviam ler os periódicos neurológicos; têm as melhores metáforas que conheço. A ciência é totalmente metafórica. Plasticidade significa que uma parte do cérebro é capaz de assumir a função de uma outra parte. Documentaram que isso realmente acontece. Se uma criança aprende uma língua e com quatro anos de idade sofre a excisão do hemisfério da linguagem, aprenderá novamente a língua no outro hemisfério, mesmo que não fosse de se esperar que aquele hemisfério agisse como elemento para aprendizagem de línguas. Se for destruída aquela parte de seu cérebro que move seu dedo indicador, você pode aprender a mover seu indicador com outra parte de seu cérebro. A plasticidade é só isso.

---

* *Poison oak* — arbusto venenoso semelhante ao sumagre (bot., EUA). (NT)

David pôs aquele homem em transe e explicou-lhe de que modo se poderiam construir novos percursos e como se poderiam utilizar caminhos diferentes para recriar uma função que havia sido bloqueada por lesões. Comentou os estudos que indicavam que perto de noventa por cento do cérebro não é usado. Estas são completas mentiras, no que me diz respeito, mas ele as contou bem. E uma vez que a ciência documenta estas mentiras como sendo concretamente verdadeiras, David fez referência a vários artigos de periódicos enquanto este sujeito estava ali sentado em transe.

Além de explicações diretas a respeito da plasticidade do sistema nervoso central, ele citou metáforas mais gerais a respeito de encontrar ruas novas quando se está dirigindo numa cidade e se entra numa área na qual as ruas estão todas esburacadas para reformas. Depois ele deu ao inconsciente daquele homem instruções realmente diretas para reconectar: "Descubra exatamente onde a lesão ocorreu e verifique caminhos neuronais adjacentes que não estejam comprometidos com outras funções ou que possam ser novamente empregados, com segurança, sem a interferência em outras funções, até que você tenha recuperado as funções da área lesionada."

Se o homem realmente fez novos trajetos, não sei. Mas ele se levantou e saiu andando normalmente depois da sessão. Dado o argumento específico apresentado por David, a resposta lógica daquele ser humano foi fazer todas as mudanças necessárias para ser capaz de andar normalmente. Independente do que significasse aquela metáfora científica, a resposta apropriada era levantar-se e sair andando. É desse modo que penso quando projeto tudo que faço. Também já tivemos êxito na utilização deste método com outros clientes portadores de evidência médica padronizada de lesões e traumas neurológicos.

Homem: Seria isso a fé de curar?

Não sei. Seria tudo que se diz ser neurologia? Você está me fazendo uma pergunta a respeito de verificação da realidade. Provavelmente está *tudo* errado. Não sei. Os curadores pela fé apresentam um contexto dentro do qual a resposta lógica é mudar e eles conseguem fazer um serviço muito melhor do que a maioria dos terapeutas! Fazem um serviço muito melhor do que a maioria de nossos alunos, porque estão convencidos de si mesmos, de modo que são mais congruentes.

Certa vez fiz uma cura pela fé. Entrei numa reunião religiosa e parecia santo. Todas as pessoas fixaram os olhares em mim; finalmente comuniquei-lhes que tinha um acordo com Deus. Disse-lhes que havia tido uma experiência tocante na qual Deus me havia tornado um curador através de minhas mãos. Convenci as pessoas daquele grupo e curei algumas delas. Não sei como foi que elas realmente se curaram. O que fiz foi só fornecer um contexto dentro do qual podiam responder apropriadamente e uma vez que depois não fiz desfeita deles nem ri de suas caras, permaneceram curados e suas vidas se transformaram.

Estas estórias têm por objetivo mostrar-lhes que *existe algum mecanismo dentro das pessoas que é capaz de fazer todas essas coisas, mas elas necessitam ser convencidas, precisam ser motivadas, precisam entrar em comunicação e ser dotadas de um contexto dentro do qual apresentar respostas.*

De outro modo não se manifestará, porque *não* está nem aí. Seja qual for essa parte, ela não claudica, ela não coça com a planta venenosa. Se isso acontecesse com ela, ela iria em frente e se encarregaria do claudicar e do coçar. Mas se fornece um contexto no qual ela possa responder apropriadamente, responderá.

É isto que alcançamos com todo nosso instrumental da PNL. A remodelagem é só um contexto para que as pessoas respondam modificando-se. No que me concerne, é disso que se trata tudo.

VI

Técnicas de Utilização Específica

Gerador de Novos Comportamentos

Queremos ensinar a vocês, hoje, outros modos específicos de utilizar estados de transe. Primeiro, queremos apresentar-lhes um procedimento muito útil que podem usar para uma variedade de comportamentos: o gerador de novos comportamentos. Podem usá-lo para qualquer situação na qual a pessoa ofereça alguma resposta que a deixe insatisfeita. Tal descrição poderia conter a principal queixa de quase todos os seus clientes. Assumirei que vocês já puseram a pessoa em transe e que estabeleceram alguma forma de sistema de sinais ideomotores sim/não, de modo encoberto ou bem ostensivo.

A primeira coisa que devem fazer é levar a pessoa a escolher algum comportamento que a deixe insatisfeita. Depois façam com que ela se veja e se escute comportando-se nesta situação. Vocês querem que a pessoa *se veja* realizando-o *ali na sua frente mesmo*, como se estivesse assistindo um filme. Esta é uma instrução para dissociação; possibilita à pessoa ver e ouvir confortavelmente alguma coisa que poderia ser desagradável se ela estivesse realmente na situação. Digam: "Dê-me aquele sinal para 'sim' assim que você tiver acabado de ver e de ouvir, com conforto e segurança, este trecho de comportamento que deseja modificar."

Quando tiver obtido a resposta de "sim", pergunte: "Você sabe qual novo comportamento ou resposta preferiria apresentar nesta situação?" É importante verbalizar tudo em termos de perguntas tipo sim/não de modo que você possa sempre ter um *feedback* claro por parte da pessoa.

Se a resposta a tal pergunta for "sim", a pessoa sabe de fato qual resposta preferiria oferecer; então você diz: "Bom. Agora observe e ouça a si mesma enquanto produz essa nova resposta na si-

205

tuação em que lhe costumava ser um problema. Dê-me uma resposta de 'sim' quando tiver terminado."

Depois você pergunta: "Tendo observado a si mesma produzindo a nova resposta para aquela situação, ela lhe foi completamente satisfatória?" Se obtiver uma resposta "não", faça com que a pessoa volte atrás escolhendo um comportamento mais adequado.

Se receber uma resposta "sim", prossiga na instalação do novo comportamento pedindo a ela que reassocie com a experiência dissociada. "Desta vez, quero que faça rodar o mesmo filme, mas do ponto de vista de ser você mesma produzindo o comportamento. Ponha-se a si mesma *dentro* do filme e experimente como se sente na realização daqueles comportamentos na situação."

Depois que tiver feito isso, pergunte: "Isso ainda continua satisfatório?" e certifique-se de obter uma resposta "sim" congruente. Algumas vezes um comportamento parece excelente visto de fora, mas não é agradável quando você se põe dentro dele. Se receber um "não" a esta pergunta, você precisa voltar atrás e fazer modificações no comportamento até ficar satisfeito com o que experimenta quando se coloca na situação.

Agora que vocês já realizaram a modificação no comportamento da pessoa, precisam fazer alguma coisa para estarem completamente seguros de que a mudança se transfere automaticamente para as situações apropriadas na vida dela. Chamamos a isto de espelhamento do futuro, ou *bridging*.* Pode-se perguntar: "Você, mente inconsciente desta pessoa, irá assumir a responsabilidade de fazer com que este novo comportamento aconteça de fato no contexto em que o antigo comportamento costumava correr?" Se quiserem, podem ser ainda mais explícitos. Podem acrescentar: "Agora levante o dedo 'sim' assim que você, mente inconsciente, tiver descoberto o que irá especificamente ver, ouvir ou sentir e que indicará que este é o contexto no qual fará com que ocorra este novo comportamento." Você está encontrando uma pista contextual que irá acionar automaticamente o novo comportamento. A automação é uma das características de mudanças feitas por um hipnotizador refinado. Quando vocês fazem este tipo de mudança, a mente consciente não precisa se lembrar de fazer nada. Se a mente consciente tem de se lembrar do novo comportamento, você não o conectou de modo apropriado. Por que sobrecarregar a mente consciente? É a parte mais limitada e menos digna de confiança das pessoas.

---

* *Bridging* = vincular, estabelecer uma vinculação: o psiquiatra consegue criar um outro estado de vivência para a pessoa enfrentar uma dada situação. *Bridging* é o último passo para a pessoa se transportar para o estado novo, em que estará superado o problema. (NT)

Com algumas pessoas, não é necessário um espelhamento de futuro explícito. Elas possuem uma boa estratégia de espelhamento de futuro e o farão por si mesmas. Outras pessoas não serão capazes de efetuar sozinhas esse *bridging* e vocês precisam fazê-lo explicitamente caso queiram ser rigorosos e sistemáticos em seu trabalho.

Se a pessoa não sabe que nova resposta gostaria de ter em tal situação problema, você dá início a um processo seletivo realizado passo a passo. Primeiramente diz: "Retome sua história pessoal. Alguma vez você já deu uma resposta em alguma outra situação que considere ser uma resposta excelente a ser dada nesta situação?" Se a resposta for "sim", então faça com que a pessoa reviva a situação e incorpore a resposta, passando por todos os passos que acabei de esboçar.

Se a resposta ainda for "não" então faça com que ela continue a busca por um modelo, usando o que chamamos de "mudança de índice referencial". Vocês dizem: "Você conhece alguém que responda àquele tipo de situação de modo que você considere ser bastante apropriado, elegante e eficiente, modo este que gostaria de ter para responder?" Pode-se dizer: "Sei pelo fato de estar insatisfeita com seu comportamento presente que você tem algum padrão para aquele tipo de resposta que gostaria de ter. Escolha algum ser humano — alguém a quem respeite e admire — que tenha aquilo que você considera uma resposta muito mais integrada e apropriada a este tipo de situação." O modelo escolhido pode tanto ser "real" quanto "fictício". Um caráter fictício extraído de um filme ou de um livro é tão real enquanto representação interna de uma resposta possível quanto o são pessoas de verdade em sua experiência de vida, podendo servir como excelentes modelos.

Assim que a pessoa houver escolhido um modelo, faça com que passe por uma seqüência de três passos para a incorporação do comportamento do modelo em seu próprio repertório. Primeiro faça com que ela veja e ouça o modelo respondendo à situação para a qual ela deseja ter uma nova escolha. Pode pedir-lhe que levante o dedo de "sim" para indicar quando esta parte estiver completa. Depois você estende a mão, empurra para baixo o dedo "sim", delicadamente, e diz: "Bom. Depois de ter visto e ouvido a outra pessoa fazendo isso, você crê agora que este seja o tipo de resposta que você gostaria de ser capaz de oferecer?" Se receber um "não" em resposta, você tem que voltar atrás e encontrar um outro modelo, ou ver o mesmo modelo dando uma resposta diferente. Se receber um "sim", você passa para o passo seguinte.

Neste segundo passo, você diz: "Agora substitua sua própria imagem e sua própria voz neste trecho de filme e nesta trilha sonora. Observe e escute novamente esse trabalho e levante seu dedo "sim" quando tiver acabado." Aí a pessoa estará vendo e ouvindo a *si mesma* na execução do comportamento mas ainda estará cinestesicamente dissociada.

Quando a pessoa concluir essa etapa, você lhe pergunta: "Após ter-se visto e ouvido fazendo isso, ainda quer esse comportamento para você? Você ainda pensa que lhe é apropriado?" Se você receber um "não" volte atrás e modifique o comportamento até este se tornar apropriado, tanto pela realização de pequenas modificações quanto pela seleção de um novo modelo.

Se você receber um "sim", peça à pessoa que entre dentro da imagem e tenha a experiência uma terceira vez, do ponto de vista de estar ali e de estar sentindo as coisas que acompanham aquela resposta em particular. Quando a pessoa tiver acabado essa parte, pergunte-lhe: "Isso ainda estava satisfatório?" Se a resposta for "não", volte atrás e modifique o comportamento. Se a resposta for um "sim" congruente isso significa que o novo comportamento foi experimentado naquela situação e percebeu-se que foi satisfatório.

Este é um modo realmente respeitoso e elegante de abordar a mudança, pois você a mantém dissociada da pessoa até ela ter se decidido quanto à sua utilidade. Aí você a conecta.

A seguir você realiza um espelhamento de futuro do mesmo jeito que foi descrito antes. Pode perguntar à mente inconsciente se ela lhe pode fornecer um sinal de "sim" assim que houver descoberto qual pista externa irá ser usada como gatilho automático para o novo comportamento.

Por fim, pode-se dar à pessoa alguma sugestão geral para amnésia. "É importante lembrar-se de esquecer as coisas que você não precisa se lembrar." Esta é uma maneira de dizê-lo. Seu resultado final é a mudança de comportamento. Você não se importa se a pessoa tem ou não consciência disso. Pode lhe sugerir que irá recordar-se disso apenas na medida em que sua mente inconsciente acredite ser útil para sua mente consciente ficar sabendo. Se o inconsciente da pessoa decide não lhe dar nada, peça ao menos que ela tenha uma sensação de formigamento quente conforme ela for saindo do transe, à guisa de indicação de que aconteceu alguma coisa útil e que ela pode esperar por uma surpresa deliciosa na forma de algum novo comportamento quando o contexto apropriado apresentar-se.

Homem: O que é que você faz se recebe uma resposta "não" quando faz a pergunta "Seu inconsciente sabe qual é a pista?"

Você poderia dizer: "Então eu gostaria que o seu inconsciente fosse chamado para lembrar as situações especiais que você observou e ouviu, nas quais você deseja que seu comportamento seja diferente. Gostaria que você criasse exatamente o contexto, mais uma vez, com aquelas mesmas pessoas, aquelas mesmas circunstâncias, e que visse e ouvisse o que acontece exatamente no *início* da experiência e que poderia ser usado como gatilho para acionar aquele comportamento novo."

Acho que está na hora de agir. Pratiquem isto em duplas de modo que agora possam ter alguma experiência com o esboço básico. Permitam-me tranqüilizá-los dizendo-lhes que é muito natural darem uns tropeções neste material. Estou-lhes pedindo que empreguem uma estratégia completa para uma mudança generativa com uma pequena quantidade de instruções. Se já fossem capazes de fazer tais coisas graciosa e suavemente, teriam perdido seu tempo e dinheiro vindo aqui. De modo que estou achando uma delícia vocês serem corajosos o suficiente para se sentirem livres a ponto de se limitarem às escolhas que lhes ofereço aqui. Recordo-lhes que estas são simplesmente mais escolhas a serem acrescentadas a seu repertório geral enquanto comunicadores eficientes. Com uma certa dose de prática, estas escolhas irão tornar-se tão suaves e graciosas quanto qualquer uma das outras técnicas que aprenderam a usar.

Esboço de Gerador de Novos Comportamentos

(1) Escolha uma situação na qual é desejado o novo comportamento.

(2) Escolha um modelo.

(3) Observe e ouça o modelo comportando-se na situação.

(4) Substitua sua imagem e sua voz pela do modelo.

(5) Entre no filme para experienciar as sensações cinestésicas.

(6) Espelhamento de futuro: qual pista irá acionar o novo comportamento?

* * *

A estratégia que todos vocês acabaram de usar é destinada a mudanças comportamentais diretas. A única dificuldade na qual vi as pessoas incorrerem foi o que fazer com o "ganho secundário". Permitam-me usar como exemplo o problema com o qual Nora trabalhou.

Nora estava interessada em aprender a ter escolhas quanto ao hábito de fumar. Fumar é um problema costumeiro que tem um conjunto profundo de ganhos secundários para a maioria das pessoas. Em outras palavras, existem certas coisas que acontecem a Nora por causa do fumar, bem como a outros fumantes, e que servem a um propósito positivo. Na realidade, é melhor que ela fume e tenha acesso àquelas experiências e àquelas fontes de recursos do que deixe de fumar. Ela deseja abandonar algo que sabe ser fisiologicamente prejudicial. A dificuldade é que se ela fosse desistir disso sem que acontecesse mais nada, ela perderia o acesso a certos recursos e estados de consciência que para ela são importantes.

Confio em que, se fôssemos fazer Nora parar de fumar sem fazermos mais nada, sua mente inconsciente seria flexível o suficiente para que ela começasse a fumar de novo dentro de poucos meses. Se fôssemos fazer um julgamento geral a respeito de seu funcionamento, seria provavelmente melhor que ela fumasse — inclusive com as conseqüências físicas prejudiciais — e conservasse o acesso a determinados recursos do que se parasse de fumar e perdesse o contato com aqueles recursos. Quaisquer dificuldades que envolvam ganhos secundários podem ser facilmente enfrentadas pelo uso da remodelagem. O gerador de novos comportamentos está primariamente voltado para modificações comportamentais simples. Se há ganho secundário, utilize a remodelagem.

O gerador de novos comportamentos pode também ser combinado com a remodelagem de modo proveitoso. Se na etapa de "geração de novas escolhas" o parceiro não cria novas alternativas rápido o bastante para satisfazer você, pode-se dizer algo como o seguinte:

"E à medida que você continua a trabalhar, desenvolvendo e considerando várias alternativas... gostaria de recordá-lo de... alguns recursos adicionais... que são fontes de modelos que você pode considerar... Poderão existir outros tempos e lugares em sua vida... nos quais você tenha tido comportamentos alternativos mais bem-sucedidos... quanto a protegê-lo e obter para você aquilo que desejava e necessitava... do que este X... Caso realmente existam, você poderia considerá-los... como alternativas... Além disso... você poderia rapidamente fazer... visualmente... bem como auditivamente... uma busca por pessoas que tenham seu respeito e admiração... e que pareçam ter escolhas alternativas... mais eficientes do que X... e que mesmo assim lhes permitam ter os tipos de experiências que você deseja para si mesma... Avalie cada uma daquelas... permitindo à parte de você responsável por X... que determine por você se alguma delas é mais eficiente do que X... Evidentemente, assim que seu inconsciente tiver determinado... que já tem esses três modos de passar a fazer o que era de se esperar que X fizesse... só que de modo mais eficiente do que X... ela

lhe apresentará aquele sinal de 'sim' e fará com que você desperte...
levando para tal todo o tempo que lhe for necessário."

Os procedimentos que lhes estamos ensinando não necessitam ser usados isoladamente. À medida que os forem praticando e se tornarem mais eficientes em seu uso, podem começar a combiná-los e a variá-los segundo modos que tornem seu aprendizado mais interessante.

Homem: Alguma vez você já recebeu um sinal de "sim" congruente tendo depois ficado sem receber o comportamento novo?

Não. Se eu recebo uma resposta congruente que diz que aquilo irá acontecer, aquilo acontece. Às vezes a pessoa apresenta o novo comportamento durante três ou quatro meses e está simplesmente deliciada quando então o antigo comportamento retorna. Isto para mim indica que sou um mestre elegante na arte de mudar, que a pessoa que foi minha cliente é bastante responsiva e consegue facilmente realizar modificações profundas *e* que algum contexto de sua vida — seu trabalho, os relacionamentos familiares, alguma outra coisa — mudou, de sorte que o antigo comportamento tornou-se mais apropriado do que o novo que havíamos descoberto. É então minha tarefa criar novas alternativas que sejam mais apropriadas para o novo contexto.

Larry: Ouvi dizer que você podia assim pegar uma pessoa e levá-la para o futuro e perguntar-lhe o que é que ela gostaria de ser.

Você está falando a respeito de pseudo-orientação temporal. Quando se faz isso, põe-se a pessoa em transe, ela é orientada para o futuro pressupondo-se que já tenha solucionado o problema que apresentava quando o procurou pela primeira vez. Aí você pede à pessoa que lhe conte detalhadamente de que maneira ela resolveu o problema e o que foi que você fez de especial com ela que foi útil. Na realidade, usamos este método para desenvolver novas técnicas que depois empregamos com outros clientes.

Existem muitas maneiras de se realizar a pseudo-orientação temporal. É uma de minhas abordagens favoritas. Se puderem praticar os passos que acabei de lhes apresentar, terão aprendido os passos essenciais para a realização de modificações úteis. Este é o esboço cru para proceder de maneira eficaz. Variações tais como pseudo--orientação temporal requerem uma certa arte. Estou lhes dando o que considero os ingredientes essenciais. O tempero particular de sua cozinha que vocês prepararem em seus consultórios irão demonstrar a arte de cada um. Recomendo que se sintam livres para se restringirem a este esboço básico até que seja uma parte automatizada de seus repertórios e depois tornem-se artistas. A linha de base é ser eficiente. Depois de serem capazes de fazer isso, podem se tornar artísticos em seu procedimento.

Gostei muito do trabalho que todos fizeram. Há alguma outra pergunta ou comentário a respeito de suas experiências e que eu poderia responder agora?

Beth: Kitty estava fazendo esse exercício comigo e trabalhávamos numa coisa sobre a qual me debruço já há seis ou sete anos segundo todos os diversos tipos de psicoterapia, desde a reichiniana até a gestáltica passando por todas as outras de entremeio. Foi uma coisa que aconteceu há muito tempo atrás em minha infância e que alienei de mim e a respeito da qual sempre ficou algo em aberto. De qualquer modo, usando esse gerador de novos comportamentos e com a ajuda de Kitty, que o estava praticando pela primeira vez em sua vida, a coisa toda simplesmente entrou exato nos eixos. Não sei bem que palavras utilizar. Simplesmente aconteceu. Houve uma unificação, uma aceitação, o perdoar, coisas que antes eu nunca tinha sido capaz de experienciar. E já tinha gasto um longo tempo tentando chegar nisso usando as mais variadas abordagens. Obrigada.

Isso foi um testemunho, não uma pergunta. Mas como eu também pedi comentários, foi perfeitamente apropriado. Obrigado.

Identificação de Transe Profundo

O uso de modelos incomuns para o gerador de novos comportamentos está baseado no que denominamos de "mudança de índice referencial", no "tornar-se" uma outra pessoa. Se você faz uma mudança de índice referencial realmente completa, obtém-se o que se chama de "identificação de transe profundo", que é um dos mais difíceis fenômenos hipnóticos em geral. A identificação de transe profundo é um estado de consciência no qual você assume a identidade de uma outra pessoa. Você o faz tão completamente que durante aquele lapso de tempo não sabe o que está fazendo. Evidentemente existem graus variáveis deste fenômeno. É possível adotar o comportamento verbal e não-verbal da outra pessoa de forma tão completa que automaticamente se adquirem muitas habilidades que ela tem, muito embora não se tenha uma representação consciente das mesmas. É em essência o que fizemos em relação a pessoas como Milton Erickson a fim de aprendermos rapidamente a ser capazes de conseguir os resultados que conseguia.

Há certos elementos que são necessários na assistência prestada a alguém que faz uma identificação de transe profundo. Primeiramente, é preciso remover a identidade da pessoa com a qual se está trabalhando. Isso pressupõe uma enorme amnésia: a pessoa estará tendo amnésia de quem é. Em segundo lugar, o processo pressupõe que tal pessoa terá a habilidade de gerar seu comportamento baseado naquilo que observou numa outra pessoa. Em outras palavras, se a pessoa fizer uma identificação de transe profundo com Melvin Schwartz, isso significa que a totalidade de seu comportamento deve ser gerada do comportamento verbal e não-verbal de Melvin Schwartz. Você precisa dar instruções ao inconsciente da pessoa para que faça uma seleção em suas experiências relativas ao comportamento do modelo: o que inclui tonalidade de voz, expressões faciais, postura, estilo de movimentos e modos típicos de responder. Existem muitas maneiras de concretizar uma identificação de transe profundo. Deixem-me apresentar-lhes uma delas. A primeira coisa que eu faria seria trabalhar no sentido de uma regressão etária total a fim de livrar-me da identidade da pessoa com a qual estou trabalhando. A propósito, ao fazerem isso ficarão sabendo o tanto de trabalho que deverá ser realizado para conseguir uma identificação de transe profundo.

Então, como é que poderiam obter uma regressão etária? Que tipos de experiências provocam uma regressão etária? Pensem um momento nas experiências universais. Que experiências universais as pessoas usam para regredirem em termos de idade?

Mulher: A primeira vez que aprendeu a andar.

Homem: Recordações de infância.

Não. Deixem-me recolocar a pergunta. Vocês estão mencionando coisas que são extraídas da infância das pessoas mas não coisas que vocês *usaram* para fazerem uma regressão etária consigo mesmos. Deixem-me dar um exemplo. Uma das coisas que as pessoas usam para fazerem uma regressão consigo é seu diário de escola. As pessoas vão lá e pegam seu diário de classe especificamente com o propósito de se proporcionarem uma regressão. As reuniões de colegas de classe são outro exemplo clássico de técnica de regressão etária. Que mais?

Mulher: Álbum de fotografias.

Homem: Caixa de "preciosidades" pessoais.

Sim. Exatamente.

Homem: Odores.

Odores é uma forma de a coisa ocorrer espontaneamente, não uma forma da qual deliberadamente as pessoas se valem.

Mulher: Música antiga.

Agora a coisa vai.*

Homem: *Souvenirs.*

No original: *"Now there's a zinger."* (NT)

Que mais fazem as pessoas? As pessoas vão em visita à cidade natal e vão até o bairro onde cresceram. As coisas que estamos mencionando agora são aquelas que as pessoas fazem caracteristicamente. Se estou interessado na produção de um fenômeno hipnótico, quero projetar uma experiência na qual a reação espontânea seja a resposta que eu desejo — neste caso, regressão — de modo que vou usar estes tipos de experiências universais.

Um dos modos de se fazer regressão etária é induzir um transe e fazer com que a pessoa tenha à sua frente o livro do tempo. "E nesse livro existirão fotografias de sua vida inteira, e a página que está aberta agora é total e completamente sua idade presente. Mas quando volta uma página um ano lá estará de volta súbita e completamente, de novo... sentindo o que sentia então... e só sabendo o que sabia naquela época e nada mais... honesta e completamente... de tal sorte que você pode virar para trás uma página por vez... do livro do tempo... voltando atrás total e completamente ano após ano... até chegar à idade de seis anos... de tal modo que quando estiver lá de volta total e completamente... com seis anos... sabendo honestamente aquilo que sabia nessa época e *apenas* nessa época... você será capaz de continuar... espontaneamente... uma de suas mãos começará a flutuar para cima, *apenas* para indicar-me que você honestamente... que você está com seis anos de idade."

É deste modo que projeto uma técnica para alcançar a realização de algum fenômeno. Não existe nenhum fenômeno de transe que, de um jeito ou de outro, as pessoas já não façam. A regressão etária não é algo que apenas os hipnotizadores façam. É algo que as pessoas fazem consigo mesmas. Abrem uma caixa contendo suas preciosidades; pegam cada objeto na mão e retornam à idade que tinham quando obtiveram o objeto. Descobrem que a caixa é realmente uma máquina do tempo. "Assim, você pode cortar um buraquinho ali do lado, escolher alguma coisa da época de sua infância e torná-la muito pequena e você *vê* a porta... a abertura na caixa à sua frente... e bem devagar começa a andar para dentro da caixa do tempo... e conforme você vai pisando porta adentro você tem sentimentos confusos e estranhos. À medida que vai andando, olha em torno de você e lá estão enormes objetos por todo lado e cada objeto possui uma porta... E você *sabe*, embora esteja ligeiramente amedrontada que se passar para dentro de alguma dessas portas... irá ficar com a *idade*... que tinha quando o objeto apareceu em sua vida..."

Vejam, o que estou dizendo é o mais completo absurdo. Porém, estou elaborando um contexto no qual é possível e lógico para as pessoas experimentarem uma realidade alternativa. É claro que sempre se usa o *feedback* para notar se a pessoa está respondendo ou não. Usam-se todas as pistas comportamentais de praxe para se saber se a pessoa está realmente regredindo.

Quando você obtém a regressão etária, pode fazer algo com ela. Você tem uma criança de seis anos de idade sentada à sua frente. O que fazem as crianças de seis anos para se tornarem uma outra pessoa?

Homem: Brincam de se vestir com outras roupas.

Exatamente. Vão para o sótão e brincam de fantasias; brincam de "fingir". De modo que vocês fazem com que essa pessoa vista umas roupas só que ela não sabe a quem elas pertencem. "Esta é uma porção de roupas engraçadas. Não são como as roupas da mamãe. Não são as roupas do papai. Não são roupas de exército. Não tenho a menor idéia de quem são estas roupas. Não faz sentido nenhum... mas subitamente, inconscientemente, você começa a esquecer que é criança... e começa a tornar-se uma pessoa que com seis anos você não conhece... mas que seu inconsciente sabe quem é... e pode *adotar* o tom de *voz dessa pessoa*... as respostas dessa pessoa... os movimentos dessa pessoa *apenas*... e o comportamento *só* dessa pessoa de modo que nos próximos dez minutos você estará sentada aí... desenvolvendo inconscientemente... uma personalidade baseada somente naquilo que você sabe... a respeito desse ser humano em particular... de tal modo que em dez minutos seus olhos irão espontaneamente piscar e abrir... e você *será completamente aquela determinada pessoa.*"

Isso para vocês faz sentido como modo de fazer a coisa? Vejam, poderíamos dar-lhes diversas estratégias específicas para usar a hipnose na obtenção de diferentes resultados. O que agora estamos tentando fazer em lugar disso é dar-lhes uma idéia de como concebemos o uso da hipnose para fazer *qualquer coisa.* Construo qualquer fenômeno hipnótico em particular imaginando como chegar nele de modo tão natural e fácil quanto possível. Se vocês não conseguirem elaborar regressão etária e identificação deste modo, sempre podem usar a remodelagem para obtê-la.

Homem: Não existe muita variação em torno da velocidade que se pode usar para fazer a identificação de transe profundo? E não seria necessário aos clientes terem uma certa flexibilidade antes de poderem executá-la?

Sim. É típico que eu não tente fazer identificação de transe profundo antes de ter alguém que seja um sujeito exótico e treinado a me responder prontamente. Eu tentaria a indução de muitos outros fenômenos de transe antes de tentar uma identificação de transe profundo. Parece-me tolice tentar isso com alguém que ainda não sabe como fazer amnésia, nem alucinações positivas e negativas, porque estes são os requisitos mínimos. De modo que, primeiro, eu faria muitas outras coisas.

215

Se eu fosse professor de curso primário, uma das coisas que eu ensinaria seria a identificação de transe profundo. Eu conseguiria uns vídeo-teipes de Albert Einstein e de Irving Berlin e de outros grandes gênios de nossa cultura. Teria vídeo-teipes destas pessoas fazendo várias coisas: falando e interagindo com as pessoas e especialmente falando a respeito daquilo que os tornou famosos e fazendo isso mesmo. Depois faria com que as crianças utilizassem essas amostras de comportamento como base para se tornarem aquelas pessoas captando as habilidades delas.

Homem: Parece-me que é isto que outras culturas resolveram chamar de possessão pelos espíritos.

Sim. Aquilo que as pessoas vivenciam como possessão demoníaca no que me concerne nada mais é do que identificação de transe profundo. Conheço um homem famoso por trabalhar com múltiplas personalidades. Ele sempre tem em torno de vinte clientes com MP. Ele também é um bom católico de modo que, evidentemente, seus clientes, em boa parte, são possuídos. Ele pratica exorcismos na maca de um helicóptero atrás do hospital. Ele obtém prêmios nacionais por ser um psiquiatra tradicional, enquanto eu sou considerado maluco!

Fui vê-lo pois estava curioso a respeito de seus clientes com múltipla personalidade. Encontrei uma de suas clientes em estado alterado e encontrei-me com quatro ou cinco de suas personalidades bem como com o demônio que a possuíra. Até onde tenho certeza de falar, posso induzir o mesmo em qualquer um. Na realidade, o modo que ele usou para ir me apresentando estas personalidades é exatamente o modo que eu usaria para induzi-las, na qualidade de hipnotizador.

A mulher estava ali sentada numa cadeira, contando-nos como ela tem uma grande quantidade de amnésias em sua vida. Ninguém mais tem, certo? Não obstante, o elemento convincente deste psiquiatra para saber que você é uma personalidade múltipla consiste em verificar se existe algum período de sua vida que não consegue recordar! Ele inventa um nome para qualquer período em relação ao qual você esteja com amnésia. Segundo este psiquiatra, o período em que incide a perda de memória não era você; era uma outra personalidade. Ele dá a tais períodos nomes como "Fred". Depois ele ignora seu atual comportamento, dá um soco na cabeça inesperadamente e chama este nome: "Fred! Fred! Venha para cá! Venha para cá!" Se você perguntar: "O que você quer dizer com 'Fred, venha para cá?'" ele ignora a pessoa até que de repente emerge uma outra personalidade. Essa é uma maneira estupenda de criar personalidades múltiplas. Estou convencido de que as PMs são manufaturadas por pais, mães e terapeutas bem-intencionados; não são produzidas espontaneamente.

Homem: Quando você faz uma identificação de transe profundo não quer que a pessoa se torne um outro alguém com seis anos de idade. Como é que faz para fazê-la crescer novamente?

Você simplesmente lhe diz que seja uma outra pessoa. As crianças não fingem ser alguém que só tenha seis anos de idade. Elas fingem ser uma outra pessoa com qualquer idade que elas saibam que a pessoa tem. Você pode dizer qualquer coisa para as crianças e, na medida em que fizer algo significativamente, elas lhe obedecerão. Assim que tiver feito uma regressão etária com essa pessoa, você diz: "Agora, enquanto você continua brincando e se divertindo, sua mente inconsciente irá aprender..." Daí você só apresenta sugestões diretas: "Faça uma escolha em meio a tudo que inconscientemente você conhece desta pessoa: o modo como se parece, o modo como emite os sons, o modo como se movimenta, o modo como responde; faça disso uma unidade completa de modo que em quinze minutos você emergirá de modo espontâneo sendo esse adulto por completo."

Deixem-me mais uma vez dar-lhes um aviso. Uma identificação de transe profundo é bastante complicada e difícil. É útil como estratégia de aprendizagem mas existem modos muito mais fáceis de conquistar a maioria das coisas que se deseja fazer. Para a maioria das mudanças, o gerador de novos comportamentos ou alguma outra técnica irá funcionar igualmente bem e será *muito* mais fácil de fazer.

Controle da dor

A dor é uma coisa fascinante no sentido de ser muito útil até certo ponto e depois disto não ser mais. Isto é verdade também para uma série de outras coisas. Um pouco de adrenalina numa emergência pode ser proveitoso, mas em excesso pode provocar incapacidade, dependendo da tarefa em questão. Para algo realmente simples e desgastante, como tirar um carro de cima de alguém, quanto mais adrenalina melhor. Mas para qualquer tarefa que demande coordenação precisa, como seja consertar um relógio ou pôr uma chave no buraco da fechadura, adrenalina em excesso é *desastroso*.

Uma das coisas que faço para lidar com a dor é criar um contexto no qual a resposta natural seja *não ter* a dor. *Esta é uma estratégia geral de hipnose: criar um contexto no qual a resposta natural seja aquela que eu desejo.*

No clássico episódio de Erickson sobre controle da dor, trouxeram uma mulher que estava morrendo de câncer. Trouxeram-na

217

até Erickson numa ambulância, puseram-na em cima de uma cadeira de rodas e a empurraram até o consultório dele. A mulher olhou para Erickson e lhe disse: "Essa é a coisa mais boba que já fiz em minha vida. Meu médico me mandou aqui de modo que você pudesse fazer alguma coisa com a dor. As drogas não aliviam a minha dor. A cirurgia não aliviou a minha dor. Como é que você vai conseguir aliviá-la apenas com palavras?"

Erickson, sentado numa cadeira de rodas, rodou para frente e para trás e olhou para ela, tendo espelhado todas as suas crenças ao dizer: "Você veio aqui porque seu médico mandou e você não entende como apenas *palavras* poderiam controlar sua dor. Nem mesmo as *drogas* controlam sua dor. A cirurgia, tampouco, controlou sua dor. E você acha que esta é a maior besteira que já fez na vida. Bom, deixe-me fazer uma pergunta. Se aquela porta se abrisse toda... de repente... agora mesmo... e você olhasse por ela e visse um tigre enorme... lambendo faminto suas mandíbulas... olhando fixamente *apenas para você*... quanta dor você acha que sentiria?"

O ponto é o seguinte: ele apresentou um contexto no qual ninguém irá ter consciência da dor. A dor simplesmente não existe quando se está a ponto de ser comido por um tigre. Uma experiência na qual não existe dor pode ser algo a ser ancorado e mantido como estado alterado de caráter especial. Disse Erickson: "Mais tarde os médicos não entenderam quando ela disse que tinha um tigre embaixo da cama e que ela ficava assim escutando o 'purrrr' que ele fazia".

Há muitas e muitas formas de tratar do controle da dor. Você tem que pensar no que seria necessário, caso tivesse uma dor fisiológica, para fazer com que você a percebesse. Dói ir ao dentista e fazê-lo furar o dente com a broca. Quando ele atinge um nervo, o sinal atravessa fisiologicamente os nervos e vai até u cérebro e a pessoa grita. Isso acontece. No entanto, há pessoas que vão ao dentista, não são anestesiadas e não sentem coisa alguma. Tampouco fazem hipnose. Os dentistas podem mencionar tais casos. O dentista esburaca até o nervo e elas não emitem resposta alguma. O último dentista com quem me consultei me disse: "Não consigo entender isso. Dói em *mim*, e *elas* não sentem nada!"

Quem são as pessoas que podem fazer isso? São pessoas sem consciência da cinestesia. São pessoas destituídas de *qualquer* sensação, de modo que não podem sentir dor. A única coisa que funciona é pôr suas mãos em cima de uma chapa quente. Quando estiver queimando lá pela altura do cotovelo pode ser que notem. Há pessoas que· de modo típico se machucam bastante. Têm tendência de ter joelhos pontudos e dão encontrões nas coisas porque não têm consciência de sua cinestesia e não aprenderam a ter cuidado. Na qualidade de estratégia de trabalho com a dor, vocês podem *fazer* com que a pessoa se torne isso.

As perguntas que vocês sempre precisam fazer a si mesmos são: "O que é que você quer?" e "Em que situação isso aconteceria naturalmente?" Existem contextos nos quais você pode se deslocar, sentir as coisas e não sentir dor. Alguma vez você já machucou sua mão? Alguma vez já cortou o dedo a ponto de realmente doer? Ou amassou-o com um martelo de modo que ele chegou a latejar de dor? E durante esse período de tempo em que ficou latejando, você se esqueceu dele por algum motivo? Em que contexto isso iria acontecer?

Homem: Numa emergência.

Com certeza. Uma emergência é um exemplo clássico. Para a maioria das pessoas não chega sequer ser preciso uma emergência. Só o que precisam é ser distraídas por alguma outra coisa. Os seres humanos têm uma quantidade tão limitada de atenção consciente. A regra é que 7 ± 2 porções de informação é tudo a que as pessoas conseguem dar atenção. Assim, apresente-lhe nove porções se quiser que ela se distraia. Dê-lhe alguma outra coisa a fazer, qualquer outra coisa.

Certa vez trabalhei com um homem que sofria de uma dor intensa. Havia sofrido um acidente do qual resultara uma lesão nas costas. Desconheço os detalhes médicos mas havia uma determinada razão de ordem física pela qual ele devia ter a dor. Ele apareceu e disse que queria hipnose. Eu lhe disse que não sabia se ia conseguir ajudá-lo em sua dor. Eu tinha um procedimento que funcionava muito bem mas apenas com pessoas maduras e inteligentes e, honestamente falando, eu não sabia se ele seria ou não maduro o suficiente.

Eu lhe disse: "Olhe, as pessoas mais maduras e inteligentes são aquelas que são capazes de ver as coisas segundo diferentes pontos de vista perceptivos." A propósito, segundo Jean Piaget, isto é realmente verdadeiro. De modo que lhe expliquei a teoria e o teste de Piaget sobre a inteligência.

Segundo Piaget, ser inteligente significa ser capaz de dizer qual seria a aparência das coisas consideradas de diferentes perspectivas. Se eu quisesse testar uma criança, poderia usar um bloco de madeira e um dedal. Traria a criança, lhe mostraria o dedal e colocaria o bloco de madeira à frente do dedal a fim de bloquear a visão do dedal. Aí eu perguntaria: "Existe alguma coisa atrás do bloco?" Se a criança diz: "Não", ela não é muito "madura". A criança "madura" consegue visualizar o dedal quando está escondido e consegue também ver que o dedal, o bloco de madeira e ela mesma iria parecer diferente do outro lado da mesa. Os experimentadores perguntam literalmente: "Com o que você se pareceria se estivesse lá do outro lado da mesa?" Quanto melhor você consegue ver as coisas segundo pontos de vista diferentes, mais "maduro" e inteligente você é. Uma conseqüência deste tipo de visualização é que você passa a estar dissociado de seus sentimentos. É isto que alguns métodos modernos ensinam as crianças a serem capazes de fazer. Ensinam as crianças a ficarem grandes e ficarem dissociadas de seus sentimentos, porque isto é o que significa ser "maduro".

Disse a este homem que havia algo que eu queria que ele praticasse em casa, porque eu iria testá-lo extensamente na semana seguinte para averiguar quão maduro e inteligente ele era. O que ele necessitava fazer era descobrir qual seria sua aparência deitado em sua cama, primeiramente do ponto de vista perceptivo de um canto do quarto, depois segundo a perspectiva do canto oposto e, depois, segundo a perspeciva de *todos* os pontos do quarto entre o primeiro e o segundo. Eu lhe disse que na semana seguinte eu escolheria uma perspectiva ao acaso e faria com que ele a desenhasse detalhadamente. Eu iria medi-la e descobrir exatamente em que ângulo se encontrava e, olhando seu desenho, eu seria capaz de computar sua inteligência.

Ele foi para casa e quando voltou na semana seguinte havia desempenhado sua tarefa. Havia metodicamente trabalhado em relação à mesma. Estava altamente motivado; queria ser tratado por mim e achava que eu poderia ajudá-lo. E quando retornou, disse: "Sabe, a coisa mais estranha é que durante toda esta semana não senti tanta dor." Dar uma tarefa apropriada para alguém é uma outra forma de ir em busca do mesmo resultado final.

Existem outras formas bizarras de lidar com a dor. Pode-se fazer qualquer coisa em transe, desde que você a pressuponha. Certa vez disse a um homem que me procurou: "Quero falar com o Cérebro. Assim que o Cérebro estiver pronto para falar comigo, e não houver nenhuma parte consciente a par do que está acontecendo, então a boca se abrirá e dirá: 'Agora'." Ele ficou ali sentado durante vinte minutos e depois disse: "Agoraaaaaa." Eu falei: "Certo, Cérebro, você arrasou com tudo. A dor é uma coisa muito valiosa. Permite-lhe saber quando alguma coisa necessita receber assistência. Esta lesão já está recebendo uma assistência tão boa quanto seria possível. A menos que você possa aparecer com mais alguma coisa que esteja necessitada de atendimento, está na hora de fazer calar a dor." O Cérebro disse: "Simmmmm!" Eu disse: "Cale-a agora, e só torne a acioná-la quando for necessário; antes, não." Bom, não tenho a menor idéia do que significa tudo isso mas parece tão lógico, e pressupõe que o cérebro pode fazer aquilo que pedi. Depois disso, aquele indivíduo não teve mais qualquer espécie de dor.

Amnésia

Quero fazer um comentário a respeito de algo sucedido em um dos exercícios. Um homem fez uma coisa que pode ser usada para conseguir-se amnésia. Ele fez o exercício e, conforme a mulher com quem havia induzido o transe retornava, ele olhou para ela e disse: "Perceba como está silenciosa a sala." Quando a pessoa volta e abre os olhos, se você olhar para ela e comentar imediatamente a respeito de alguma coisa além da experiência da qual acabou de sair, você irá abruptamente dirigir a atenção dela para alguma outra coisa e a tendência é você produzir uma amnésia realmente profunda. Isto vale tanto para a pessoa que está saindo de um transe profundo, como para alguém com quem se está em meio de uma conversa. Por exemplo, você poderá estar falando a respeito de hipnose e de repente começa a falar a respeito da necessidade de verificar o estado dos freios antes de viajar em estrada montanhosa e, de modo muito congruente, você entra nos mínimos detalhes a esse respeito. Se depois você perguntar: "Mas do que é que estava falando agora mesmo?" é provável que a pessoa não se lembre. Uma vez que não existe continuidade, é realmente pequena a probabilidade de que aquilo que aconteceu imediatamente antes da interrupção seja recordado conscientemente. Assim você produz amnésia.

Experimentem fazer isso com seus clientes quando não estiverem fazendo um trabalho oficial com estados alterados. Apresentem o conjunto de instruções que querem que eles realizem como lição de casa e depois troquem imediatamente de assunto. Sofrerão de amnésia em relação às instruções; no entanto, é típico que venham a executá-las. Não haverá qualquer interferência por parte da mente consciente quando você age desse jeito. As pessoas não se recordarão da tarefa de modo que não serão capazes de ter qualquer "resistência consciente" quanto à sua execução.

Homem: Tive clientes que se desculpavam por não conseguirem se recordar da lição de casa que eu lhes havia passado, descrevendo a seguir o modo exato como a haviam realizado.

Excelente. Esse é realmente um bom *feedback* para saber que você conseguiu transmitir sua mensagem.

Quando estiverem fazendo trabalho oficial com transe, assim que a pessoa sair do transe, vocês podem começar a comentar no meio de uma sentença a respeito de uma coisa que é completamente desvinculada do que ocorreu antes ou durante o transe. Essa é uma pista para a pessoa no sentido de que você preferiria não falar a respeito do que acabou de acontecer e que aquilo também não precisa necessariamente estar à disposição de sua consciência. Amnésia

221

é um fenômeno tão fácil de conseguir quanto a maioria dos outros fenômenos de "transe profundo" e esta é uma forma de consegui-lo.

Homem: Eu costumava ter dificuldade em eliciar amnésia com meus clientes. Então comecei a fazer só uma coisa de jeito diferente: eu esperava cerca de quinze minutos antes de abordar alguma coisa que tinha acabado de acontecer no transe. Foi a única coisa que modifiquei e a amnésia começou a ocorrer.

Homem: Descobri que se eu dissesse para alguém: "Então você tomará uma decisão a tal respeito na próxima terça-feira", mudasse abruptamente de assunto e...

Bom, eu não seria assim tão incisivo. Eu faria uma pressuposição quanto à decisão. Diria: "E quando nos reunirmos para continuar com a discussão na próxima terça-feira, gostaria que você prosseguisse e me indicasse qual é sua decisão de algum modo que me fosse especialmente interessante", a seguir mudaria de tema. Se você faz isso, o comportamento irá acontecer e não haverá consciência a respeito do que está se passando. Trata-se de uma vantagem se existe alguma forma de resistência consciente àquilo que você propõe.

A propósito, a amnésia é uma maneira de convencer um "descrente" de que ele passou por um transe. Depois que despertar de um transe, envolva imediatamente sua atenção em alguma outra coisa e depois lhe peça que descreva todos os acontecimentos que se passaram para provar a você que ele não esteve em transe.

O consultório de Milton Erickson era a Terra da Algazarra. Havia quatrocentos mil objetos lá dentro de modo que ele contava com inúmeras alternativas a respeito do que falar e em que direção nortear a atenção de alguém. Ele sempre dava um jeito de pôr os relógios de forma que pudesse vê-los mas você não. Adorava trazer as pessoas para fora do transe, modificar o assunto e depois dizer: "Agora, antes de olhar para seu relógio, gostaria que você adivinhasse quanto tempo escoou." Claro que você nunca sabia quanto tempo havia decorrido pois Erickson fazia realmente bem a distorção temporal.

Para as pessoas isso realmente é algo que as convence. Se elas não podem responder pelas últimas duas horas, ficam convencidas de terem entrado em transe.

Outra maneira de obter amnésia é produzir uma dissociação. Por exemplo, se uma pessoa é altamente especializada a nível visual, posso praticar uma indução sobreposta com ela conduzindo-a a um estado cinestésico de consciência. Quando a pessoa recupera seu estado normal de consciência, irá automaticamente entrar em amnésia relativamente à sua experiência no transe. Não terá meios de captar a informação porque sua consciência é visual e as experiências nos estados alterados foram baseadas no elemento cinestésico. "Ela" — a parte visual da pessoa — não fica sabendo do que se passou.

Toda vez que se altera radicalmente o estado de consciência de alguém e em que depois se traz essa pessoa de volta a seu estado normal, repentinamente, sem a construção de pontes entre ambos os estados, ela tenderá a ter amnésia relativamente ao que se passou quando sua consciência esteve alterada. A pessoa não tem como obter aquela informação em seu estado normal; a informação está associada a um outro estado de consciência.

A pesquisa sobre aprendizagem foi efetuada com formas moderadas deste fenômeno. Descobriu-se que se você memoriza informações enquanto ouve música, você terá muito mais chances de recordar posteriormente a informação se ouvir novamente a música. O que você aprende enquanto bebe café ou está alterando seu estado de consciência de alguma outra forma, terá mais chances de ocorrer se você beber novamente café ou se alterar de novo sua consciência do mesmo modo.

Pode-se utilizar esta mesma informação para a obtenção de amnésia. O que vocês querem de fato assegurar é que transferiram as modificações comportamentais para o estado normal de consciência da pessoa. É muito importante formar as pontes que tornam automática uma tal transferência. Esse é o motivo de fazer com que vocês realizem um espelhamento de futuro explícito. Isso assegura que as modificações realizadas por vocês irão se transferir para o contexto no qual serão necessárias.

Lynn, que foi que acabei de dizer? (Ele levanta seu braço dirigindo-o para uma captação visual. Vide Apêndice I a respeito de pistas de captação ocular.)

Lynn: Não sei.

Não me incomodo se você entendeu ou não aquilo que disse. Apenas me conte que palavras eu usei.

Lynn: Não sei; não me lembro. Está apagado.

Vocês todos perceberam que, quando eu lhe fiz a pergunta pedindo informações auditivas, abanei meu braço dirigindo seu olhar para o alto do lado esquerdo. Ela o acompanhou, de modo que estava olhando numa direção que lhe permitia captar informação visual mas não auditiva. Este é outro modo de se conseguir uma dissociação. De modo que não é de se surpreender que ela tenha relatado uma amnésia quanto ao que eu disse.

Agora você se lembra do que eu disse? (Ele abana o braço para baixo e para o lado esquerdo dela.)

223

Lynn: Você disse que eu estava amnésica uma vez que você me dirigiu para a captação de informação visual e não auditiva.

Certo. Ela pode recuperar o que eu disse quando a dirijo para o canal apropriado. Se quero amnésia, é só dirigi-la para um canal inapropriado. Uma vez que eu lhe pedia para recordar aquilo que tinha dito, é apropriado dirigi-la para baixar o olhar à esquerda, se é que desejo torná-la capaz de lembrar do que falei. Se quero que ela consiga lembrar do movimento que executei com os braços, dirigirei seu olhar para cima e para a esquerda dela. Assim, se deliberadamente eu a dirijo para um outro canal que não aquele em que está armazenada a informação, a pessoa terá amnésia.

Tradicionalmente se pensa que a amnésia é um dos mais difíceis fenômenos de transe profundo para ser eliciado. Se vocês entenderem as pistas de captação e os estados de consciência do modo como os descrevemos aqui para vocês, só precisarão dirigir erroneamente a atenção da pessoa e com isso conseguirão a amnésia.

Homem: E quanto a fazer com que a amnésia dure mais tempo?

Mais tarde não importa. O momento bom para ir atrás de uma amnésia é imediatamente após você ter feito alguma modificação ou dado alguma instrução. Se a pessoa não lembra conscientemente, pode ser mais fácil para o novo comportamento emergir sem interferências conscientes. Se mais tarde ela se lembrar, está tudo bem.

Às vezes sugiro verbalmente uma dissociação entre os processos consciente e inconsciente da pessoa, a fim de conseguir uma amnésia. Por exemplo, posso dizer: "E enquanto você está sentado aqui... Irei falar com você... e quando você me ouvir... menos irá entender com sua mente consciente... e mais irá entender com a mente inconsciente... porque estou falando para suas orelhas."

O que poderia significar para uma pessoa dizer-lhe que você não está falando com ela mas sim com suas orelhas? Geralmente o resultado é a dissociação. Uma outra variação é dizer-se: "Não estou falando com *você* agora; estou falando com *ele.*"

Já ofereci antes a vocês outra forma de sugerir amnésia. Antes de trazerem alguém de volta de um transe, podem instruir a pessoa da seguinte maneira: "E sua mente inconsciente pode fazer uma escolha por meio de tudo o que aconteceu aqui de modo que só lhe permita tomar conhecimento daquelas porções do que ocorreu que lhe pareçam ser proveitosas para seu conhecimento... porque pode ser tão maravilhoso descobrir-se usando novas escolhas... sem saber de onde foi que surgiram." Ou: "E você pode se lembrar de esquecer qualquer material que melhor se situe no plano inconsciente."

224

Recuperação da História Pessoal

Organizações conhecidas geralmente como "a lei" e também organizações que existem para a proteção das pessoas em relação aos desmandos da justiça, freqüentemente contratam especialistas em hipnose para receberem ajuda na reconstrução de informações sobre acontecimentos passados. Uma coisa que as pessoas fazem de extraordinário, quando em estado alterado, é reviver experiências. Na verdade, a maioria das psicoterapias que fazem as pessoas reviverem experiências passadas usam a tecnologia hipnótica para alcançar isso. Alguns psicoterapeutas usam destas técnicas hipnóticas com muito maior eficácia do que muitos hipnotizadores profissionais.

O meio mais fácil de levar alguém a reviver uma experiência é fazendo a mesma coisa que fizeram quando praticaram o método indutivo para a captação de um transe anterior. Só se precisa começar com a primeira coisa que se sabe ter provocado o evento, fazer a pessoa recordá-lo detalhadamente e depois ir em frente. Se fizerem isso, a pessoa terá as mesmas respostas que apresentou na primeira vez.

Certa vez trabalhei com um executivo que me disse entrar em estado meditativo toda vez que entrava em aviões. "O modo como experiencio isto", disse, "é assim: num momento estamos decolando e a próxima coisa que sei é que o avião está aterrissando." Fiquei curioso quanto ao que acontecia de modo que o fiz recaptar essa experiência. Primeiro fiz com que ele subisse pela rampa até o avião, se sentasse e afivelasse o cinto de segurança, tendo então a conversa rotineira com a aeromoça a respeito do casaco e do drinque. Depois, à medida que o avião levantava vôo, fiz com que ouvisse a voz do comandante indicando a que altitude estariam voando.

Assim que acabei todas estas etapas, sua cabeça descaiu à frente e ele parou de me responder. Depois começou a roncar. Ele não entrava em estado meditativo nos aviões: ele dormia. Toda vez que eu o fazia passar pela mesma seqüência, ele caía no sono e eu precisava gritar: "Ei! Acorda! Acorda!" Posteriormente descobri que se eu apenas produzisse o som "urp urp" e sacudisse um pouco sua cadeira ele acordava e perguntava: "Já chegamos?" Se vocês querem saber o que aconteceu no passado, descobrirão o que querem desde que façam a pessoa reviver extensivamente a experiência.

Um homem bastante habilidoso quanto ao uso destas técnicas veio me ver num *workshop* e me contou algo a respeito de duas de suas clientes. Tinham sido raptadas e violentadas quando tinham saído para um passeio juntas num determinado lugar. Uma delas recordava-se de todo o acontecimento com nitidez e havia fornecido à polícia todas as informações necessárias. A outra tinha uma amné-

225

sia completa do ocorrido e não chegava a acreditar muito na estória que a primeira lhe havia contado. Aquela que se lembrava do estupro vividamente era uma confusão psicológica por força do acontecimento enquanto que a outra não dava resposta alguma à coisa. Ela estava bem.

Numa situação como esta, é preciso se considerar cuidadosamente se existe alguma razão para que ela venha a saber o que aconteceu. Caso contrário, a recuperação dessa memória só irá lhe causar dor.

O bem-intencionado terapeuta estava diligentemente trabalhando no sentido de fazer com que a mulher que não se lembrava de nada começasse a se recordar de tudo detalhadamente, de modo que pudesse sentir toda a dor. Ele decidiu que ela havia reprimido todo aquele sofrimento e tinha razão! No entanto, a repressão do sofrimento é, em determinadas situações, uma excelente escolha. Ele dava um valor elevado à "verdade" e assumia que, uma vez que estava havendo repressão, aquilo viria à tona e mais tarde lhe faria mal, de modo que ela poderia então muito bem ter a dor agora e superá-la.

Se você usa a hipnose para levar a pessoa à conscientização de experiências penosas, acho que antes deveria fazer uma análise quanto a isso valer ou não a pena. Muitos de nós aprendemos que a revivência de experiências desagradáveis torna-as menos prejudiciais e *absolutamente, categoricamente, isso não é verdade.* Se existe alguma coisa que a psicologia acadêmica aprendeu, é que tal pressuposto não é verdadeiro. A psicologia acadêmica aprendeu que se um determinado conjunto de experiências nos ensina a fazer uma generalização, passar novamente pelas mesmas experiências só irá reforçar aquilo que você aprendeu com elas. Se aquilo que você aprendeu com uma experiência causa limitações, reviver essa experiência repetidamente, da mesma forma, só irá reforçar sua generalização e as limitações que resultam de tal generalização.

Terapeutas como Virginia Satir e Milton Erickson fazem com que as pessoas regridam e revivam eventos mas fazem com que as pessoas os revivam *diferentemente* em relação ao evento que ocorreu na primeira vez. Satir descreve isto como "voltar atrás e ver com novos olhos", seja lá o que isso signifique. Erickson fazia as pessoas voltarem atrás no passado e depois modificava totalmente as coisas. Ele reorganizava a história de modo que aquilo não tinha alternativas a não ser ser diferente.

Certa feita Milton fez uma coisa fascinante com uma determinada pessoa. Veio um cliente que, enquanto muito criança ainda, havia cometido um erro: havia cometido um crime. Algo ao longo do curso dos acontecimentos convenceu-o de que a partir de então ele iria se envolver em atividades criminosas. Ele ficou convencido de que iria sempre cometer o mesmo erro e assim fazia.

Erickson fê-lo voltar em sua história pessoal e apresentou-lhe uma experiência na qual ele se tornou convencido de que não iria mais envolver-se em crimes, porque ele não fazia aquilo direito. Aquele evento jamais ocorreu de fato. Porém, se você hoje interrogar aquele homem a tal respeito, ele irá recordá-lo com grande quantidade de detalhes, na medida em que para ele o mesmo é tão real quanto qualquer outra coisa que tenha de fato acontecido.

Algumas vezes existe um propósito significativo em se levar uma pessoa de volta através de recordações desagradáveis. Isso pode fornecer-lhe informações para que você possa pegar um criminoos e impedi-lo de cometer um crime contra terceiros. Possivelmente, as informações decorrentes deste evento serão necessárias para algum outro propósito.

Um amigo meu trabalhou com um casal que havia sido assaltado e ambos apresentavam uma amnésia completa a respeito desse assalto. De fato, a única forma pela qual sabiam que tinham sofrido o assalto era o fato de estarem ambos cobertos de contusões e ferimentos. Contaram-lhes que os ferimentos tinham sido infligidos por alguma arma e que seu dinheiro e bens tinham desaparecido. A polícia insistia em que tinham sido espancados e roubados. Tanto o homem como a mulher diziam: "Não sabemos. Não nos lembramos de nada."

Fiz uma investigação hipnótica e descobri que o casal não havia sido atacado; tinham sofrido um acidente automobilístico. Depois da batida, alguém os puxou para fora do carro e roubou o carro e seus pertences. Quando passei por esta experiência com eles a fim de descobrir o que havia ocorrido, escolhi fazê-lo com apenas um deles, tendo deixado o outro do lado de fora da sala; não havia necessidade de ambos sofrerem. Sendo o sexista que sou, decidi que era melhor o homem sofrer. Porém, fiz com que ele passasse pela experiência de modo diferente a fim de minimizar qualquer sofrimento que pudesse vir a ter. Ao invés de passar pela experiência do jeito que tinha sido antes, fiz com que ele *olhasse a si mesmo* passando pela situação.

Tomei esta precaução tanto porque eu queria que ele fosse capaz de fazê-lo confortavelmente *e* porque ele havia sofrido um golpe que o deixara inconsciente. Se alguém ficou desacordado na primeira vez em que passou por uma experiência, se eu o faço reviver a situação do mesmo jeito, ele novamente ficará fora de si.

Um aluno meu tinha sofrido um acidente e desejava reviver a experiência. Muitas pessoas tentaram trabalhar com ele para conseguir seu intento. Faziam com que ele começasse pela sensação do volante e pelo som do motor, depois passando pela experiência visual das árvores, depois uma buzina soando, e daí ele desmaiava. Tinham que fazer todo tipo de coisa para acordá-lo e então tentavam tudo de novo.

Eles podiam ter antecipado que o sujeito desmaiaria porque no acidente ele tinha batido contra uma árvore e desmaiado. Se você revive alguma coisa e a faz exatamente da mesma maneira, passará pela experiência igualmente, do jeito como se deu na primeira vez. Se da primeira vez você perdeu a consciência, perdê-la-á de novo quando a reviver.

Se alguém foi atacado, estuprado, ou se sofreu um acidente de carro, reexperienciar os sentimentos que teve então não irá ser útil. Se alguém está lhe dizendo que teve um ataque do coração, você não vai querer que a pessoa tenha que revivê-lo exatamente do mesmo jeito. "Ah, você teve um ataque do coração na semana passada? E como foi?" Isso é a coisa mais louca que se pode perguntar a alguém. Se você faz a pergunta bem o suficiente, fará com que a pessoa sofra um novo ataque do coração.

Muitas mulheres que foram violentadas ou atacadas, têm subseqüentemente dificuldades com homens. Não estou mencionando problemas com o homem por quem foram atacadas, mas sim com os maridos, ou amantes. Às vezes não conseguem sequer morar na mesma casa em que viviam ou andar por uma rua, sem sentirem um extremo terror. Estas mulheres estão revivendo suas infelizes experiências repetidamente. Ninguém deve sofrer desse jeito. Se alguém foi injustamente atacado, isso já é suficiente como dor indevida. Ter mais dor além disso parece-me bastante injusto.

Existe um procedimento pelo qual é possível separar uma parte de uma experiência de modo a se poder revivê-la de modo diferente. Faça com que a pessoa dê início à experiência e depois faça com que saia dela a fim de poder *se ver* passando por ela. Ela ouve o que estava acontecendo no momento, mas se vê passando pela situação como se estivesse vendo um filme. Quando a pessoa faz isso desse jeito, ela não precisa ter os sentimentos que teve quando esteve ali. Pode ter sentimentos *quanto à experiência*. Este procedimento está detalhadamente descrito no Capítulo II de *Sapos em Príncipes*, de modo que aqui não irei explicá-lo. Denominamo-lo técnica da fobia ou dissociação visual-cinestésica.

Quando você promove a revivência de experiências desagradáveis por pessoas tenha em mente tais idéias. À guisa de precaução contra o fato delas reexperimentarem os sentimentos, faça com que *vejam a si mesmas* passando pela experiência. Se você quiser

228

manter-se realmente a salvo, faça com que *elas se vejam se vendo* passar pela situação, como se estivessem na sala de projeção de um cinema, se vendo olhando um filme. Se conseguem que as pessoas passem desse jeito pelas experiências, quando mais tarde se recordarem dele, não sentirão terror. Isto é um verdadeiro presente para quem tiver sido espancado ou brutalizado de qualquer forma. Se puderem passar pela situação na posição de quem se vê se vendo, isso irá diluir a intensidade dos sentimentos e impedirá que formem generalizações que as fariam sentir de novo aquelas coisas desagradáveis.

VII

Calibragem

A seguir 'gostaríamos de gastar uns minutos ensinando a vocês aquilo que denominamos exercícios de calibragem. A calibragem se refere ao processo por meio do qual a pessoa entra em sintonia com os sinais não-verbais que indicam o estado particular de uma determinada pessoa. Ao longo deste *workshop* vocês vieram se calibrando para reconhecer os sinais de estados alterados em outra pessoa. Alguns destes sinais serão razoavelmente universais, ao passo que outros só serão úteis para uma determinada pessoa.

De certo modo, tudo que viemos ensinando neste seminário pode ser resumido em três afirmações. Para serem comunicadores eficientes, vocês precisam: 1) saber qual o resultado que desejam obter; 2) ter a flexibilidade comportamental necessária para variar aquilo que estiverem fazendo, para chegar nesse resultado e 3) ter as experiências sensoriais que lhes permitam saber quando tiverem alcançado tal resposta.

A maior parte do que lhes ensinamos até aqui está destinada a lhes dar maneiras específicas de variar o comportamento a fim de obter os resultados desejados. Sugerimos que a este respeito pensem da seguinte maneira: *O significado de sua comunicação é a resposta que você obtém.* Usando isto como princípio orientador, saberão que, quando a resposta obtida não é a que esperavam alcançar, está na hora de variar seu comportamento até consegui-la. Ensinamos muitas maneiras específicas de fazerem isto, e quando estas não funcionam, sugerimos que experimentem alguma outra coisa. Se aquilo que estão fazendo não está adiantando, então *qualquer* outro comportamento tem mais chances de produzir a resposta desejada.

Se vocês não tiverem experiência sensorial suficiente para observar a resposta que estão obtendo, não terão meios de saber quando terão obtido êxito ou fracasso. Vejam, às vezes as pessoas me perguntam se alguma vez já trabalhei com cegos e surdos. Respondo-lhes: "Sim, sempre".

231

Utilizamos os exercícios de calibragem para aumentar sua acuidade sensorial. Sua capacidade para observar respostas não-verbais mínimas irá aumentar dramaticamente sua capacidade para ser um hipnotizador eficiente, em particular, e, no geral, um comunicador eficaz.

Quando Frank, um amigo meu, estava com dezoito ou dezenove anos era um boxeador muito bom dos *Golden Gloves*. Sustentava ainda a família trabalhando como zelador de um hospital psiquiátrico. Conforme andava pelos corredores dos pavilhões, ficava jogando boxe com a sombra apenas para se manter em forma para o esporte.

Em certo pavilhão havia um catatônico que tinha estado na mesma posição durante dois ou três anos. Todos os dias os funcionários faziam com que ficasse em pé, no fim da cama e amarravam-no ali. Ele estava com tubos de cateter e de alimentação e tudo o mais. Ninguém tinha sido capaz de entrar em contato com esse homem. Certa vez, quando Frank estava fazendo algum serviço por ali, lutando boxe, como de costume, notou que o rapaz respondeu aos seus movimentos com outros de recuo da cabeça e do pescoço. Para essa pessoa, tal resposta era muito importante. De modo que Frank correu até a sala das enfermeiras e verificou o seu prontuário. Não havia dúvidas, ele tinha sido um lutador profissional antes de tornar-se catatônico.

De que modo se poderia entrar em contato com um pugilista? Todo profissional tem que fazer com que determinados programas motores sejam automáticos, da mesma forma que a maioria de vocês tem automatizados os movimentos para dirigir um carro a ponto destes funcionarem como um programa inconsciente. Num ringue de boxe existem tantas coisas a serem feitas que você precisa tornar inconsciente a maior parte daquilo que faz. Sua atenção consciente pode ser empregada para saber o que está acontecendo na situação. Meu amigo voltou e começou a boxear com a sombra, na frente do rapaz e ele rapidamente saiu de seu estado alterado catatônico, no qual havia permanecido durante anos.

Mulher: Ele começou a boxear quando Frank começou a lutar com sua sombra?

Sim, claro. Ele não tinha escolha porque estes haviam sido programas que durante anos e anos ele havia praticado.

O ponto principal desta estória é que meu amigo foi capaz de notar as respostas que estava eliciando. Isso possibilitou-lhe usar seu comportamento para amplificá-las. Se você não percebe as respostas que está obtendo, tudo o mais que lhes estamos ensinando será destituído de valor.

232

Exercício 8

Queremos começar com um exercício bastante fácil de calibragem para aumentar sua capacidade de fazer discriminações sensoriais. Formem pares e peçam ao parceiro que pense em alguém de que goste. Enquanto ele faz isso, prestem atenção nas pequenas modificações de sua respiração, postura, tônus muscular, cor de pele, etc. Depois peçam ao parceiro que pense em alguém de quem não goste, observando novamente as modificações que ocorrem. Façam com que o parceiro alterne seus pensamentos entre as pessoas de quem não gosta e de quem gosta até que vocês consigam ver claramente as diferenças nas duas expressões.

A seguir, façam perguntas comparativas a fim de testarem sua calibragem. Perguntem: "Quem é mais alto?" Não quero que o parceiro lhes dê a resposta. Sua tarefa é atentar para a resposta e depois dizer a *ele* qual é mais alto.

Qualquer pergunta comparativa serve para este propósito: "Qual das duas pessoas você viu mais recentemente?" "Qual delas tem cabelo mais escuro?" "Qual delas é mais gorda?" "Qual delas mora mais perto de você?" "Qual delas ganha mais dinheiro?"

Quando você faz uma pergunta, o parceiro volta-se para dentro para processar e pergunta e obter uma resposta. Primeiro ele pode considerar a pessoa de quem gosta e depois a de quem não gosta e, por fim, pensar na pessoa que é a resposta para a pergunta. De modo que inicialmente vocês talvez assistam a algumas respostas de ida e vinda e depois vejam a resposta que satisfaz a questão. A resposta será aquilo que vocês vão ver imediatamente antes da pessoa voltar e olhar para vocês ou assentir com a cabeça para indicar que internamente já tem determinada a resposta.

Depois que tiverem adivinhado corretamente quatro vezes em seguida, troquem de papel com o parceiro. Cada um levará em média cinco minutos.

* * *

Quando andei em torno da sala, observei que a maioria de vocês estava se saindo muito bem. Na realidade, para algumas pessoas isso foi fácil *demais*. Varia consideravelmente de pessoa para pessoa, porque algumas são muito mais expressivas do que outras. Se acharem a tarefa fácil demais, existem muitas coisas que podem fazer para transformá-la em algo com o qual possam aprender alguma coisa.

Uma coisa que podem fazer é limitar artificialmente a informação que estão recebendo. Se para vocês for fácil discriminar as diferenças com base nas alterações faciais, usem um caderno ou alguma outra coisa para cobrir o rosto do parceiro. Verifiquem se conseguem fazer a mesma discriminação olhando as alterações no peito, nas mãos, ou nalguma outra parte do corpo.

Uma outra coisa que podem fazer é formular perguntas a respeito de objetos mais neutros. "Pense numa cadeira que você tem em casa." "Agora pense numa cadeira que você tem no escritório." Isso também vai tornar a tarefa um novo desafio. Outra forma é descobrir alguém que em geral seja menos expressivo. As respostas desta pessoa serão menos óbvias.

Por outro lado, se você *não* observou diferença alguma em seu parceiro quando ele pensava nas duas pessoas, você pode fazer alguma coisa para tornar a tarefa mais fácil. Peça-lhe que pense na pessoa mais detestável e desagradável que ele já conheceu na vida. Ajuda se você pedir isso com um tom congruente de voz. Depois peça-lhe que pense na pessoa a quem amou mais fortemente em toda sua vida. Isto irá exagerar as diferenças entre suas respostas e tornará mais fácil para você detectá-las. Poderia também encontrar alguém que fosse mais expressivo.

O objetivo disto é fazer tudo quanto seja necessário a fim de tornar a tarefa difícil o suficiente para colocar-se além do que suas capacidades foram no passado. Se fizerem isso, irão aprender ao máximo e aumentarão sua sensibilidade o mais rápido possível.

Exercício 9

Queremos que façam, a seguir, um outro exercício de calibragem para determinar os sinais não-verbais que acompanham o entrar em acordo ou em desacordo. Formem pares novamente e façam perguntas sociais, como numa conversação. "Seu nome é Bob?" "Você nasceu na Califórnia?" "Você é casado?" "Você tem carro?" Façam perguntas tipo sim/não incontroversas, prestando atenção às suas respostas não-verbais quando ele lhe disser um "sim" ou "não" verbal. Vocês aprendem o que constitui uma resposta "sim" a nível não-verbal notando o que distingue as respostas não-verbais que acompanham o "sim" das que acompanham o "não".

Algumas pessoas tensionam espontânea e inconscientemente os músculos do queixo para "não" e os relaxam para "sim". Algumas pessoas ficam mais brancas para "não" e mais rosadas para "sim". Outras inclinam a cabeça à frente quando dizem "sim" e para trás quando dizem "não". Existem muitas e muitas respostas idiossincráticas que se podem notar e que já estão associadas a acordo ou desacordo.

Quando puderem distinguir o "sim" do "não", a nível não-verbal, peçam a seu parceiro que não responda às perguntas. Depois de cada pergunta, observem a resposta não-verbal e digam ao parceiro se se trata de "sim" ou de "não". Depois que tiverem acertado corretamente quatro vezes em seguida, invertam os papéis com seu parceiro.

* * *

Alguns de vocês podem reconhecer no que acabaram de praticar uma forma conversacional de fazer o que fizeram anteriormente neste *workshop* quando determinaram sinais sim/não no transe. O fato de serem capazes de fazê-lo conversacionalmente permite-lhes usar esta informação em encontros de negócios, e em muitos outros contextos nos quais é inadequado induzir um transe formal mas em que vocês querem *feedback* da outra pessoa.

Se você é um vendedor e se calibrou para "sim" e "não", pode saber imediatamente quando o comprador em potencial concorda ou discorda daquilo que você diz, mesmo que a pessoa não diga coisa nenhuma. Deste modo, você sabe qual ponto da venda enfatizar e sofisticar. Sabe também quais pontos deixar de abordar, ou quais objeções você necessitará satisfazer antes de poder realizar uma venda.

Se você estiver fazendo uma proposta numa reunião de diretoria a calibragem para "sim" e "não" poderá fazê-lo saber exatamente quando colocar a proposta em votação. Você diz ao grupo: "Agora eu não sei se esta proposta já faz algum sentido como algo proveitoso para esta organização." Depois você faz uma pausa e atenta para descobrir se a maioria dos membros lhe dá uma resposta "sim". Se você recebe respostas "sim" coloca a proposta imediatamente em votação. Se obtém respostas "não", continua a discutir a proposta até encontrar meios de obter o acordo do grupo inteiro.

Exercício 10

Gostaria de lhes apresentar um outro exercício de calibragem a ser feito esta noite. Entrem numa conversa normal com alguém que não esteja nesta sala. Conforme estiverem falando, digam alguma coisa a respeito dele que não seja verdade, e observem qual .é a resposta. Um pouco depois digam-lhe algo que vocês sabem deva ser verdade. Não importa o tanto de superficial que o seu comentário seja, apenas observem o modo como a pessoa responde, e se esta resposta é diferente da primeira. Façam idas e vindas três ou quatro vezes, até poderem discernir a diferença entre o modo como

235

a pessoa responde a colocações a seu próprio respeito que são verdadeiras e a colocações que são imprecisas.

Recomendo que não seja pejorativo o que disserem a respeito dela. Digam alguma coisa elogiosa que vocês sabem que a pessoa não pensa ser verdade. Desse jeito, ela não vai se zangar e você não precisará justificar o que disse. Você ainda pode proporcionar a si mesmo a experiência de realizar esta calibragem. Não precisa sequer lhe dizer que está fazendo isso e não precisará jamais fazer qualquer uso dessa informação. Observe apenas se existe uma diferença.

Quanto mais você fizer para aumentar sua experiência sensorial mais vezes *perceberá* o *input* não-verbal que está recebendo de outras pessoas e que podem representar uma grande diferença em sua comunicação.

Adivinhação Pela Bola de Cristal

Quero agora que a metade de vocês saia desta sala e faça um intervalo, vá tomar um cafezinho, qualquer coisa, desde que se mantenha por perto porque dentro de alguns minutos as pessoas que tiverem ficado aqui dentro irão sair e encontrá-los para fazerem uma determinada coisa...

Para aqueles que ficarem: irei fazê-los aprender a tornarem-se "psíquicos". Irei fazer com que todos vocês façam um pouco de adivinhação de bola de cristal ou, se preferirem, um pouco de leitura das mãos. O objetivo deste exercício é que se trata de um modo excelente de desenvolver ainda mais sua habilidade para perceber pistas não-verbais mínimas. Ser capaz de fazer isto é *toda* a diferença, quando estiverem fazendo hipnose e tiverem necessidade de maneiras sistemáticas de desenvolver tais habilidades perceptivas.

Dentro de alguns minutos, vocês irão se encontrar com uma pessoa que agora está em intervalo, e fazer adivinhação pela bola de cristal ou leitura da mão. Na realidade, irão estar se valendo daquele tipo de *feedback* visual ou tátil sutil, oriundo da outra pessoa, e que estiverem usando nos últimos vários exercícios de calibragem. Utilizando suas recém-descobertas habilidades "psíquicas", vocês irão dizer à pessoa alguma coisa concernente à sua história pessoal e à qual não têm meios de ter acesso. Você irá surpreender a pessoa e você mesmo.

Para parceiro escolha alguém que você não conhece de modo que não seja capaz de extrair estórias e informações inconscientes que tenha a respeito da pessoa, de alguma época passada. Quero que demonstrem para sua própria satisfação que podem fazer isto sem conhecimento prévio. Sua mente inconsciente sabe que vocês podem mas sua mente consciente necessita ser convencida disto.

Na primeira vez em que formaram pares com esta pessoa que não conheciam, fizeram a título de conversação algumas perguntas sociais superficiais a fim de travarem conhecimento com ela. Desta vez, utilizem a calibração para sim e não: acordo e desacordo. Assim que tiverem feito isso, podem começar a adivinhação de bola de cristal. Se puderem apenas começar de modo congruente, excelente. Se isso lhes parecer estranho, podem simplesmente dizer: "Acho que este exercício é ridículo, mas John e Richard estão me pedindo que o faça. Em geral tenho conseguido algumas coisas seguindo suas instruções, de modo que vou experimentar esta. Você teria vontade de cooperar?"

Depois você diz: "Certo, irei adivinhar na bola de cristal e lhe dizer alguma coisa significativa a respeito de sua experiência passada." Conforme você disser isso, faça uma concha com as mãos à sua frente e olhe fixamente para elas como se elas contivessem alguma coisa. Provavelmente o parceiro também irá olhar para suas mãos.

Tal como em qualquer outro exercício, a primeira coisa que precisam ter é o contato.

Um modo excelente de obter contato é deslocar para cima e para baixo a bola de cristal, que não está ali, um pouco só, conforme seu parceiro inspire e expire. Nessa altura da situação você já terá feito duas coisas com a bola de cristal. Terá estabelecido o contato ao espelhar a respiração e terá concentrado a atenção consciente de seu parceiro em alguma coisa que não está ali. Isto sempre é uma boa indicação de que alguém está num estado alterado.

Então, comecem a fazer algo como o seguinte: "Conforme olho para esta bola de cristal... Vejo esta bruma voluteando... e conforme se desloca, parece que uma figura está emergindo... uma figura muito importante... de seu passado." Depois você faz uma pausa até ter obtido a atenção de seu parceiro em foco na bola de cristal e ele ter identificado "alguém importante de seu passado." Até esse momento, o que você está fazendo é como uma instrução processual: não há elementos específicos.

Depois você diz: "Parece um homem..." Aí você espera até poder perceber alguma indicação por parte de seu parceiro quanto a ele concordar ou discordar. Se você receber uma mínima pista que indique "não" — no sentido de que consciente ou inconscientemente seu parceiro já terá escolhido uma mulher — então você diz: "Não, é uma mulher! Agora a bruma está ficando mais clara!"

237

Muitas pessoas irão na realidade sacudir a cabeça de leve indicando a você de modo muito claro se está ou não acompanhando a experiência. Você só precisa é dar ao parceiro tempo para selecionar uma pessoa ou uma experiência de seu passado... fazendo depois colocações a respeito dessa pessoa e atentando na resposta para descobrir se está correto ou não. Se você não estiver, muito congruentemente muda de "relato" como se fosse isso o que estivesse verdadeiramente vendo na bola de cristal.

Se eu fizer uma brincadeira com vocês, e colocar uma ervilha embaixo de uma de duas conchas e lhes perguntar embaixo de qual está, quantas perguntas vocês têm de fazer para saber a resposta?

Mulher: Uma pergunta.

Certo. Você diz: "Esta?" Se a resposta for "sim", você sabe. Se for "não", você sabe que está embaixo da outra.

Se eu tiver quatro conchas e uma ervilha, quantas perguntas agora serão necessárias para saber a resposta?

Homem: Duas.

Certo. Você só precisa de duas porque pode dividir o problema que irá solucionar. "Está embaixo de uma destas duas?" Quando tiver a resposta para essa pergunta, sua segunda pergunta será: "Embaixo de qual das conchas que restaram é que está?" Se tiverem oito conchas, serão necessárias três perguntas e assim por diante.

Este tipo de adivinhação é muito útil para o que irão fazer. Vocês sempre podem dividir o mundo em classes binárias exclusivas. "E homem./É mulher." "Está dentro./Está fora." "É mais velho que você./É mais novo que você." "Está perto de você./Não está muito perto de você." "Ele quer se aproximar de você./Ele não quer se aproximar de você." A linguagem lhe permite fazer estas distinções absolutamente artificiais que dividem completamente o mundo em escolhas binárias: ou é isso ou aquilo.

Mulher: Dá-se à pessoa as duas opções?

Começa-se dando uma possibilidade: "Parece um homem." Depois, é aguardar pela resposta, para descobrir se o parceiro aceita ou rejeita aquilo que você disse. Ele já pode ter escolhido um homem, em cujo caso aquilo que você diz é congruente com sua experiência. Ou então, ele pode ainda não ter feito nenhuma escolha, tanto consciente quanto inconscientemente. Quando você propôs um homem, ele pode ter considerado e aceito a idéia. Ou, ele pode ter optado por uma mulher, mas frente à sua espera, pode formular uma substituição interna e considerá-la aceitável.

238

A outra classe de respostas passível de ser apresentada por seu parceiro é descobrir que o que você disse não é aceitável, situação em que você simplesmente muda. "Ah, não agora, as brumas se esclareceram e posso ver que é uma mulher."

O propósito todo deste exercício é que vocês se dêem uma oportunidade de verificar que podem utilizar os sinais não-verbais inconscientes emitidos por uma outra pessoa para se orientarem quanto à descrição de uma experiência relativa à história de vida daquela pessoa e sobre a qual você não sabe absolutamente nada. Do ponto de vista da percepção *do outro* quanto ao processo, você terá de algum modo obtido informações que segundo os canais normais não teria obtido, o que dará a impressão de ser "psíquico".

Assim que você estiver calibrado com seu parceiro, pode começar com a categoria geral de "uma pessoa importante." Todo mundo conta em algum momento de sua vida com uma pessoa importante, de modo que este é um bom modo de começar. Depois você pode usar categorias binárias. Quais são algumas outras categorias binárias que vocês podem usar?

Mulher: Alto/baixo.

Homem: Feliz/infeliz.

Certo. Todas estas são pseudocategorias mas são categorias com as quais todo mundo opera o tempo todo. "Preocupado com você./ Não está preocupado com você." "É noite/É dia." Quero que todos vocês façam uma lista de pelo menos seis escolhas binárias como estas antes de começarem.

Depois de usarem estas categorias binárias, podem praticar usando padrões ericksonianos e fazendo uma instrução processual. Vocês *poderiam* fazer tudo isso apenas com os padrões ericksonianos. Existem muitos "psíquicos" que na verdade fazem exatamente isso. Poderiam dizer: "E aquele acontecimento de seu passado contém *algumas* informações, *alguma* aprendizagem que você não tinha percebido estar ali... Porque o significado que aquele evento tem para você agora pode ser diferente do significado que você derivou dele... naquela época... De modo que, conforme sua mente inconsciente faz sentido disso, localizado em seu passado... de modo novo... não importa se sua mente consciente tem ou não permissão para apreciar esse entendimento... em grande... ou em pequena medida... Sua mente inconsciente pode aplicar esse novo entendimento... de modo significativo... e surpreendentemente delicioso... em relação a alguma experiência... que ocorre dentro das próximas quarenta e oito horas."

Ou, assim que você tiver descrito a pessoa importante, pode dizer: "E não sei se você já percebeu que existe uma mensagem importante que tal pessoa nunca verbalizou para você mas que sempre quis lhe trazer... e que poderia ser útil a você agora... E conforme você ouve e vê agora do que se trata... pode começar a ouvir qual é tal mensagem..."

Quando você usa padrões ericksonianos, pode valer-se deste mesmo sistema sim/não para *feedback*, a fim de orientar aquilo que diz. Certifique-se de se abster de conteúdo.

Após passar por uma experiência deste teor com você, será preciso um comunicador relativamente sofisticado para saber o que foi que você disse na realidade. A experiência interna dessa pessoa, projetada na bola de cristal, será tão rica e detalhada que ela erroneamente poderá pensar que você especificou a totalidade da experiência que, na realidade, ela criou interiormente. Você fez menção a alguma variável apropriada e a pessoa completou com os elementos específicos. É típico que no final disto, a não ser que se trate de uma pessoa realmente sofisticada, ela diga: "Como é que você sabia de todas estas coisas?" E é claro, a resposta será, não sabia.

Mulher: Não se recebe *feedback* verbal do parceiro em nenhum momento?

Não. O objetivo deste exercício é fazer com que vocês aprendam a confiar em sua capacidade de ver os sinais não-verbais e de usá-los para se orientar quanto ao que vocês dizem. Usando a abordagem da categoria binária, vocês podem tornar-se mais específicos obedecendo aos sinais de Sim e Não, pela árvore binária. Quando usarem a abordagem de Erickson, permanecerão completamente a nível geral porém ainda usando o *feedback* não-verbal para saber se a pessoa está acompanhando vocês e quando está. Se observarem respostas involuntárias particularmentes fortes, conforme procedem, então passem a enfatizar as nominalizações daquela área em geral. Vocês ainda não têm a menor idéia de qual será aquela experiência mas, na medida em que têm contato, a pessoa será perfeitamente capaz de a preencher, por si mesma, com riqueza de detalhes, tornando-a uma experiência muito significativa.

A adivinhação pela bola de cristal é destinada a oferecer-lhes uma chance de refinar sua habilidade, de realizar discriminações visuais. Se preferirem desenvolver suas habilidades táteis, façam ao invés disso a leitura das mãos. Quando se faz a leitura das mãos, segura-se a mão da outra pessoa e aprende-se a *sentir* a diferença entre as respostas "sim" e "não" do parceiro quando está calibrando.

Ann: Faço leituras psíquicas para outras pessoas e obtenho informações fora dos canais sensoriais. Você está dizendo que ser psíquico é realmente fazer isto?

240

Não faço objeções a noções de PES e outros fenômenos psíquicos. No momento, a palavra "psíquico" no âmbito da psicologia tem mais ou menos o mesmo significado que a palavra "viável" no universo médico. É um termo para coisas que são de algum modo poderosas mas que ainda não compreendemos o que são nem como funcionam. Alguns indivíduos psíquicos fazem certamente suas leituras do mesmo modo como descrevi neste exercício.

Minha esperança é que existam centenas de canais de troca de informação entre seres humanos, que permanecem fora do âmbito identificado de nossos cinco sentidos e sobre os quais ainda não sei coisa alguma. Não sei. O que sei mesmo é que agora vejo, ouço e sinto tatilmente algumas coisas que, há alguns anos, eu teria considerado pertinentes ao âmbito dos fenômenos psíquicos.

Ficaria encantado se pudesse descobrir canais extras. Um de meus programas para descobrir se existem ou não esses outros canais consiste em refinar primeiro meus canais sensoriais tanto quanto eu possa e depois modelar as pessoas que possam produzir fenômenos "psíquicos". Se estou obtendo o máximo possível de informações que creio poder conseguir a partir de canais reconhecidamente normais e também estou obtendo outras informações, então possuo alguma evidência de que podem existir outros canais.

Vão lá fora e encontrem alguém para experimentar junto este exercício e descubram quão precisos conseguem ser usando apenas o *feedback* não-verbal. Gastem mais ou menos dez minutos.

* * *

Como se saíram?

Mulher: Fiz um erro no começo. Meu parceiro entrou de cara na coisa. Sua cabeça estava começando a descer em direção da bola de cristal. Eu disse que a pessoa era uma mulher, então sua cabeça pulou para cima e ele disse: "Eu vejo um homem."

Como foi que você respondeu a isso?

Mulher: Eu disse: "Ah, sim. Agora eu vejo que *é* um homem que está lá."

Certo, bom. Chamar alguma coisa de "erro" ao invés de "resultado", ou de "resposta", é um julgamento desnecessário por parte de sua mente consciente. Se for útil para você determinar seus próprios padrões elevados a respeito de quão bem você quer se sair na realização deste tipo de coisas a fim de se motivar a tornar-se cada vez mais adepta, respeito isto. Porém, não deixe nunca de reconhecer que aquilo que para você pode parecer um "erro" a uma outra pessoa talvez se trate de algo completamente irreconhecível como tal. *Você* sabe quais passos está planejando concretizar. Se, por algum motivo, você não executa esse plano, isso pode ou não ser aparente para outras pessoas. Recomendo confidencialmente o uso de quaisquer outros elementos informativos extras que lhe sejam oferecidos, conforme você prossegue. "Claro que você vê um homem e quero que examine cuidadosamente a expressão em seu rosto."

Mulher: Seu parceiro pode estar testando você para descobrir: "Esta pessoa será flexível e me permitirá fazer aquilo que quero fazer?" De modo que poderia ser uma oportunidade para entrar em contato.

Exatamente. Erickson fala demais a respeito de necessidades idiossincráticas que cada pessoa tem quando entra em estados alterados. É possível que independente do que você proponha, as pessoas apresentem uma resposta tipo polaridade à primeira coisa que vocês disserem. Seja qual for sua resposta, utilize-a para ir ao ponto que deseja atingir.

Ann: Encontrei dificuldades para fazer isto. Quando comecei a pensar a tal respeito e dei os primeiros passos nesse sentido, comecei a entrar no estado que entro para obter informações psíquicas.

Certo. Achei que isso poderia acontecer.

Ann: Dizer a uma pessoa que irei fazer adivinhação pela bola de cristal me remete de imediato àquele estado. Quando faço leituras psíquicas, fecho meus olhos e tenho imagens internas, de modo que fiquei de olhos abertos para fazer diferente desta vez. Mesmo de olhos abertos, foi difícil permanecer fora daquele estado no qual recebo tais informações, retendo apenas as escolhas binárias.

Certo. Deixe-me dizer várias coisas em resposta a isto. Você tem a habilidade de ir para um estado especial no qual ou você tem acesso a canais de comunicação que desconheço ainda, ou no qual revela uma sensibilidade realmente precisa a pistas mínimas de modo que não tem que se valer do método binário. Seja qual for o caso, neste momento para mim não importa. Você já tem uma estratégia bem desenvolvida que pode usar a fim de receber o mesmo tipo de informações que pode conseguir usando o modelo gradual de escolhas binárias.

A questão é: "Para você vale a pena *acrescentar* a seu repertório *um outro* modo de fazer isso, independentemente do estado especial que aprendeu sozinha a usar eficientemente?" *Caso* você esteja interessada, então, antes de se envolver com atividades tais como adivinhação pela bola de cristal, quiromancia, ou qualquer outra coisa que façamos e que esteja vinculada com a habilidade especial por você já desenvolvida, pode remodelar internamente para ter certeza de que seu estado especial e todas as habilidades a ele vinculadas sejam mantidas dentro de uma proteção especial, separada do fato de estar aprendendo um modo inteiramente novo de obter informações. Se você fizer isso, então não sofrerá interferência de estar continuamente escorregando para dentro daquele estado especial.

Pode acontecer que os programas para a leitura de uma pessoa possam ser os mesmos em ambos os estados. Não sei. A questão é, a fim de proteger a habilidade especial que você já tem em estado desenvolvido *e* a fim de acrescentar um modo novo de trazer a coisa em questão para seu repertório, acho que lhe seria útil dissociar um do outro, inicialmente. Leva algum tempo e energia, se você estiver interessada em desenvolver *um outro* modo de fazer algo que já sabe fazer bem. Depois, você terá dois modos de atuar e poderá praticar mais escolhas.

VIII

Auto-Hipnose

Esta tarde gostaríamos de lhes apresentar dois métodos de auto-indução e, a seguir, um método muito elegante de utilização de auto-hipnose. Tais métodos poderão lhes ser úteis pessoalmente e em seu trabalho com clientes também. Se você instruírem seus clientes na auto-hipnose, podem então fazer com que eles se coloquem em estados alterados em seu consultório. O que precisam fazer é só utilizar tais transes. Podem fazer com que seus clientes pratiquem em casa entrar em estados alterados e, depois que retornam ao normal, fazê-los captar esses estados de transe pedindo-lhes que façam um minucioso relato do que praticaram. Digam: "Agora, conte-me com detalhes qual dentre os meios experimentados por você aquele que lhe proporcionou o transe mais profundo." O cliente irá responder: "Bem, este aqui foi realmente bom" e irão começar a entrar de novo em transe conforme forem descrevendo o que aconteceu. Essencialmente, vocês estarão captando um transe anterior.

O primeiro método de auto-indução que quero descrever é a técnica de Betty Erickson. Betty é a esposa de Milton e é extremamente sofisticada quanto a se pôr em vários estados alterados. Ela consegue saltar para dentro e para fora de muitos estados diferentes com bastante rapidez. A técnica que ela desenvolveu pressupõe sistemas representacionais. A propósito: além de nós, Erickson foi a única pessoa a ter uma compreensão dos sistemas representacionais; ele sabia que existem três principais e que há predicados que os identificam.

Betty usa sistemas representacionais nesta indução. Ela se senta num lugar confortável e encontra algo para o qual seja fácil olhar. Provavelmente eu escolheria algum lugar no qual a luz está refletindo, como alguns dos pedaços de vidro pendurados daquele lustre. Fixo meu olhar naquela coisa e depois digo a mim mesmo três sentenças a respeito de minha experiência visual. "Vejo a luz brilhando

245

nos vários pedaços de vidro; vejo o movimento do braço despido de uma pessoa; vejo que alguém acabou de olhar para cima até o lustre."

Então mudo para o auditivo e faço três afirmações a respeito daquele, segmento de minha experiência. "Ouço o som do sistema de ventilação; ouço o som do papel que é mexido enquanto as pessoas tomam notas; ouço o som de alguém limpando a garganta."

A seguir faço três afirmações a respeito de minha experiência cinestésica. "Posso sentir o ponto em que meus pés estão entrando em contato firme com a plataforma sobre a qual estou; posso sentir o peso de meu casaco sobre meus ombros; posso sentir o calor no ponto em que meus dedos estão entrelaçados enquanto estou aqui de pé." Fiz três afirmações sobre minha experiência visual presente, três sobre a auditiva, e três sobre a cinestésica.

A seguir, mantendo a mesma posição e a mesma direção do olhar, faço uma reciclagem através de cada canal sensorial, fazendo *duas* afirmações a respeito de cada um. Escolho duas partes adicionais de minhas experiências visuais, auditivas e cinestésicas. Depois faço mais uma rodada pelos três canais, escolhendo *uma* parte de cada sobre a qual afirmar. É típico que, inclusive para principiantes, mais ou menos na altura da metade do caminho das duas sentenças para cada sistema, os olhos comecem a ficar sonolentos e a visão fique em túnel. Se seus olhos ficarem pesados, simplesmente deixe-os se fecharem e substitua a visualização externa pela interna. Você poderá ainda continuar usando experiências externas para afirmações auditivas e cinestésicas.

Homem: Você pronuncia em voz alta essa afirmação quando a faz para si mesmo?

Não faz diferença. Use aquilo que lhe for mais fácil. Muitos de vocês irão notar que depois de fazerem isto mais ou menos meia dúzia de vezes ou coisa assim, só o que precisarão dizer é: "Bom, acho que vou praticar aquela indução" e já estarão! Para mim só preciso olhar para aquele vidro e já entro com visão em túnel que é um dos indicadores a me mostrar que estou entrando num transe adequado.

Mulher: É preciso que se faça nesta seqüência: visual, auditivo, depois cinestésico?

Não. Se acontecer que você conheça sua própria seqüência predileta, use para se espelhar. Se sua tendência é ser visual, cinestésica e depois auditiva, então use esta seqüência. Isto a tornará mais poderosa para você, mas também funciona do outro jeito.

Mulher: Não se usam as mesmas sentenças a cada ciclo, certo?

Use sentenças diferentes a cada vez, consistentes com aquilo que no momento você estiver experimentando. Observe que você está formando um laço de *biofeedback*. Ou seja, você está representando em palavras exatamente as experiências pelas quais está passando visual, auditiva e cinestesicamente. Uma das características essenciais de todo bom trabalho com os estados alterados ou hipnóticos é esse laço em particular. É muito similar ao exercício 5-4-3-2-1 que discutimos antes e constitui a primeira fase da técnica de Betty Erickson.

Na fase seguinte, primeiro sinto que braço e mão parecem mais leves. Depois dou sugestões a mim mesmo dizendo-me que a mão mais leve continuará sentindo-se mais leve e começará a subir flutuando com honestos movimentos inconscientes, sentindo-se atraída pelo meu rosto, de modo que quando fizer contato com este, eu mergulharei num transe profundo.

O segundo método de auto-hipnose é similar ao primeiro mas usa-se a representação interna em lugar da representação externa. A pessoa se senta ou deita num lugar confortável e faz uma imagem visual interna do modo como pareceria se estivesse de pé à sua frente, a uma distância de 1,5m, se olhando. Se houver alguma dificuldade na construção desta imagem, vocês já conhecem um padrão que lhes será útil nesse momento: a sobreposição. Comecem com a sensação cinestésica de sua respiração, ou com o som de sua respiração e sobreponham isto à visão de seu peito subindo e descendo. Continuem desenvolvendo e estabilizando esta imagem de si mesmos até poderem vê-la em maiores detalhes. Ao final, serão capazes de ver o peito subindo e descendo o que será correlacionado com as sensações cinestésicas de seu peito subindo e descendo conforme vocês respiram.

Continuando com a visualização desta imagem de si mesmos, depois mudem sua conscientização para o ponto mais alto de sua cabeça e cinestesicamente sintam a temperatura, a tensão, a umidade, a pressão, etc., qualquer distinção que sejam cinestesicamente capazes de executar. Façam o percurso lentamente descendo por todas as partes do seu corpo, sentindo cada parte dele. Quando olharem para aquela imagem visual de si mesmos, vista de fora, estão sentindo aquilo que cinestesicamente está acontecendo em seu corpo.

A seguir, acrescentem a representação auditiva. Conforme vocês virem a imagem e sentirem cinestesicamente seu corpo, descrevam para si mesmos, internamente, sua experiência. "Sinto tensão na minha sobrancelha direita, e quando a sinto ela começa a desaparecer." Todos os três sistemas estão representando a mesma informação. Vocês estão sentindo, vendo e ouvindo aquilo que, no momento, é sua experiência real.

Depois que tiverem feito o trabalho com o corpo todo, deste jeito, podem então acrescentar o mesmo elemento que ao final do outro método lhes apresentei. Quando sentirem qual mão e qual braço parecem estar mais leves, vocês vêem essa mão e esse braço, na imagem, começando a se erguer, por uma atração exercida pelo rosto. Aí vocês se descrevem isso auditivamente. "Minha mão esquerda está começando a subir com movimentos inconscientes honestos." Mesmo que você não saiba o que são movimentos inconscientes honestos, seu inconsciente sabe. Deixe isto ao encargo dele. "Minha mão continuará se sentindo mais leve e será atraída para meu rosto. Quando o tocar, mergulharei num belo transe profundo." Pode-se dizer estas coisas a si mesmo tanto subvocalmente quanto em voz alta, se for mais conveniente. Se disserem isto em voz alta, fechem a porta ou as pessoas irão achar que vocês são muito estranhos.

Homem:Descobri ser mais fácil fazer minha mão subir se visualizo uma grande maçaneta puxando-a para o alto.

Ou pode-se usar um balão de hélio. Há muitas coisas extras que se podem acrescentar a isto. Usem qualquer outra coisa que possam incorporar em suas imagens, sentimentos e palavras e que os ajudem a realizar cada passo. Estou dando a vocês os elementos básicos. Existem muitas e artísticas maneiras de se realizar este trabalho.

Homem: Se eu estiver usando a imagem interna de mim ali na minha frente e sentir minha mão esquerda mais leve do que a direita, eu vejo isto como imagem no espelho ou do outro jeito?

Experimente dos dois jeitos e descubra qual é mais efetivo para você.

Homem: Qual o objetivo de fazer com que a mão toque o rosto?

É arbitrária a tarefa que você escolhe para fazer seja qual for. A maioria das pessoas diz que o braço e a mão realmente subiram e que quando tocaram no rosto sentiram uma mudança súbita e radical e que depois desse ponto tiveram amnésia.

Antes de começarem qualquer um destes exercícios e em qualquer momento futuro em que se decidam a fazer auto-hipnose ou meditação, dêem a seu inconsciente uma instrução a respeito de quanto tempo deverão se manter nesse estado e em que momento despertá-los. Poderão dizer a si mesmos antes de começarem qualquer um destes exercícios: "Gostaria que você, meu inconsciente, me despertasse depois de quinze minutos, permitindo-me sentir descansado e rejuvenescido por esta experiência." O corpo é um relógio de precisão bastante incomum. Se mensurarem o tempo que leva

248

para uma pessoa voltar de um transe, ele ocorre geralmente no intervalo do quarto de hora por ela especificado. O pior que jamais poderia ocorrer, mesmo que você esquecesse essa instrução, seria você passar para um belo e profundo sono fisiológico acordando descansado várias horas depois.

Experimentem ambos os métodos até descobrirem qual dos dois é o mais eficiente para vocês. Ao longo das primeiras seis vezes aproximadamente, não tentem nenhuma espécie de trabalho diferente, além de apenas relaxar e descansar e rejuvenescer com a experiência. Esperem até ter confiança completa em sua habilidade para entrar e sair; em outras palavras, esperem até saberem que podem se pôr em transe profundo e que seu inconsciente os despertará após o lapso apropriado de tempo.

Conforme praticarem este método, irão desenvolver confiança quanto a serem capazes de entrar e sair. Irão também reparar que o procedimento está começando a ficar limpo de exageros. Ao invés de deliberadamente perfazerem a seqüência toda, quando se sentarem para fazê-la começarão a entrar imediatamente em transe. Nesse momento, a auto-hipnose torna-se disponível a vocês como um instrumento realmente bom no sentido de sua própria auto-evolução.

A fim de usarem a auto-hipnose com vistas a seu próprio desenvolvimento, dêem a seu inconsciente um conjunto completo de instruções antes de entrarem em transe. Primeiro, decidam qual dimensão de sua experiência é a que gostariam de alterar. Peçam a seu inconsciente que reveja com sons, imagens e sentimentos aquelas ocasiões em que você fez uma coisa especialmente criativa e eficiente. Peça que, ao terminar de fazer essa revisão em todos os sistemas, seu inconsciente extraia de tal revisão aqueles elementos de seu desempenho que são distintivos e faça com que ocorram natural e espontaneamente com freqüência maior em seu comportamento cotidiano, nos contextos apropriados.

Suponhamos que você está quase fazendo uma apresentação de vendas para um grupo de diretores de uma companhia e que você deseja fazer a melhor apresentação que lhe for possível. Antes de cair no transe, no momento em que decidir quanto tempo desejará ficar nele, poderá dizer-se: "Quando entrar em transe profundo, desta vez, gostaria que minha mente inconsciente revisse com imagens, sons e sentimentos as cinco vezes nas quais fui mais dinâmico, eficiente e criativo numa apresentação de vendas."

Se quiserem ser eficientes na terapia familiar, peçam uma revisão das cinco vezes em que foram mais criativos, etc., fazendo terapia familiar. Se desejarem uma auto-evolução mais geral, podem dizer: "Faça uma revisão das cinco vezes em minha vida em que me com-

249

portei do modo mais elegante ou mais assertivo ou mais criativo." Vocês pedem uma revisão das melhores representações daquilo a cujo respeito desejam ser eficientes. Depois mergulhem no transe e deixem que isso aconteça. Se fizerem isso, descobrirão que estão se modificando; na realidade, farão com que vocês mesmos evoluam.

Podem também pedir informações finais conscientes daquilo que se passou dentro de vocês durante o transe, mas recomendo que não o façam. Recomendo que simplesmente adquiram o hábito de confiar nos seus processos inconscientes. Descobrirão novos padrões em seu comportamento ou padrões antigos que estão ocorrendo mais freqüentemente no contexto apropriado. Quando isto acontece, podem usar o próprio comportamento como exemplo a partir do qual chegar numa compreensão consciente de quais modificações você realizou. É mais eficaz ir da mudança inconsciente para o comportamento e *depois* para uma digitação consciente da mesma do que começar com uma compreensão consciente que tentam depois aplicar no comportamento. Façam um favor a si próprios agindo do modo mais fácil.

Bob: E se você quiser fazer alguma coisa que nunca fez na vida?

Se você não sabe se alguma vez já teve êxito com um determinado comportamento, então use o Gerador de Novos Comportamentos que lhes ensinamos hoje de manhã. Pensem em alguma outra pessoa que realiza muito bem esse comportamento. Escolham para si mesmos um modelo elegante de verdade — alguém a quem realmente respeitem e admirem — que pratique este comportamento de modo especialmente elegante e eficiente. Depois, usem uma variação das mesmas instruções. Peçam à mente inconsciente que faça uma revisão de todas as imagens internas armazenadas, sons e sentimentos relativos a tal pessoa na realização daquele comportamento em particular. Façam isso em três fases. Na primeira revisão vocês simplesmente vêem e ouvem o que está se passando. Prestem atenção e ouçam aquela pessoa fazendo aquilo que querem aprender a fazer. Na segunda fase, peçam à mente inconsciente que substitua a imagem pela sua e a voz da pessoa pela sua. Assim, na segunda vez você roda o filme e se verá executando as coisas que acabou de observar e ouvir na outra pessoa. Na terceira fase, você entra no filme e o vive a partir de dentro, sentindo a si mesmo na execução do comportamento, além de ver e ouvir segundo a nova perspectiva.

Por exemplo, posso usar Milton Erickson Gastei muitas horas vendo e ouvindo seu comportamento. Dou a mim mesmo uma instrução antes de entrar em transe: "Escolha as ocasiões em que ele respondeu à incongruência com clientes, e que eu estava presente. O que é que ele faz especificamente?" Na primeira vez, eu o verei e ouvirei fazendo aquilo que faz. Na segunda, colocar-me-ei em sua posição e me verei e ouvirei fazendo a mesma coisa que ele. A fim de incorporar de fato esse comportamento ao meu — pois é aí que o desejo — tenho que eu mesmo entrar no filme e sentir os movimentos musculares e ter os sentimentos que eu teria, caso estivesse concretamente produzindo o dito comportamento.

O terceiro passo tem por objetivo introduzir aqueles sentimentos e padrões musculares em seu corpo de modo que, ao sobrevir a situação, a pessoa automaticamente comece a responder daquele modo. Depois de concluírem o terceiro passo, peçam a seu inconsciente que faça este comportamento começar a ocorrer natural e espontaneamente com mais freqüência em seu comportamento e nos contextos apropriados. Isto funciona bem, muito bem mesmo, como dispositivo de autoprogramação.

Mulher: Você faz isso como uma instrução para seu inconsciente antes de entrar em transe?

Sim. É complicado demais para se fazer sozinho dentro do transe. E sugiro que comecem com comportamentos pequenos. Por exemplo: "Quero aprender a sorrir quando quero obter uma determinada resposta." Depois então trabalhem com porções progressivamente maiores de comportamento.

Dei-lhes um processo gradual para a indução e para o uso de estados alterados pela mesma pessoa. Se acharem que estas instruções são entediantes, deixem-me certificá-los de que, após as haverem praticado, elas em breve tempo irão perder seus exageros de modo que só serão necessários cerca de sessenta segundos mais ou menos para alterarem sua consciência. Serão capazes de fazê-lo entre sessões ou durante intervalos curtos.

Discussão

Harry: Poderia falar a respeito de como distorcer suas percepções do tempo? De que modo se poderia usar a hipnose para acelerar ou tornar mais lenta a percepção de acontecimentos?

O modo como eu o faria iria depender da prática comigo mesmo ou com alguma outra pessoa. Se comigo mesmo, eu daria a meu inconsciente instruções no sentido de descobrir muitas e muitas experiências que contivessem em comum um fator: a alteração da velocidade de minhas percepções. Por exemplo, vocês sabem o que acontece quando estão "voando" pela estrada e depois pegam uma rampa de saída, caindo no tráfego irregular urbano e parecem estar andando a zero quilômetro por hora. Ou quando estão realmente "curtindo" alguma coisa o tempo passa voando e as horas parecem momentos.

251

Estes são exemplos de alterações em suas percepções do tempo, os quais indicam que tais alterações são possíveis. Eu pediria a meu inconsciente que encontrasse todos os exemplos nos quais eu conseguisse pensar e me defrontasse com tais experiências. O único vínculo comum que permeia todas as experiências é deter o controle do tempo e da velocidade da realidade.

Enquanto meu inconsciente estivesse realizando tal tarefa, eu pediria que ele criasse alguma espécie de botão de controle para mim, de modo que eu pudesse acelerar ou tornar as coisas mais lentas. Eu estabeleceria a situação de tal sorte que, após ter passado por vinte experiências, eu abriria os olhos, ainda estaria em transe e seria capaz de girar o botão para um lado para acelerar as coisas e para o outro lado, para torná-las mais lentas.

É deste modo que eu agiria. Sei que existe distorção de tempo já em minha experiência normal, de modo que seria ali que eu a encontraria. Depois eu poderia usar o tênis como uma oportunidade para a distorção temporal. Eu poderia fazer o tempo ser lento o suficiente para que eu pudesse responder facilmente à bola, depois ajustando-o entre os saques. Depois de cada saque, eu faria um retrocesso e uma avaliação: "Desta vez foi lento ou rápido?" ajustando adequadamente o botão.

Harry: Existe um meio pelo qual eu possa acelerar o aprendizado de coisas, como a hipnose?

Minha suposição é que você deve ser capaz de dar-me a resposta para essa pergunta. Posso dar-lhe um exemplo de como fazê-lo, mas estou mais interessado em você saber como fazer isso sozinho. Você sabe o que é que quer. Então, quais são os parâmetros com os quais está trabalhando? Se você deseja acelerar suas percepções, encontre alguns exemplos nos quais já o fez e depois dê-se um certo controle sobre o processo. Você sabe que aprendeu coisas. Sabe que pode integrá-las. Sabe que conta com uma velocidade média. Então, como é que poderia acelerá-la?

Harry: Indo até os contextos nos quais isso eu faria normalmente.

Certamente. Mas o fator que realmente irá permitir-lhe aprender com maior rapidez é a presença de *mais tempo*. Você só precisa criar dois meses. Isso é suficiente? Em outras palavras, faça o que é denominado "pseudo-orientação temporal". Ponha-se em transe e projete-se no futuro. Diga-se que, em vez de ser amanhã, é um momento a dois meses de hoje. Depois, no transe, reviva completamente todo o tempo entre agora e depois; crie toda a história necessária para que aquele momento seja daqui a dois meses. Você pode inventar todos os clientes com quem trabalhou e todas as coisas que fez; você pode inventar tudo que aconteceu entre lá e aqui. Crie em detalhes toda a história de que tiver necessidade a fim de já ter aprendido uma porção de coisas sobre PNL e hipnose.

Toda vez que quiser algo, só o que precisa fazer é pensar onde isso aconteceria de qualquer jeito, e depois inventar isso. Hipnose é uma forma de criar uma realidade. Se você sabe que algo que deseja irá acontecer numa realidade específica, então use essa realidade para criar aquilo que deseja. Se não acontecer em nenhuma realidade que você conheça, então crie uma realidade na qual isso aconteceria.

Mulher: É possível criar uma sobrecarga de outras realidades?

Sim, chama-se psicose. Quando você usa realidades alternativas, deve proceder como o faria um advogado. Você deve ter certeza de que, ao construir realidades, está construindo realidades inteiras e completas. Você deve ter certeza de que elas conseguirão aquilo que desejam e deve certificar-se de que existe uma porta de saída para elas. Se você cria realidades de modo displicente, então responderá a elas de qualquer jeito e isso fará de você uma pessoa desorganizada.

Existe um livro escrito por um hipnotizador famoso e que dá às pessoas induções para serem lidas em voz alta uma para a outra. Nessas induções existem programas que deixam as pessoas realmente desestruturadas. As pessoas que as lêem instalam estratégias umas nas outras, as quais não serão benéficas para seu funcionamento geral. Para mim isso é bobagem e do tipo que eu denomino indulgência. É importante não ser indulgente quanto ao uso de hipnose. *Quando você criar uma realidade crie uma que funcione, e crie-a de modo completo e integral de forma a obter exatamente o que você necessita.* Você não quer simplesmente construir uma realidade maluca e ir viver lá porque não tem a menor idéia de como responderá a ela. Talvez você lhe responda fazendo um enfisema! Você quererá ter certeza de construir uma realidade que venha funcionar direito para você.

A maioria das realidades hipnóticas que as pessoas construíram para si mesmas e na qual vivem a maioria do tempo — aquilo que denominam de estado de vigília — não são profundamente úteis. Com isso quero dizer algo literal. A maioria das pessoas que encontro no mundo criou uma realidade hipnótica que, no total, pesando o bom e o mau, o prazer e a dor, realmente não lhes é benéfica. Isso para mim é indulgência. Não se quer tornar as coisas piores, apenas mais úteis.

Os critérios de Erickson quanto à utilidade, para todos os seus clientes, eram que eles se casassem, conseguissem um trabalho, tivessem filhos e lhe mandassem presentes. Não são estes os meus critérios. As pessoas me enviam presentes mas nunca recebi coisa alguma que eu quisesse, exceto uma vez. Não estou para mudar todo mundo de modo que se casem e etc. Erickson fazia isso porque acreditava que você devia fazer essas coisas.

Faço coisas com respeito às quais deve-se ser integral na criação de realidades alternativas ou na criação de sua própria realidade. Por exemplo, acredito que a realidade construída pelos psicólogos humanistas é incrivelmente indulgente e não proveitosa. Esse tipo de indulgência é perigoso. Algumas vezes sou convidado a fazer a palestra principal de alguma conferência de psicologia humanista e sinto que estar lá é mais aterrorizante do que estar numa instituição criminal. A ética dos criminosos é pelo menos dirigida à sobrevivência. Muitos dos programas e tipos de realidades que as pessoas estão instalando uma nas outras em conferências humanistas não conduzem sequer à própria sobrevivência. Se se pode falar de alguma coisa a respeito delas, são nocivas. Tais realidades têm a tendência de pôr as pessoas em situação de perigo nas quais elas podem realmente se machucar. Pode ser que jamais aconteça, mas há chances de. As pessoas não levam geralmente em conta as premissas do que fazem e não só os psicólogos humanistas que trabalham dessa maneira. Todo mundo faz isso.

Mulher: Que tipos de realidade os psicólogos criam e que são destrutivos?

Por exemplo: "Ser uma boa pessoa é metacomentar." Então você entra e diz: "Estou realmente furiosa porque você me deixou na mão a noite passada." Eu digo: "Bom, sinto-me muito bem mesmo por ver que você consegue exprimir sua raiva de mim." Esse tipo de resposta está entremeada à composição de grande parte das psicologias humanistas. Essa não é uma resposta útil de modo algum. Não ajuda nenhum daqueles dois seres humanos. Se se pode dizer algo a tal respeito, a pessoa que faz uso desse tipo de resposta em particular acabará tornando-se cada vez mais alienada, acalentando sentimentos desagradáveis um número cada vez maior. Esse resultado é *lógico* como conseqüência do uso daquele tipo de resposta em particular. Olhem simplesmente para as pessoas que usam bastante essa resposta e poderão entender tudo sozinhos.

Havia um sujeito na faculdade em que lecionei que era um consultor humanista de desenvolvimento organizacional. Costumava ser um herói mas agora é só um herói da contracultura. A totalidade de seu mundo é erigida nesses tipos de respostas. Ele metacomenta tudo. Ele também é um solitário, deprimido, miserável e alienado. Não me surpreende isto porque suas respostas nunca são respostas *às* pessoas; sempre são respostas *sobre* as pessoas. Ele não responde às pessos de modo que não consegue ter qualquer intimidade nem qualquer sentimento de vinculação. Essa limitação está construída

254

bem dentro da trama de sua realidade; ele crê que um metacomentário é uma resposta "genuína".

As pessoas criam freqüentemente realidades ou escolhem conseqüências que não valem coisa alguma. Essa é uma limitação na auto-hipnose. Um de nossos alunos teve um cliente que havia concluído ser uma loucura manter uma conversa comigo mesmo. Ele lera num livro: "São necessárias duas pessoas para haver uma conversa." Uma vez que conversas são para duas pessoas falarem uma com a outra, ele decidiu que falar consigo mesmo era burrice. De modo que simplesmente cessou com o diálogo interno. Quando fez isso, perdeu a habilidade de fazer determinadas coisas para as quais tinha usado o diálogo interno — coisinhas tais como a habilidade de planejar! Só conseguia ver quadros e ter sentimentos. Não conseguia se fazer perguntas do tipo: "Que é que eu gostaria de fazer hoje?" Ele não havia considerado o impacto geral daquela mudança antes de a haver realizado.

Muitas vezes os clientes aparecem pedindo coisas que não os tornariam felizes. Às vezes, dou-lhes o que pedem e deixo-os sofrendo um pouco. Depois é-me mais fácil retroceder e dar-lhes algo mais significativo.

Um cliente meu chegou dizendo que queria ser incapaz de sentir fosse o que fosse. Contou-me que tudo que sentira durante anos tinha sido terrível, que as pessoas o haviam magoado repetidas vezes e que não queria ter de sentir as coisas nunca mais. Então hipnotizei-o e removi hipnoticamente sua experiência cinestésica. Evidentemente ele perdeu o sentido de equilíbrio e não conseguia mais ficar em pé. Depois trouxe-o de volta do transe, ainda sem sentir mais nada, e perguntei-lhe se gostaria de voltar na semana seguinte. Ele disse: "Por favor! Faça alguma coisa!" Disse-lhe: "Certo! Agora vamos fazer do meu jeito."

Quando fizer auto-hipnose, considere as conseqüências que lhe advirão, com grande cuidado. Faça o jogo do contra-exemplo e pergunte a si mesmo se existiria algum jeito de o resultado final ser prejudicial; use então essa informação para aperfeiçoar seu resultado final. Em ambos os exemplos que acabei de dar-lhes, a pessoa estava tentando melhorar sua vida limitando-se. Proporcionar a si mesmo *mais* limitações raramente é uma maneira de solucionar as limitações. Um princípio orientador é sempre *acrescentar* algo às suas habilidades, *acrescentar* algo às suas escolhas.

255

IX

Perguntas

Homem: Estaria de acordo se eu apresentasse uma descrição de caso e você me desse sugestões?

Bom, estaria tudo bem. Não sei se serei capaz de dizer algo a respeito. Muitas e muitas vezes as pessoas descrevem-me um cliente mas, uma vez que não tenho a pessoa à minha frente, não sei o que fazer. A maioria de nossos procedimentos estão baseados no *feedback* sensorial de momento a momento e isso não existe numa descrição verbal. Mas com certeza estou disposto a dar uma olhada nele.

Homem: Trata-se de um rapaz de dezenove anos a quem vi uma vez na última semana e novamente o verei amanhã.

Ele certamente elicia em *você* uma resposta! O primeiro passo é você usar consigo a mesma cura da fobia! Certo, e quanto a *ele?*

Homem: Ele me contou que usou uma máscara cirúrgica durante quatro anos.

De que modo isto é um problema? Atrapalha na hora de ele beijar à francesa, ou o que?

Homem: Há muitos anos ele ficou preocupado por causa de seu nariz e...

Você tem alguma idéia de como isso aconteceu?

Homem: Sim. Ele desenvolveu uma acne de ambos os lados de seu nariz e por isso começou a usar uma máscara cirúrgica para cobri-la.

Ele ainda tem acne no nariz?

Homem: Não. Quando veio me ver, era a primeira vez que saía de casa depois de quatro anos.

Ele é um jovem corajoso.

Homem: Ele estava completamente preso à casa e está convencido de que seu nariz é o mais deformado de toda a natureza.

Bom, vou lhe dar uma abordagem divertida que pode tentar. Não posso garantir que vá funcionar, mas foi algo que já fiz.

Se você tiver uma secretária, faça com que ela datilografe um artigo curto a respeito do positivo relacionamento entre narizes exóticos e atração sexual. Faça com que ela use uma máquina tipo "selectric" que tem um daqueles tipos gráficos que parecem de revista. Datilografe o artigo todo e faça cópias xerox do mesmo, pondo o nome de alguns jornais de prestígio, ou de revistas famosas nelas. Depois, deixe o artigo em algum lugar da sala de espera. Quando o cliente entrar e sentar-se, faça com que sua secretária fique olhando para ele até que encontre o artigo. No minuto em que ele o vir e o pegar, faça com que ela corra até ele e o tome de suas mãos.

Conheci um sujeito que usava uma tala sobre o nariz quando saía. O adesivo dava toda a volta em seu rosto, de modo que cobria as bochechas e o nariz porque estava muito preocupado por causa da acne.

Datilografei um artigo a respeito do relacionamento entre curativos e acne severa. A coisa toda detalhava de que modo as pessoas se cobriam de *band-aids* e como isso provocava uma acne severa e impotência sexual e homossexualidade e mais ou menos praticamente tudo. Coloquei o artigo na sala de espera e deixei que o lesse o suficiente apenas para entrar no tema e depois fiz com que minha secretária se apoderasse do mesmo. Quando entrou para falar comigo, exigiu ver o artigo e eu insisti que não havia nada disso ali. Por fim, abri a porta, saí e perguntei à minha secretária se teria tirado dele algum artigo. Ela me deu um artigo a respeito de bebês de peito! Mostrei-o então a ele e lhe falei que se tratava somente de sua ansiedade. Quando lhe disse isso, olhei para ele de forma suspeita. É provável que hoje em dia ele nunca mais use nenhuma daquelas talas, mesmo que venha a quebrar o nariz!

Você tem que criar um contexto no qual a resposta que quer, venha naturalmente a ocorrer. Você também precisa usar hipnose ou metáfora para falar a respeito das respostas que deseja que o outro apresente porque ele não só necessita ser capaz de apresentar-se em público como também precisa fazê-lo com uma noção de propósito. Uma das coisas que você pode levá-los a fazer é sair em público com sua máscara cirúrgica colocada, indo a lugares nos quais irá encontrar pessoas que nunca verá de novo. Faça com que ele escolha uma mulher que ele *sabe* que realmente ficaria enojada de seu nariz e veja se ele consegue aproximar-se dela, arrancar a máscara cirúrgica na frente dela e conseguir que ela vomite. A probabilidade é que você não conseguirá que ele *faça* isso realmente por-

258

que será ameaçador demais. Mas *pode-se* falar a respeito e conseguir que ele ria da idéia. Você ancora a sua resposta bem humorada e depois começa a falar quanto a sair em público. Pode usar aquela âncora para começar a associar um senso de humor a respeito do ridículo de seu nariz com o fato de apresentar-se publicamente. Ao invés de fazer com que ele se sinta bem, faça com que ele se sinta ridículo por causa disso. É muito mais fácil diluir a resposta existente do que tentar criar uma significativa.

Vou lhe contar uma outra coisa que pode fazer. Também fizemos isso só que com uma moça de vinte e dois anos que vestia roupas bastante incomuns. Ele usava roupas *muito* grandes. Ela não era absolutamente gorda mas acreditava que se as pessoas vissem seu corpo considerariam-na odiosa. De modo que usava roupas medonhas para encobrir seu corpo.

Contratei um bando de "caras" do centro da cidade para me ajudarem a executar isso. Peguei uns "caras" que usavam coletes sem camisa. Conhecem o tipo. Tinham músculos enormes e tatuagens e tudo o mais. Fiz com que viessem até meu consultório imediatamente antes de sua hora e ali ficassem sentados lendo revistas. Quando ela entrou porta adentro, eles se voltaram e riram dela, dizendo: "Essas são as roupas mais estranhas que já vi na vida." E ali estavam *eles,* vestidos de modo absolutamente bizarro. Quando entrou em minha sala estava absolutamente chocada. Perguntei: "O que há de errado?"; ela falou: "Ah, aqueles sujeitos riram de minhas roupas." Eu disse: "Ora, não dê atenção a eles. O que é que eles sabem?"

Na semana seguinte, quando retornou, sua roupa já não era mais tão grande mas ainda era assim meio esquisita. Quando ela entrou, um homem estava ali sentado de terno e gravata, vestido com muita elegância. Quando ela atravessou a porta, ele olhou para ela, depois desviou o olhar e começou a sufocar o riso tentando não soltar a risada e disse: "Sinto muito. Desculpe-me." Foi só o que precisei fazer para conseguir que ela usasse roupas razoáveis.

Eu uso qualquer coisa da qual meus clientes tenham medo para forçá-los a parar de fazer qualquer coisa que estejam fazendo e seja absurdo. Pode-se fazer muitas coisas usando outras pessoas para ajudá-lo a conseguir os resultados. Combinei também com pessoas do mundo lá fora para fazerem esse tipo de coisa. Às vezes, consigo que os pais trabalhem cooperativamente comigo. Vou às escolas e recruto pessoas para trabalharem comigo, no melhor interesse de meus clientes.

Nunca se sabe o que irá acontecer com um determinado indivíduo em particular. Não conheço esse sujeito bem o suficiente para saber com certeza se o que sugeri irá dar certo, mas baseado em alguma coisa impressionante da minha experiência sensorial, seria por aí que eu começaria.

Homem: Fiz com que fosse avaliado por um cirurgião plástico o qual fez uma alusão quanto a um relacionamento entre a extensão e a largura do nariz e a extensão e a largura do pênis, de modo que ele já começou a pensar nessa direção.

Você pode lhe dizer: "Bom, podemos encurtar seu nariz, se quiser, mas..." Ou você pode pedir ao cirurgião plástico que diga: "Bom, o que fazemos é pegar e fazer assim" (e com a mão faz o movimento de cortar fatias). Isso deverá fazê-lo mudar de idéia!

Vou lhe contar uma outra estória. Uma mulher com quem eu trabalhei tinha uma filha que realmente sofria por causa de seu nariz. Ela achava mesmo que seu nariz era feio, quando na realidade ele não parecia diferente do de mais ninguém. Ela queria ser operada e havia economizado seu próprio dinheiro para este fim, mas sua família discutia com ela por causa disso. Diziam-lhe que seu nariz era bonito e que não devia modificá-lo mas ela não acreditava neles. Por fim, certo dia, eu disse à família: "Mas que diferença faz, afinal de contas? Na verdade, sugiro que vocês insistam que ela vá em frente e se veja livre de seu nariz medonho. Digam só isso: 'Estivemos mentindo para você esses anos todos. Na realidade o seu nariz é completamente — ugh! — é tão repelente! Então faça isso mesmo, vá lá e faça com que cortem essa desgraça fora, pelo amor de Deus!'" Eles assim o fizeram e ela foi em frente, fez a cirurgia e depois todo mundo lhe disse: "Uau! Você está com uma aparência muito melhor!" Ela não parecia muito diferente porque o cirurgião não fez quase nada. Ele havia sido subornado, de modo que só tirou um pouco de pele da ponta e isso foi tudo. Mas depois disso ela ficou feliz de modo que tudo ficou às mil maravilhas.

Nunca subestimem a natureza do absurdo. Existem pessoas que tingem o cabelo, e suas personalidades mudam. Se você puder fazer alguma coisa pela sua aparência que de fato modifique sua personalidade, então isso vale a pena. Quantos de vocês já não foram às compras, trazendo algumas roupas novas e quando as vestiram não se sentiram completamente diferentes?

Deixem-me relembrá-los do princípio geral que mencionamos repetidamente: *Criem um contexto no qual a pessoa venha a responder naturalmente do jeito que vocês querem que ela responda.* Falamos principalmmente de como criar um contexto na experiência interna usando a tecnologia hipnótica. Podem usar também sua criatividade para criar um contexto externo que venha a produzir a resposta desejada sem qualquer hipnose declarada. Às vezes isso é muito mais fácil, e às vezes muito mais divertido.

260

Por exemplo, os psiquiatras e os psicoterapeutas vêm tradicionalmente pensando que é realmente difícil entrar em contato com catatônicos. É fácil, se você estiver disposto a fazer coisas que em geral não são consideradas profissionais, como por exemplo dar um pisão no pé. Em geral, os catatônicos saem imediatamente do transe e lhe dizem que pare. Isso pode parecer indelicado mas é muito mais delicado do que deixá-los apodrecendo por dentro durante anos. Se não quiserem pisar no pé de um deles, podem simplesmente espelhá-lo. O que precisam ter em mente é que catatônicos estão num estado muito alterado e será necessário espelhá-los mais longamente para conseguir o contato. Eles não apresentam muitos comportamentos a serem espelhados mas estarão respirando, piscando os olhos e fazendo alguma postura. Algumas vezes tive que espelhar um catatônico até por quarenta minutos, o que é uma coisa realmente pesada. Porém, funciona e é muito elegante. Se você não estiver com a preocupação de ser elegante, simplesmente vá até ele e dê-lhe um pisão no pé.

Conheço um psiquiatra que estava trabalhando com um homem que sofrera uma experiência traumática: sua família inteira havia morrido queimada à sua frente e ele não pôde ajudá-la. O homem entrou em catatonia quando isso aconteceu, havia alguns anos. O psiquiatra havia trabalhado e trabalhado, ano após ano, quando finalmente conseguiu que este sujeito viesse à tona.

Quando aconteceu este evento marcante, sucedeu de estar por ali uma atraente "gatinha" de dezoito anos. O psiquiatra queria sair em busca de um colega que o ajudasse no próximo estágio da terapia mas não queria que o sujeito retornasse à catatonia enquanto ele estivesse fora da sala. O psiquiatra voltou-se para a "gatinha" e disse-lhe em tom imperativo: "Faça com que ele fique "ligado"! Volto já!" e saiu correndo do consultório.

Então aí está essa moça que não tinha qualquer experiência de terapia nem nada do gênero. Ela conhecia o suficiente a respeito daquele homem e de como era sua aparência antes e agora, de modo que podia saber quando ele estaria voltando para dentro. Evidente que assim que o médico saiu correndo para ir em busca do amigo que o ajudasse, o homem começou a entrar de novo no estado catatônico. A resposta intuitiva da moça foi magnífica: ela chegou perto, agarrou-o e deu-lhe o maior e mais saboroso beijo à francesa que se possa imaginar! Isso o manteve "ligado"!

O catatônico está tomando uma decisão: se a experiência interna que está tendo na catatonia é mais rica e mais recompensadora do que as experiências que lhe estão sendo oferecidas do lado de fora. E se alguma vez vocês já entraram numa instituição psiquiátrica, por quanto tempo tenha sido essa visita, podem concordar com tais pessoas! O que a "gatinha" fez foi colocá-lo numa situação em que naturalmente ele preferiria ficar "ligado".

Certa vez vimos uma mulher pequenina, com sessenta e tantos anos, que havia sido bailarina. Estava tendo dificuldades conjugais e a perna direita estava paralisada da cintura para baixo. Os médicos não conseguiam encontrar nenhuma evidência para esta paralisia. Queríamos testá-la para ver se sua paralisia era psicológica ao invés de física. No consultório que tínhamos na época, era preciso subir a escada para ir ao banheiro. Ficamos então um longo tempo pedindo informações até ela perguntar onde ficava o banheiro. Nós a ignoramos e começamos a discutir alguns aspectos de sua vida que realmente atraíram seu interesse. Ela ficou tão entusiasmada que se esqueceu de ir ao banheiro e quando ela perguntava, nós a ignorávamos. Justo quando pensávamos que ela estava a ponto de desistir e ir ao banheiro sem nosso consentimento, entramos no tema de seu marido e de suas dificuldades sexuais, que era uma de suas principais preocupações. Então nós lhe dissemos: "Vá ao banheiro agora mas *vá depressa e volte!*"

Estava tão entusiasmada que esqueceu que estava paralisada. Literalmente correu escada acima e depois desceu correndo. Aí percebeu o que havia feito, disse "Oh, oh" e voltou à sua postura paralisada.

Isso nos deu uma demonstração de que sua paralisia era comportamental e também nos forneceu uma âncora para o estado de não estar paralisada. Usamos indiretamente essa âncora fazendo alusões veladas a "dar passos para vencer dificuldades", "ser feliz por responder ao chamado da natureza", "passar em revista diferentes possibilidades."

Jack: De que outro jeito pode-se saber quando uma coisa é um problema físico em lugar de um problema psicológico? Por exemplo, fico enjoado em viagem por mar. Seria bom não sofrer tal enjôo. Não tenho certeza se este é realmente um problema físico ou mental.

Certo. Sua pergunta é: "Como se distinguem problemas físicos dos psicológicos?" e a minha resposta é: "Geralmente não me faz diferença".

Jack: Você aplicaria tais técnicas ao meu enjôo?

Imediatamente.

Jack: Você esperaria ser bem-sucedido?

Não me daria ao trabalho de aplicá-las caso não esperasse. Faço realmente uma distinção entre problemas físicos e psicológicos, de certo modo. Digamos que alguém chegue em meu consultório depois de ter tido um ataque. Todo o comportamento da pessoa indica afasia e ela me mostra um conjunto de raios que evidenciam um trauma enorme no lobo temporal esquerdo. Isso é uma informação importante para a configuração da resposta que vou lhe apresentar.

Se um cliente tem dificuldade para indicar manifestações físicas definidas, minha resposta imediata é certificar-me de que essa pessoa seja atendida por alguém que eu considere um médico competente. Tenho vários médicos amigos nos quais confio. Têm uma filosofia que vai ao encontro da minha: "Se for para medicar, que seja só em último caso, porque se bem-sucedida a medicação ela destruirá o acesso àquela parte da pessoa com a qual precisa entrar em contato a fim de fazer uma alteração comportamental". A medicação não é para curas; é típico que seja para a manipulação. É para isso que a medicação é projetada.

Posso trabalhar com pessoas sendo medicadas; acontece somente que suas respostas estão contaminadas. É difícil saber o quanto suas respostas se dirigem para mim e o quanto são químicas. Além disso, a medicação cria um estado de consciência severamente alterado. Se você usar nosso procedimento com alguém sob medicação, quando a pessoa sair dele, faça com que novamente se utilize o mesmo procedimento. É preciso construir uma espécie de vínculo entre as modificações realizadas num estado de consciência severamente alterado e as realizadas num estado de consciência normal.

De que modo que se eu tenho um cliente que está sendo medicado, meu primeiro passo é fazer com que isso seja concluído de modo que eu tenha acesso àquela parte dele que está dificultando sua vida. Assim que eu tiver feito isso, se o cliente supostamente tiver lesão cerebral, conto-lhe a metáfora a respeito da plasticidade do cérebro humano. O sistema nervoso central humano é uma das coisas mais plásticas de que tenho conhecimento. Existe grande número de evidências no sentido de que as pessoas podem recuperar funções que perderam devido a lesão orgânica, valendo-se do reencaminhar, usando trajetos neurológicos alternativos. Freqüentemente induzo um transe bastante profundo e faço essa ʿprogramação num estado alterado. Essa é a diferença entre um programa físico e outro psicológico para se enfrentar problemas, dentro de meu modo de proceder.

Homem: A sua posição quanto à medicação inclui todas as drogas ou você está falando apenas sobre drogas "psicoativas"?

Estou falando de qualquer coisa que modifique o estado de consciência de uma pessoa. Algumas das drogas não-psicoativas também exercem profundo efeito sobre a consciência. Uma vez que nunca recebi treinamento como farmacêutico, faço uma verificação com meus amigos médicos em que confio. Pergunto-lhes: "Estas drogas contêm efeitos colaterais que alteram a consciência?" Caso não contenham, faço com que meus clientes continuem com o medicamento.

Se você está com uma pessoa que é diabética ou algo assim, pode ensiná-la como regular sua química interna de modo que ela não precise ser diabética. Aí você a livra dos medicamentos mas só na medida em que ela for conquistando controle sobre a alteração de sua química. Vincula-se a redução dos medicamentos ao fato de ser capaz de regular sua própria química corporal naquelas áreas.

A maioria das pessoas não acredita que este tipo de modificação seja possível. Muitas pessoas possuem crenças poderosas a respeito do que pode ou não ser feito com respeito a problemas de aspectos químicos ou físicos conhecidos. Ao invés de se oporem a tais crenças, vocês podem muitas vezes usá-las para lhes auxiliarem na realização das mudanças que estão envidando.

Certa vez fui a um sanatório a pedido de um amigo que trabalhava com um homem que tivera um ataque. Ele portava uma coisa que se chamava afasia de Broca a qual prejudica a capacidade de gerar linguagem mas não a de entendê-la. Alguém que tenha afasia de Broca pode entender bem o suficiente para obedecer ordens. Outro aspecto da afasia de Broca é que geralmente existe uma certa paralisia, numa pessoa destra, do lado direito do corpo e de partes do rosto. Uma das características mais comuns é que a mão direita fica paralisada numa posição muito tensa, em que a mão está voltada para o braço.

Este homem era especialmente tenso do lado direito do corpo e, uma vez que não estava respondendo à terapia física, meu amigo pediu que eu usasse hipnose para conseguir que os músculos daquele lado do corpo do paciente relaxassem. Ele achava ser possível a este homem recuperar o controle parcial do lado direito de seu corpo mas não antes que conseguisse fazer com que essa parte de seu corpo se soltasse.

Eu sabia, em parte por ter lido histórias de casos; que era possível usar a hipnose para fazer isso. De modo que lá fui eu, tendo trabalhado diligentemente por duas horas e meia com aquele homem numa hipnose muito profunda e, ao final do período, sua mão estava tão solta quanto poderia estar. Eu fiquei realmente impressionado porque nunca havia feito aquilo antes. Não sabia sequer com certeza se eu seria capaz de fazê-lo. Só ficava pensando: "Bom, vou fingir que faço isso todo dia, que é uma coisa banal, e se os curadores pela fé podem curar pessoas com problemas,

264

talvez seja nisso só que se constitua a hipnose. Não sei." Fui lá, dei uma olhada no problema e trabalhei. Pensei que tinha sido ótimo. Eu ainda estava com o homem quando o médico e o fisioterapeuta voltaram à sala. Nenhum dos dois tinha sido quem me trouxera para trabalhar com aquele paciente. Disseram-me que estava na hora de sua fisioterapia, que eu deveria sair e posteriormente voltar num outro dia. Eu estava ali sentado, pensando com maldosa satisfação: "Esperem até que vejam isso. Isso vai fundir a cabeça deles!" Estava eu ali sentado me cumprimentando pela mudança.

O médico e a fisioterapeuta aproximaram-se do paciente e ajudaram-no a sair de sua cadeira e voltar para a cama, e nenhum dos dois observou o fato de que enquanto faziam isso o braço do sujeito estava pendurado descontraído ao lado dele! Isso foi demais para mim. Mas pensei que se eles não estavam realmente voltados para aquilo, com outras coisas na cabeça, seria possível não notarem. Então a fisioterapeuta esticou sua mão e pegou o braço do homem e dobrou-o exatamente na posição em que tinha estado quando ficava tenso. Ela fez isso como se estivesse arrumando a cama. Ela o deitou ali e pôs o braço de volta naquela posição, enquanto ela e o médico conversavam. Depois, deu início a uma série de exercícios para ajudá-lo a abrir a mão e a relaxá-la. Isso me espantou por completo! A mão dele estava tão solta, era ridículo. Ela pegou nos dedos dele e mexeu com eles até se abrirem e depois os movimentou de volta. Ela ainda estava falando com o médico, prestando pouca atenção ao que estava fazendo, quando mudou a posição do corpo para trabalhar na perna direita. Ela ainda não percebera!

De repente, ocorreu-me que eu estava diante de uma escolha realmente difícil. Eu poderia assombrá-los fazendo-os perceber aquilo que havia ocorrido mas não sabia quais resultados isso acarretaria. Eu me preocupava pelo fato de a hipnose não ser cientificamente aceitável e que por isso eles *acreditariam* que seu braço e sua mão iriam voltar ao modo como eram antes e depois iriam fazer todo o possível para se certificarem de que isso realmente aconteceria. De modo que os interrompi e disse: "Quero mostrar-lhes uma coisa." Aproximei-me do homem e peguei em seu braço o qual estava exatamente com manteiga. Ambos olharam para aquilo como se estivessem vendo um fantasma. Eu os olhei e disse: "Quero dizer-lhes que a hipnose não é um tratamento científico válido e que se trata apenas de uma forma de auxiliar a terapia física, e provavelmente tornará a aparecer. Na realidade, em geral retorna depois de 24 horas. Mas lá de vez em quando, por alguma estranha razão, não volta. E quando não volta, em geral é porque a pessoa veio sendo tratada por algum fisioterapeuta realmente habilidoso antes de ter sido tratada pela hipnose."

O que fiz foi espelhar suas crenças a fim de obter seu apoio e fazer com que o sistema hospitalar me auxiliasse. Tive em mente o resultado final atrás do qual eu realmente me esforçava — fazer com que o sujeito tivesse a escolha entre tensão e relaxamento. Não importa quem recebe os louvores por esse feito. O importante é que ele consiga fazer com que o braço se mexa. E se a pessoa desgostar do modo como chegou até tal alternativa, ela irá inconscientemente dedicar-se a comportamentos que provavelmente desfarão a mudança. Não se trata de que a pessoa seja maliciosa, é só que sua mente consciente não consegue lidar com aquilo que lhe está acontecendo.

É sempre mais fácil realizar mudanças se você trabalha dentro da estrutura de crenças do sistema ou indivíduo com o qual está operando. Em certo seminário, uma participante por nome Pam, perguntou se poderia trazer uma criança de nove anos de sexo masculino, Dave, que realmente estava em más condições. Ela me disse que o menino não conseguira dormir mais do que meia hora por vez durante os últimos quatro ou cinco dias e agora estava exausto e começando a ficar doente. Aparentemente, toda vez que caía no sono, 15 ou 20 minutos depois começava a ter pesadelos com monstros, suava profundamente, se debatia e acordava gritando. Pam não sabia de que modo enfrentar tal situação e queria alguma assistência rapidamente.

De modo que durante um intervalo da tarde, fui para outra sala com Dave, sua mãe e Pam. Não tinha muito tempo, de modo que fui diretamente em busca de contato. Uma vez que sou o filho mais velho de uma prole de nove crianças, não tenho dificuldade para entrar em contato com crianças. No momento em que nos sentamos, eu já obtivera o contato pelo modo como entrei na sala, tocando-o e assim por diante.

Ao invés de passar por uma longa fase de coleta de informações, perguntei-lhe imediatamente: "De que cor são os monstros?" Não lhe perguntei se podia ver os monstros, nem se eles existiam, nem se ele sonhava, nem se estava preocupado, nem qual era seu problema. A pergunta que fiz pulou por cima disso tudo. "De que cor são os monstros?" pressupôs todas as coisas que acabei de mencionar. É um salto enorme, mas visto que a criança e eu estávamos sintonizados, isso não constituiu problema. Dave respondeu fazendo uma lista de diversas cores. Eu lhe disse: "Acho que eles são realmente grandes e com uma aparência realmente assustadora." Ele disse: "Simmm!"

Eu lhe perguntei: "Quem, entre todas as pessoas e criaturas que você conhece seria valente o suficiente para enfrentar todos estes monstros?" Ele respondeu: "Oh, não sei". De modo que começamos a "chutar". "O homem de seis milhões de dólares, seria?" Ele disse: "Não."

Aí aconteceu de eu acertar alguém. Perguntei-lhe: "Você viu Guerra nas Estrelas?" Isto aconteceu há muitos anos quando todo guri de nove anos de idade ia ver Guerra nas Estrelas. Seu rosto iluminou-se à menção daquele filme. Eu disse: "Aposto que sei qual dos personagens você mais gostou." Claro que ele disse: "Quem?" Quando então lhe falei: "O Wookie." "Sim, foi esse mesmo."

Eu lhe disse: "Falando nisso, deixe-me ensinar a você uma coisa sobre seu braço sonhador, que lhe será útil, de modo que você possa controlar seus sonhos." Estendi minha mão, ergui seu braço esquerdo e pedi-lhe que visse à sua frente uma imagem do Wookie numa cena qualquer do filme. Com o braço no ar, cataléptico, disse-lhe: "Agora este é seu braço sonhador; deixe que ele se abaixe na mesma velocidade em que você assiste e vê mais uma vez aquela parte do filme que você gosta em especial, como aquela na qual o Wookie estava fazendo as coisas."

Pude reparar em movimentos oculares rápidos conforme seu braço começou a descer com movimentos inconscientes, de modo que eu sabia que ele estava visualizando. Eu disse: "Pare aí. Você pode ver o Wookie?" Ele disse que sim.

"Pergunte-lhe se ele ficará do seu lado e se será seu amigo e se estará ali para ajudar a tomar conta de você." Pude vê-lo mover a boca e os lábios enquanto fazia essa pergunta ao Wookie. Quando voltou, perguntei-lhe: "O que ele disse?" Dave falou: "Não consegui entender; ele só fez um som." Se vocês viram Guerra nas Estrelas, sabem que a fala do Wookie era ininteligível. De modo que lhe disse: "Certo, faça com que ele balance a cabeça para cima e para baixo para 'sim' e de um lado para outro para 'não'. Pergunte-lhe de novo." De modo que Dave se voltou para dentro e perguntou e o Wookie balançou a cabeça em "sim". Perguntei-lhe: "Olha aqui, o Wookie é valente o bastante para lutar com os monstros?" Ele pensou nisso um pouco e depois disse: "Acho que não. Eles são ainda maiores e mais cruéis do que o Wookie."

Eu lhe disse: "Mas ele é *mais rápido* do que os monstros, certo?" Dave disse: "Sim." Pus minha mãos no ombro de Dave e disse: "Certo. O Wookie vai ficar ali perto e você sabe que ele estará ali por sua causa porque você sentirá a pressão em seu ombro quando ele ficar de pé a seu lado com a mão apoiada em seu ombro; sabe que se a coisa piorar ele te carrega nos braços e corre porque ele corre mais rápido do que os monstros. De modo que você sempre

267

conseguirá escapar se precisar." Ele processou e assentiu com a cabeça.

"No entanto, ainda não lidamos com os monstros. Quem mais poderia fazer isso?" Criamos algumas outras possibilidades e ele deu a resposta, como o cliente sempre faz caso o terapeuta seja esperto o suficiente para organizar um contexto conveniente. Ele escolheu Godzilla.

Eu disse: "Certo, vá aí dentro de você e veja Godzilla." Dave fechou os olhos imediatamente e levantou o braço. Foi aprendizagem de tentativa única; ele entendeu exatamente. Novamente eu vi movimentos oculares rápidos conforme ele se dirigia para seu interior e olhava. Depois parou e disse: "Estou tendo dificuldade para conseguir uma resposta." Eu lhe disse: "Bom, preste atenção na cabeça dele." Dave disse: "Mas ele está olhando na outra direção." "Digalhe que se vire!" foi minha sugestão. Então Dave disse: "Vire-se."

Bom, em si essa foi uma modificação *muito* importante. Agora *ele* estava controlando poderosas criaturas no domínio em que tinha ficado aterrorizado. Eu estava operando inteiramente dentro de seu sistema de crenças, sua própria metáfora.

Godzilla se virou para ele e assentiu com a cabeça. Eu falei: "agora resta apenas um problema. Você já tem alguém para defendê-lo e cuidar dos monstros, se precisar. Mas Godzilla é grande e desajeitado. Ele é forte e vai tomar conta de você mas você não quer que ele fique tropeçando dentro de seus sonhos quando você não precisar dele."

Ouçam o pressuposto dessa afirmação. A afirmação lhe disse: "Você terá sonhos. Alguns mostrarão monstros e outros não. Godzilla será útil em alguns sonhos e em outros não." Eu estava começando a converter o sonhar novamente numa atividade normal, inclusive agradável, ao invés de como era na época dos pesadelos.

Naquela altura, Dave me contou que na estória de Godzilla havia um menino que usava um colar especial. Quando o menino quer que Godzilla apareça porque está sendo ameaçado por monstros, o menino só precisa tocar no colar. Esse é o sinal para a chegada de Godzilla.

Perguntei à mãe de Dave: "Você poderia gastar mais uma hora agora de tarde levando Dave a algumas joalherias para encontrar um colar que para ele funcione como um dispositivo de sinal?" Eu precisava tomar cuidado aqui com os costumes do lugar. Naquela cidade, um menininho andando por aí de colar não seria muito bem aceito. Eu lhe disse que aquilo seria para ser usado à noite, quando ele soubesse que iria precisar. Mais uma vez, esta era uma forma de pôr sob seu controle toda a situação.

Neste exemplo, não desafiei o sistema de crenças da criança; não desafiei o modo como rotulava as coisas. Não fiz interpretações mas, em lugar disso, tive a flexibilidade de entrar no seu mundo de crenças infantis. Depois usei de recursos dentro daquele mundo que fossem adequados na obtenção de escolhas das quais necessitava a criança naquele período.

Homem: E se os pesadelos fossem apenas um sintoma de alguma outra coisa?

Quando se trabalha com um indivíduo ou com uma família, tudo o que conhecemos são apenas sintomas. Creio que os pesadelos representavam de fato alguma coisa que estava se passando dentro do sistema familiar, apesar de eu não ter a menor idéia do que seria. Pedi a Pam que acompanhasse a família no sentido de descobrir a emergência de algum outro sintoma. Seis meses depois ela relatou que não surgiram outros sintomas. Se tivessem emergido outros sintomas, eu teria passado para a remodelagem.

Ao responder aos pesadelos de Dave do modo como o fiz, modifiquei o significado dos mesmos. Essencialmente, remodelei-os. O fato de eu ter feito isso na presença de sua mãe também foi importante porque isso alterou as respostas *dela* aos pesadelos. Dei-lhe um exemplo de um modo diferente de responder aos pesadelos.

Mulher: Por que você usou a técnica do braço sonhador?

É só uma brincadeira e quis começar com uma brincadeira. Com crianças, configurar a atividade como brincadeira produz uma resposta muito mais útil do que configurá-la como algo para a solução de um problema. O braço sonhador é particularmente proveitoso no trabalho com pesadelos porque coloca a visualização sob o controle da criança.

Bênção

Homem: Você tem cerca de oito minutos para sua bênção. Achei assim que poderia gostar de saber disso.

Você quer que nós o coloquemos em transe, não é? Decidimos que desta vez não o faríamos. Iríamos dar-lhes muitas e muitas sugestões pós-hipnóticas porém, decidimos que gostaríamos de descobrir o que sucederia se simplesmente deixássemos vocês em suspenso. Queríamos saber se poderíamos retornar aqui no ano que vem e encontrá-los sentados aí ainda.

Certo. Ao longo dos últimos três dias, experimentamos toda uma variedade de experiências e de aprendizagens. E então, a coisa agora parece muito melhor, não é mesmo? Agora usem alguns minutos para pensar a respeito da seqüência do que se passou aqui. Voltem ao começo há três dias — e rapidamente percorram e façam uma revisão interna naquilo que aprenderam. Quais são as coisas que vocês querem levar daqui quando voltarem para seus consultórios, casas, família?... Porque as aprendizagens pelas quais passaram no Salão Nobre podem permanecer no Salão Nobre, mas não permanecerão se vocês notificarem a si mesmos quando e onde vocês querem que elas estejam.

Vejam, a aprendizagem pode permanecer num estado determinado de consciência. A aprendizagem condicionada a um estado é um fato. Uma vez, um grupo de alunos de medicina com o qual trabalhei recebeu um exame para ser feito na mesma sala em que haviam aprendido a matéria. Todos eles passaram maravilhosamente bem no exame. Cinco minutos depois do exame, foram levados para o outro lado do *campus,* para o ginásio de esportes e receberam o mesmo exame. Setenta e cinco por cento foram reprovados porque as aprendizagens em sua classe de aula não estiveram sempre disponíveis em outros contextos. E a aprendizagem do ginásio de esportes não foi muito útil para a realização de um exame de medicina.

Esta disponibilidade seletiva das informações impede que sua mente seja desnecessariamente sobrecarregada, mas também pode impedir a pessoa de obter aprendizagens quando e onde você desejar que isso se dê.

O melhor meio de ter uma aprendizagem é tê-la *somente* quando você precisa dela. Vejam, se você pensa constantemente em seu número de telefone o dia inteiro, todos os dias, vai ficar maluco. Se você puder pensar nele toda vez que quiser, exceto quando estiver perto de um telefone, isso não adianta nada. Se tentar entender *por que* isso acontece, ainda assim não será capaz de telefonar para casa. Mas se você *só* lembrar dele quando quiser dá-lo a alguém ou ligar para casa, essa será uma aprendizagem que lhe servirá bem.

De modo que, pensem nas coisas que querem levar consigo deste Salão Nobre... e pensem nos lugares para os quais desejam levá-los... Vocês não precisam pensar o que irão fazer com as aprendizagens quando chegarem lá... Pensem apenas na mobília de sua sala de visitas... na cama em que dormem à noite... na cadeira predileta de seu consultório... em sua secretária... no tapete do lugar onde você trabalha... nos clientes a quem viu vezes demais... nos sócios que sempre quis ter... para fazer o que quer que seja... seu desejo a ser por eles realizado. Pensem nos amigos... e namorados... pensem nos lugares e momentos... de seu futuro... que são dignos a ponto de receberem estas aprendizagens e compreensões... fazendo com que emerjam espontaneamente...

Porque, enquanto sua mente consciente trabalhou diligentemente durante os últimos três dias... para entender alguma coisa que não diz respeito a *ela*, e sim ao resto de cada um de vocês... sua mente inconsciente ficou coletando informações... de um modo que ela sabe como é... e não consegue evitar... E vocês podem consentir que essas informações... enquadrem-se em seu inconsciente... e vocês sabem inconscientemente... como escolher em meio a tantas informações... para fazerem modificações em si próprios... mudanças que embora possam talvez nem notar... podem ser duradouras e insinuantes.

Bem, alguns de vocês ainda não se tornaram muito bons amigos... de seus processos inconscientes... e queremos que percebam... que o seu inconsciente não é uma pessoa... é uma parte de *vocês*... Não uma parte de vocês como uma peça é uma parte... É uma parte de vocês porque funciona de modo diferente... da mente consciente. Seu inconsciente, por exemplo, é muito mais letárgico... Só faz coisas com *objetivo*... E o objetivo de escolher em meio às aprendizagens do Salão Nobre... é tal que sua mente consciente... pode ser deliciosamente surpreendida... quando descobrir-se fazendo coisas novas... e não sabendo exatamente *como*... e, especialmente, nem *por que*... E, enquanto existir um Salão Nobre, as aprendizagens do Salão Nobre os acompanharão...

Adeus.

Apêndice I
Pistas de Captação Visual

Embora a maioria das pessoas amontoe todo o seu processamento interno de informações dentro de uma coisa só e a isso chamem "pensar", Bandler e Grinder perceberam que pode ser muito proveitoso dividir o pensamento nas diferentes modalidades sensoriais segundo as quais ele ocorre. Quando processamos internamente as informações, podemos fazê-lo visualmente, auditivamente, cinestesicamente, olfativamente, gustativamente. Quando vocês lêem a palavra "circo" podem saber o que ela significa vendo imagens de picadeiros, elefantes, trapezistas; ouvindo a música do carrossel; sentindo-se excitados; sentindo o cheiro e o sabor da pipoca ou do

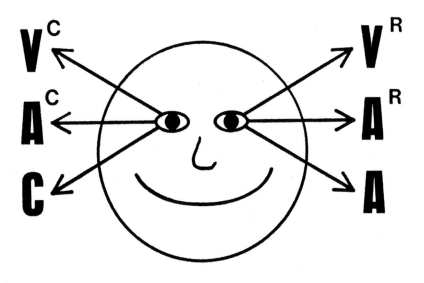

algodão doce. É possível captar o significado de uma palavra por qualquer um dos cinco canais sensoriais ou por qualquer combinação dos mesmos.

Bandler e Grinder observaram que as pessoas deslocam os olhos em direções sistemáticas, dependendo do tipo de pensamento que estão produzindo. Estes movimentos são denominados pistas de captação visual. A figura da pág. 273 indica o tipo de processamento que a maioria das pessoas faz quando desloca seus olhos numa determinada direção. Uma pequena porcentagem de indivíduos são "invertidos", ou seja, deslocam os olhos numa imagem especular desse quadro. As pistas de captação visual são discutidas no primeiro capítulo de *Sapos em Príncipes* e uma profunda discussão de como esta informação pode ser utilizada aparece em *Neuro-Linguistic Programming*, Volume I.

Este quadro é usado em sua máxima simplicidade se você o sobrepuser ao rosto de alguém, a fim de vê-lo olhando numa determinada direção e então você poderá visualizar o rótulo para aquela pista de captação visual.

Vr Imagens visuais recordadas: ver imagens de coisas vistas antes, do modo como foram vistas antes. Exemplos de perguntas que geralmente eliciam este tipo de processamento incluem as seguintes: "De que cor são os olhos de sua mãe?" "Qual é a aparência de seu casaco?"

Vc Imagens visuais construídas: ver imagens de coisas que nunca foram vistas antes, ou ver coisas diferentemente do modo como foram vistas antes. Perguntas que geralmente eliciam este tipo de processamento incluem as seguintes: "Qual seria a aparência de um hipopótamo cor de laranja com manchas vermelhas?" "Qual seria sua aparência visto do outro lado da sala?"

Ar Sons de palavras recordados e auditivos: recordação de sons ouvidos antes. Perguntas que geralmente eliciam este tipo de processamento incluem as seguintes: "Qual foi a última coisa que eu disse?" "Qual é o som de seu despertador?"

Ac Sons de palavras auditivos e construídos: ouvir sons que não foram ouvidos antes. Perguntas cuja tendência é a de eliciar este tipo de processamento incluem as seguintes: "Como seria o som de palmas transformando-se no som de pássaros cantando?" "Qual seria o som de seu nome de trás para frente?"

A Sons auditivos digitais: Falar consigo mesmo. Perguntas cuja tendência é a de eliciar este tipo de processamento incluem as seguintes: "Diga a si mesmo uma coisa que você freqüentemente se diz." "Recite o Juramento à Bandeira."

C   Sensações cinestésicas: Sentir emoções, ter sensações táteis (sentido do tacto), ou sensações proprioceptivas (sensação dos movimentos). Perguntas que eliciam este tipo de processamento incluem: "Como é ser feliz?" "Qual é a sensação de tocar numa pinha?" "Qual é a sensação de correr?"

Apêndice II

Padrões de Linguagem Hipnótica:
O Modelo Milton

Milton Erickson usou a linguagem muito sistematicamente em seu trabalho hipnótico, e muitas vezes segundo formas incomuns. Tais padrões foram primeiramente descritos por Richard Bandler e John Grinder em seu livro *Patterns of Hypnotic Techniques of Milton H. Erickson*, M.D., Vol. I. Usar este "Modelo Milton" constitui-se num pré-requisito à comunicação hipnótica efetiva e todos os exemplos de indução neste livro utilizaram esses padrões de linguagem. Muitos leitores irão inconscientemente começar a aprender padrões de linguagem hipnótica lendo os muitos exemplos de induções contidos neste livro. Este apêndice torna estes padrões mais explícitos de modo que se possa praticar um padrão por vez, a fim de incorporá-los todos sistematicamente a seu comportamento.

I. *Padrões Inversos de Metamodelo*

Freqüentemente, o Modelo Milton tem sido chamado o inverso do Metamodelo. O Metamodelo está plenamente descrito no livro *The Structure of Magic*, Vol. I, de autoria de Bandler e Grinder, e existe um excelente resumo de aproximadamente doze páginas do mesmo num apêndice do livro *They Lived Happily Ever After*, de autoria de Leslie Cameron Bandler. O Metamodelo é um conjunto de padrões lingüísticos que pode ser usado para especificar mais completamente a experiência. O Modelo Milton, ao contrário, fornece ao usuário maneiras de ser "artisticamente vago". Ser artisticamente vago permite ao comunicador fazer colocações que soem específicas e que, todavia, sejam suficientemente gerais para espelharem adequadamente a experiência do ouvinte, independente do que ela seja. O Metamodelo fornece maneiras de recuperar informações específicas que estejam omitidas em alguma sentença; o Modelo Milton fornece maneiras de construir sentenças nas quais praticamente todas as informações específicas estejam omitidas. Isto requer do ouvinte que ele preencha as lacunas com sua própria experiência interna. O Metamodelo pode ser convenientemente dividido em três porções: A. Coleta de Informações, B. Má-formação Semântica, e C. Limites do Modelo do Locutor.

A. Coleta de Informações

Como parte do Modelo Milton, esta porção é denominada *Omissão de Informação* e é a mais útil das três porções, em termos dos propósitos hipnóticos.

Seguem-se as quatro subcategorias:

1) Nominalizações: Nominalizaçõess são palavras que entram no lugar de um substantivo na sentença, mas não são tangíveis — não podem ser tocadas, sentidas, nem ouvidas. O teste para uma nominalização é: "Você pode pôr isso num carrinho de mão?" Se a palavra for um substantivo e não puder ser posta num carrinho de mão, trata-se de uma nominalização. Palavras tais como *curiosidade, hipnose, aprendizagens, amor*, etc. são nominalizações. São usadas como substantivos, mas na realidade são palavras processuais.

Toda vez que uma nominalização é utilizada, são omitidas muitas informações. Se eu disser: "Emily possui muitos *conhecimentos*", omiti exatamente aquilo que ela sabe e o modo como ela o sabe. As nominalizações são muito eficientes em induções hipnóticas porque permitem ao locutor ser vago e exigir do ouvinte que faça uma busca por sua experiência para encontrar o significado mais apropriado. As induções de Milton Erickson estão repletas destas.

No exemplo seguinte, as nominalizações estão em itálico: "Eu sei que você tem uma determinada *dificuldade* em sua *vida* e que você gostaria de trazer a uma *solução* satisfatória... não tenho certeza absoluta de quais *recursos* pessoais você consideraria mais úteis na resolução desta *dificuldade,* mas sei que sua *mente inconsciente* tem mais condições do que você de empreender uma busca em sua *experiência* para encontrar exatamente esse *recurso...*"

Neste parágrafo, não é mencionado nada específico mas se este tipo de afirmação for feito a um cliente que tenha vindo para a resolução de um problema, ela fornecerá significados pessoais específicos para as nominalizações utilizadas. Ao usar as nominalizações, o hipnotizador pode fornecer instruções úteis sem correr o risco de dizer alguma coisa que vá contra a experiência interna do ouvinte.

2) Verbos Não Especificados: Nenhum verbo é completamente especificado; são mais ou menos especificados. Se um hipno-

tizador usa verbos relativamente não especificados, o ouvinte é novamente forçado a suprir o significado a fim de entender a sentença...

Palavras tais como *fazer, consertar, solucionar, mover, modificar, questionar, pensar, sentir, saber, experimentar, compreender, recordar, tomar consciência de,* etc., são relativamente inespecíficas.

A sentença: *"Penso* que seja verdade" é menos específica do que: *"Sinto* que é verdade." Na última sentença, somos informados a respeito do modo com a pessoa pensa. Se eu digo: "Quero que você *aprenda",* estou usando um verbo muito inespecífico, uma vez que não estou explicando como é que eu quero que você aprenda, nem o que é que eu quero que você especificamente aprenda.

3) Índice Referencial Não Especificado: isto significa que o substantivo a respeito do qual se fala não está especificado.

"As *pessoas* podem relaxar."

"Isto pode ser facilmente aprendido."

"Você pode notar uma *determinada sensação."*

Afirmações como estas dão ao ouvinte a oportunidade de aplicar facilmente a sentença a si mesmo a fim de entendê-la.

4) Omissão: Esta categoria se refere a sentenças nas quais uma frase completa está inteiramente ausente.

Por exemplo: "Sei que você está curioso."

O objeto desta sentença está completamente ausente. O ouvinte não sabe aquilo que se supõe ser o objeto de sua curiosidade. Mais uma vez, o ouvinte pode preencher a lacuna com qualquer coisa que lhe seja relevante em sua experiência.

B. *Má-formação Semântica*

1) Modelo causal, ou vinculação. O uso de palavras que implicam num relacionamento de causa e efeito entre algo que está ocorrendo e algo que o comunicador quer que ocorra convida o ouvinte a responder como se uma das coisas fosse na realidade a "causa" da outra. Existem três tipos de vinculação com graus variados de força.

a) O tipo mais fraco de vinculação faz uso de conjunções para conectar fenômenos de outra forma não relacionados.

"Você está ouvindo o som de minha voz *e* pode começar a relaxar."

"Você está inspirando e expirando *e* sente curiosidade a respeito do que será possível aprender."

279

b) O segundo tipo de vinculação faz uso de palavras como *enquanto, quando, durante, na medida em que* para conectar afirmações por meio de determinação de um vínculo temporal.

"*Enquanto* você se senta aí sorrindo, pode começar a entrar em transe."

"Você pode relaxar mais completamente *na medida que* se balançar para frente e para trás."

c) O terceiro tipo de vínculo, que é o mais forte, usa palavras que concretamente declaram uma causalidade. Palavras tais como *faz, causa, força* e *exige* podem ser empregadas aqui.

"O assentimento de sua cabeça *fará* com que você relaxe mais completamente."

Observem que, ao usar cada tipo de vinculação, o comunicador começa com algo que já está acontecendo e o vincula a algo que deseja que aconteça. O comunicador será mais eficiente se começar com a forma mais fraca de vinculação e se gradualmente for passando para formas mais fortes.

Estas formas de vinculação funcionam pela implicação ou alegação de que aquilo que está ocorrendo irá causar a ocorrência de uma outra coisa e ao fazer para o ouvinte uma transição gradual entre o que está acontecendo e alguma outra experiência. Os capítulos I e II deste livro contêm uma descrição mais detalhada do uso dos modelos causais.

2) Leitura da Mente. Agir como se soubesse qual é a experiência interna de uma outra pessoa pode ser um instrumento eficiente para construir a credibilidade do hipnotizador, desde que a leitura da mente faça uso de padrões generalizados de linguagem. Se a leitura da mente for por demais específica, o comunicador corre o risco de dizer algo que contrarie a experiência do ouvinte, perdendo o contato por causa disso.

"Você deverá estar questionando o que direi a seguir."

"Você está curioso a respeito de hipnose."

3) Performativo Ausente. Afirmações avaliativas das quais a pessoa que faz a avaliação está ausente na sentença são denominadas Performativas Ausentes. As afirmações que fazem uso de performativos ausentes podem ser um meio eficaz de apresentar pressupostos como nos exemplos que se seguem:

"É bom que você possa relaxar com tanta facilidade."

"Não importa se você se afundar até lá embaixo nessa cadeira."

280

C. *Limites do Modelo do Locutor*

Esta porção do Metamodelo é a menos significativa na qualidade de parte do Modelo Milton. Suas duas categorias podem ser usadas para limitar o modelo do ouvinte de tal modo que produzam transe bem como outros resultados.

1) Quantificadores Universais. Palavras tais como *todos, cada um, sempre, nunca, ninguém*, são quantificadores universais. Estas palavras geralmente indicam uma supergeneralização.

"E agora você vai entrar *totalmente* em transe."

"*Cada* pensamento que você tem pode auxiliá-lo a entrar mais profundamente em transe."

2) Operadores Modais. Operadores modais são palavras tais como *deverá, deve, tem que, não pode, não irá fazer* e que indicam ausência de escolha.

"Você já observou que *não pode* abrir os olhos?"

II. *Padrões Adicionais do Modelo Milton*

Além dos padrões inversos do Metamodelo, o Modelo Milton inclui vários outros importantes padrões lingüísticos. O mais importante destes é o uso de pressuposições.

A. *Pressuposições*

O modo de determinar aquilo que está pressuposto e fechado a questionamento numa sentença é negando a sentença e encontrando aquilo que ainda resta de verdadeiro. O tipo mais simples de pressuposição é a existência. Na sentença: "Jack comeu a comida" está pressuposto que "Jack" e "comida" existem. Se você nega a sentença e diz: "Não, Jack não comeu a comida", o fato de Jack e a comida existirem ainda não foi questionado.

Os pressupostos são os mais poderosos dos padrões lingüísticos, quando usados por um comunicador que *pressupõe aquilo que não quer que seja questionado*. Um princípio geral é apresentar à pessoa muitas e muitas alternativas de escolha sendo que, apesar disso, todas elas pressupõem a resposta que você deseja.

Exemplos de tipos específicos de pressupostos que têm particular utilidade no trabalho hipnótico seguem-se abaixo; existe uma relação completa de formas pressuposicionais no apêndice de *Patterns I.*

1) Cláusulas Temporais Subordinadas. Cláusulas como estas começam com palavras tais como *antes, depois, durante, enquanto, uma vez que, anteriormente a, quando, na medida em que,* etc.

"Você quer se sentar *enquanto* entra em transe?" Isto dirige a atenção do ouvinte para a questão de sentar-se ou não e pressupõe que ele irá entrar em transe.

"Gostaria de discutir algo com você *antes* que você complete este projeto." Isto pressupõe que você completará o projeto.

2) Numerais Ordinais. Palavras tais como *uma outra, primeiro, segundo, terceiro,* etc., indicam ordem.

"Talvez você pergunte qual lado de seu corpo começará a relaxar *primeiro.*" Isto pressupõe que ambos os lados de seu corpo irão relaxar; a única questão é qual deles o fará primeiro.

3) Uso do "Ou". A palavra "ou" pode ser usada para pressupor que pelo menos uma das diversas alternativas irá acontecer.

"Não sei se sua mão direita *ou* se sua mão esquerda irá subir com movimentos inconscientes." Isto pressupõe que uma delas se levantará; a única questão é se eu sei ou não qual delas será.

"Você prefere escovar os dentes antes *ou* depois do banho?" Isto pressupõe que você vá tomar banho e escove os dentes; a única questão é a seqüência.

4) Predicados de Conscientização. Palavras tais como *saber, perceber, tomar conhecimento, notar,* etc. podem ser usadas para pressupor o resto da sentença. A única questão é se o ouvinte está *consciente* daquele aspecto que você está enfatizando.

"Você *percebe* que sua mente inconsciente já começou a aprender..."

"Você *sabia* que já esteve em transes muitas vezes em sua vida?"

"Você *reparou* nos efeitos atraentes que esta pintura causou à sua sala de estar?"

5) Advérbios e Adjetivos. Palavras como estas podem ser usadas para pressupor uma cláusula principal dentro da sentença.

"Você está *curioso* para desenvolver um estado de transe?" Isto pressupõe que você está desenvolvendo um estado de transe; a única questão é se você está curioso a esse respeito ou não.

"Você está em transe *profundo*?" Isto pressupõe que você está em transe; a única questão é se está profundamente em transe ou não.

"Quão *facilmente* você pode começar a relaxar?" Isto pressupõe que você pode relaxar; a única questão é com que facilidade isto se dará.

6) Mudança de Verbos e Advérbios Temporais. *Começar, terminar, parar, iniciar, continuar, prosseguir, já, ainda, não mais,* etc.

"Você pode *continuar a relaxar.*" Isto pressupõe que você já está relaxando.

"Você *ainda* está interessado em hipnose?" Isto pressupõe que você estava interessado em hipnose anteriormente.

7) Adjetivos e Advérbios de Comentário. *Felizmente, afortunadamente, inocentemente, alegremente, necessariamente,* etc.

"*Felizmente* não há necessidade de que saiba os detalhes do que você deseja a fim de eu ser capaz de ajudá-lo a conseguir isso." Isto pressupõe todas as coisas depois da primeira palavra.

Incluir muitos tipos de pressupostos na mesma sentença torna-a particularmente poderosa. Quantas mais coisas forem pressupostas mais difícil será para o ouvinte deslindar a sentença e pôr em questão qualquer um dos pressupostos. Algumas das sentenças pressuposicionais acima citadas contêm diversos tipos de pressupostos e essas sentenças serão mais potentes. A seguinte sentença é um exemplo de uso de muitos pressupostos incluídos em conjunto.

"*E não sei quanto tempo será preciso para você tomar conhecimento das aprendizagens que seu inconsciente já realizou, porque não é importante que você saiba antes de ter, confortavelmente, dado prosseguimento ao processo de relaxamento e de haver consentido que o outro lado seu aprenda alguma coisa de mais útil e gostoso por você.*"

B. *Padrões de Eliciação Indireta*

O próximo grupo de padrões do Modelo Milton é especialmente útil na obtenção de respostas específicas de forma indireta, sem serem ostensivamente pedidas.

1) Ordens embutidas. Ao invés de dar abertamente as instruções, o hipnotizador pode embutir diretivas dentro de uma estrutura mais ampla da sentença.

"Você começa a *relaxar.*"

"Não sei em que momento você se *sentirá melhor.*"

Quando se fazem diretivas embutidas dentro de uma sentença maior, pode-se apresentá-las mais suave e elegantemente e o ouvinte não irá perceber conscientemente quais orientações foram dadas. As mensagens acima têm chance de provocarem um impacto muito mais elegante do que se você fosse apenas dar as ordens: "Relaxe." "Sinta-se melhor."

283

2) Assinalação de análogos. Ordens embutidas são especialmente potentes quando usadas junto com a assinalação de análogos. A assinalação de análogos significa que você determina a separação entre a ordem e o resto da sentença com algum comportamento não-verbal análogo. Pode fazer isso com a elevação do volume de sua voz ao apresentar a ordem, fazendo uma pausa antes da ordem, trocando de tom de voz, fazendo um gesto com alguma das mãos, levantando as sobrancelhas. Pode-se usar qualquer comportamento que seja perceptível à outra pessoa para assinalar uma ordem como digna de atenção especial. A outra pessoa não necessita notar conscientemente essa marcação; na realidade, ela irá freqüentemente responder com mais elegância quando sua assinalação for percebida mas não reconhecida conscientemente.

3) Perguntas Embutidas. As perguntas, como as ordens, podem ser embutidas dentro de uma estrutura de sentença mais ampla.

"Estou curioso para saber o que você gostaria de obter com a hipnose."

"Estou me perguntando o que você gostaria de beber."

De modo típico, as pessoas irão responder a perguntas embutidas no primeiro exemplo "O que você gostaria de obter com a hipnose?" sem se dar conta de que a pergunta não foi feita diretamente. O ouvinte não se recusa a responder à pergunta, porque ela está embutida dentro de uma afirmação a respeito da curiosidade do ouvinte. Isto se constitui numa forma muito delicada e elegante de obter informação.

4) Ordens Negativas. Quando uma ordem é dada em forma negativa, a instrução positiva é aquilo a que geralmente se *responde*. Por exemplo, se alguém diz: "*Não* pense em pintinhas vermelhas", você tem que pensar em pintinhas vermelhas para entender a sentença. A negação não existe como experiência primária de imagens visuais, de sons e de sentimentos; negação só existe como experiência secundária: na representação simbólica da linguagem e das matemáticas.

Ordens negativas podem ser eficientemente usadas declarando-se o que você *realmente* quer que ocorra e fazendo preceder essa sentença a expressão "Não."

"*Não* quero que você se sinta confortável demais."

"*Não* sinta prazer demais praticando ordens negativas."

Geralmente o ouvinte irá responder experimentando aquilo que é sentir-se confortável ou aquilo que é sentir prazer praticando ordens negativas como forma de entender a sentença.

5) Postulados de Conversação. Os postulados de conversação são perguntas tipo sim/não que eliciam de modo típico uma resposta

ao invés de uma resposta literal. Por exemplo, se você abordar alguém na rua e perguntar: "Tem horas?" a pessoa em geral não dirá "sim" ou "não", dirá que horas são.

Se você pergunta a alguém "Você sabe o que tem na televisão hoje à noite?" é provável que a pessoa lhe diga qual é a programação noturna ao invés de "sim" ou "não".

A fim de fazer postulados de conversação, primeiro pensa-se na resposta desejada. Como exemplo, digamos que você quer que alguém feche a porta.

A segunda etapa é identificar pelo menos uma coisa que deve ser verdade se a pessoa fechar a porta. Em outras palavras, você está identificando aquilo que seu resultado final pressupõe. Neste caso, isso pressupõe: a) que a pessoa seja capaz de fechar a porta e b) que agora a porta está aberta.

O terceiro passo é usar um destes pressupostos e transformá-lo numa pergunta tipo sim/não. "Você pode fechar a porta?" "A porta está aberta?" Agora você tem uma pergunta que irá de modo típico obter uma resposta para você, sem que diretamente peça por ela.

6) Ambigüidade. A ambigüidade ocorre quando uma sentença, frase ou palavra tem mais do que um possível significado. A ambigüidade é um instrumento importante que pode resultar numa confusão moderada e numa desorientação que é útil para induzir estados alterados. Numa conversa normal, afirmações destituídas de ambigüidade são altamente valiosas; na hipnose, é muitas vezes verdadeiro o oposto. Qualquer ambigüidade possibilita para o ouvinte processar internamente uma mensagem em mais de uma maneira. Isso exige que a pessoa participe ativamente da criação do significado da mensagem, o que aumenta a probabilidade de o significado ser apropriado para a mesma. Além disso, é provável que um ou mais dos significados permaneça a nível inconsciente. Os primeiros quatro padrões descritos neste apêndice (Nominalizações, Verbos não Especificados, Índice Referencial Não-Especificado e Omissões) funcionam todos para aumentar a ambigüidade da mensagem.

a) Ambigüidade fonológica. Palavras que soem de modo semelhante mas que tenham significados diferentes criam ambigüidades fonológicas. Estas palavras incluem: * certo/escrever/rito (*right/ write/rite*) eu/olho; (*I/eye*); insegurança/em segurança (*insecurity/in security*) vermelho/lido (*red/read*); ali/deles/eles são

---

* Estas palavras foram literalmente traduzidas do inglês, sem a preocupação de criar com elas a ambigüidade a que alude o autor. (NT)

(*there*/*their*/*they're*); peso/espera (*weight*/*wait*); sabe/nariz (*knows*/ *nose*); aqui/ouve (*here*/*hear*).

As palavras seguintes têm similarmente dois significados, embora as duas soem de modo parecido e soletrem-se igualmente: * esquerda/deixou (*left*); pato/sujeito (*duck*); embaixo/triste (*down*); luz/ iluminar (*light*).

Outras ambigüidades fonológicas podem ser encontradas em palavras que podem ser usadas ou como verbo ativo "Levante o braço" (*Lift your arm*) ou como um verbo nominalizado "Me dê uma carona" (*Give me a lift*). Outros exemplos são: empurrar/energia (*push*); ponto/ocasião (*point*); puxar/ajuda de pistolão (*pull*); toque/tato (*touch*); repouso/resto (*rest*); inclinação da cabeça/ distrair-se (*nod*), mudar de casa/deslocar-se (*move*), falar/conversa (*talk*), ajuda/mão (*hand*), sentir/sutileza (*feed*).

As palavras que são dotadas de ambigüidade fonológica podem ser assinaladas analogicamente e combinadas com outras palavras para formarem uma mensagem destacada. Por exemplo: "*Eu* não sei se você está *perto* de entender *agora* o significado de um transe." A mensagem assinalada analogicamente pode ser ouvida como "eu perto agora".**

b) Ambigüidade sintática. Um clássico exemplo de ambigüidade sintática é o seguinte: "Hipnotizar o hipnotizador pode ser complicado." Esta sentença tanto pode significar que o hipnotizador na prática da hipnose pode ser maliciosamente astuto, quanto que colocar em transe um hipnotizador pode ser complicado.

A seguinte sentença tem a mesma forma: Eram vacas de leite/ Estavam ordenhando as vacas.***

O pronome eles/elas (*they*) poderia referir-se às pessoas ordenhando as vacas ou às próprias vacas leiteiras (*milking* como adjetivo e como gerúndio de *milk*, verbo.)

Este tipo de ambigüidade baseia-se no fato de se tomar um verbo transitivo, acrescentar "*ing*" (terminação de gerúndio) e colocá-lo antes de um substantivo. O verbo+*ing* pode servir então ou como adjetivo ou como verbo.

c) Ambigüidade de escopo. A ambigüidade de escopo ocorre quando não está claro a que porções da sentença se aplicam um adjetivo, um verbo, ou advérbio.

---

* Vale o mesmo critério da nota anterior. (NT)

** No original *eye close now* — *Eye* e *I* são foneticamente ambígüos; *close* tem sentido de perto e de fechar. A analogia auditiva seria então "olhos fechados agora". (NT)

*** No original *They were milking cows*. Devido à dupla tradução de *to be* (*were*) como ser e estar, é possível a ambigüidade que o autor esclarece a seguir no texto. (NT)

286

"Iremos com os homens e mulheres encantadores." Isto poderia significar que iremos com os homens encantadores e com as mulheres (as quais talvez sejam encantadoras, talvez não), ou que iremos com os homens que são encantadores e com as mulheres que são encantadoras.

"Não sei quanto tempo levará para você *perceber* completamente que está sentado aqui confortavelmente, ouvindo o som de minha voz e que está entrando num transe profundo na exata velocidade em que o deseja sua mente inconsciente..." Aqui não fica claro se o verbo *perceber* se aplica à totalidade da sentença ou apenas ao que vem antes do conectivo *e*. Se "perceber" se aplica à totalidade da sentença, tudo que se segue a "perceber" está pressuposto.

d) Ambigüidade de pontuação. Este tipo de ambigüidade é criado quando se põem duas sentenças juntas as quais acabam e começam com a mesma palavra.

"Parece que seu casaco é feito de *entranhas* profundamente em transe." A palavra "entranhas" está no final da primeira sentença e também no começo da segunda ("entra( )s profundamente em transe"). "Está tudo *certa*mente agora você já começou a relaxar." "Estou falando claramente para deixar claro que você pode *ouvir* você está no processo de hipnose."

"Como *vai você* ser capaz de entrar em transe profundo?"

C. *Padrões na Metáfora*

O conjunto final de padrões é particularmente útil quando usado na comunicação metafórica e quando usado em outros tipos de hipnose. Existem muitos outros padrões que são úteis para se contar estórias eficientemente. Porém, os próximos dois são geralmente considerados como parte do Modelo Milton.

1) Violações das Restrições Seletivas. Isto se refere à atribuição de qualidades a alguém ou alguma coisa que, por definição, não poderia contar com estas qualidades. Por exemplo, se eu falo a respeito de uma pedra que estava muito triste ou de um homem grávido, estou violando restrições seletivas, uma vez que as pedras não experimentam sentimentos e os homens não engravidam. O ouvinte precisa encontrar alguma forma de atribuir um significado a afirmações assim. Se eu menciono algo sobre as experiências da pedra triste e sobre as modificações realizadas por ela, o ouvinte provavelmente tirará um significado de minhas afirmações aplicando-as a si mesmo. "A pedra não pode estar triste, de modo que deve ser comigo." Este processo não é consciente, mas uma maneira automática de entender o que é dito.

2) Citações. Este padrão envolve a confecção de alguma afirmação que você quer fazer para uma outra pessoa, como se estivesse fazendo uma citação de algo dito por alguém num outro tempo e lugar. As citações podem ser empregadas para apresentar qualquer mensagem sem se ter a responsabilidade pela mensagem. Uma vez que aparentemente você está falando sobre o que uma outra pessoa falou num outro momento, seu ouvinte freqüentemente responderá à mensagem mas não identificará conscientemente aquilo a que está respondendo nem quem é responsável pela mensagem.

Você pode falar com alguém sobre um cliente de Milton Erickson que realmente queria aprender hipnose. Ele ouviu Erickson falar a respeito de hipnose e pensou que tinha entendido. Depois Erickson se virou para ele e enfaticamente lhe disse: *"Você não sabe realmente coisa alguma até ser praticado cada uma de suas partes ao máximo!"*

Bibliografia

Bandler, Richard e Grinder, John, *Frogs into Princes*. Real People Press, 1979. Este livro encontra-se traduzido para o português com o título de *Sapos em Príncipes*, Summus Editorial, 1982.

Glossário

Ab-reações, 110-115
Acompanhar, 24, 27, 41, 50-55, 58-60, 110-111, 126-127
Alucinações, positivas e negativas, 28-29, 39-40, 69
Amnésia, 94-95, 194, 208, 221-224
Ancoragem, 78-80, 259
Assinalação de análogos, 80-83, 284
Auto-hipnose, 245-255

Bates, William H., 190
Braço sonhador, 89-90, 267, 269

Calibragem, 231-243
Captação de transes anteriores, 65-67, 245
Casos
aura vermelha, 197
comilã compulsiva, 168
comilão de pecãs, 175
controle da dor, 219-220
dor de ouvido e retinir, 164-165
fumar, 163-165
mulher alcoólatra, 186-189
mulher louca e desorganizada, 76
mulher que não podia dizer "não", 146-147
paralisia histérica, 159-60
pés amortecidos, 166-168
plasticidade cerebral, 201-203
tigre sob a cama, 218
tratamento de choque elétrico, 81-83
Castañeda, Carlos, 101
Catalepsia, 88-91, 108
Citações, 103-288
Comandar, 40-41, 50-55, 58-59, 130
Congruência, 25-26, 102-103, 210-211
Contato, 24-25, 26-27, 41, 50-54, 58-60, 62, 110-111, 130

Controle, 25, 33, 38, 42-44
Controle da dor, 217-221
Controle de peso, 193
Conversão, 160-170
Criando uma história alternativa, 193-195

Descrição baseada no sensorial, 20, 23-24, 111-112
Dissociação, 110-111, 205-209, 222-224, 227-229
Distorção temporal, 251-253
Divisão, 18-19, 251-252
em porções 7 ± 2, 98, 101, 219
Drogas, 262-264
Dupla indução, 101

Erickson, Milton, 15-16, 26, 36-37, 66, 81, 95, 103-105, 121, 156-157, 159-160, 170, 193, 212, 217-218, 222, 226, 245
Escolha do resultado, 144-146, 149-150, 254-255
Espelhamento, 24, 27, 41, 50-54, 58-59, 110, 130
Espelhamento e comando não-verbal, 58-60, 115
Espelhamento e comando verbais, 50-58
Espelhar o futuro, 181-183, 206, 208-209
Estados de sono, 73-76
Estados de sono anestésicos, 75-76
Experiências universais, 156-158, 212-213

Feedback x fracasso, 112-113, 241-242
Fenômenos hipnóticos, 28-29, 38-40, 69-70

291

Fenômenos psíquicos, 239-243
Finalzinho de perguntas, 85
Freud, Sigmund, 160-161
Fumar, 163-165, 193-196, 209-211

Gerador de novos comportamentos, 205-212, 250

Hilgard, Ernest, 37

Identificação de transe profundo, 212-217
Incorporação, 54, 63, 72, 108-116, 197
Indicador — V. Espelhamento
Indução do aperto de mão, 87-95, 122
Induções de influência, 87-97
Induções e utilizações
espelhamento e comando verbais: Barb, 51-53
influência: Al, 87
instrução de processo: Jane, 121-122
Liz, 122-123
interrupção do aperto de mão: David, 87-88
sensação de mudança: Linda, 150-155
sistemas representacionais sobrepostos: Jane, 60-61
sonho hipnótico, 139-141
três portas: Ann, 126-131
Instrução processual, 72-74, 104-108, 120-136, 139-140, 141-143, 238-240
Interrupção de padrão, 87-97, 122

Leitura de bola de cristal, 236-241
Linguagem inespecífica, 20, 24-25, 112-113, 120, 133-136
Linguagem não baseada no sensorial, 51-52, 54-55, 56-57, 133-136
Linguagem do órgão, 72, 137-138

Medicação, 262-264
Mesmer, Anton, 160
Metáfora, 54-55, 103-105, 109-110, 155-158, 202, 287
Movimento inconsciente, 83, 123-125
Mudança evolutiva, 137-138, 249
Mudança generativa, 137-139, 249

Nominalizações, 126, 133-136, 278

Operadores modais, 38-39, 281
Ordens embutidas, 65, 81, 86, 283
Ordens negativas, 14, 84-86, 284

292

Poder pessoal, 102
Pressuposições, 121, 281-283
Problemas físicos, 198-203, 217-220, 261-266
Problemas psicossomáticos, 159-160, 164-168, 198
Pseudo-orientação temporal, 211, 252

Realidades embaralhadas, 85-86
Recuperação da história pessoal, 225-229
Regressão, 69, 191-192, 212-215
Regressão etária, 69, 191-192, 212-215
Remodelagem, 159-203, 210, 213
Remodelagem de conteúdo, 110-113
Resistência, 27, 33, 55, 111, 114, 130-131, 197
Respostas de polaridade, 25-26, 85, 90, 184-185, 242
Rotinas de limpeza, 141-143

Sinais ideomotores, 71, 106-108, 170, 174, 235-236
Sistemas representacionais, 46, 60-65, 101, 245-246, 273-274
Sobrecarga, 97-102
Sobreposição, 59-65, 199-201
Sonho hipnótico, 116-117, 123, 138-141
Substituição de sintoma, 160-170
Sugestões pós-hipnóticas, 75-76

Testes de suscetibilidade hipnótica, 38-39
Transe
elementos convincentes, 76-77
fenômenos, 28-29, 38-40, 69
sinais, 45-48
Transes que ocorrem naturalmente, 66-70
Transições, 28-38, 40-41, 44, 57-59
Troca de índice referencial, 207-208, 212, 215

Utilização de respostas naturais, 25-26, 43, 184, 185, 260

Vincular, 29-38, 41, 44, 57-59, 279-280
Visão, 190-192

NOVAS BUSCAS EM PSICOTERAPIA
VOLUMES PUBLICADOS

1. *Tornar-se Presente — Experimentos de crescimento em Gestalt-Terapia* — John O. Stevens.
2. *Gestalt-Terapia Explicada* — Frederick S. Perls.
3. *Isto é Gestalt* — John O. Stevens (org.).
4. *O Corpo em Terapia — A abordagem bioenergética* — Alexander Lowen.
5. *Consciência pelo Movimento* — Moshe Feldenkrais.
6. *Não Apresse o Rio (Ele corre sozinho)* — Barry Stevens.
7. *Escarafunchando Fritz — Dentro e Fora da Lata de Lixo* — Frederick S. Perls.
8. *Caso Nora — Consciência corporal como fator terapêutico* — Moshe Feldenkrais.
9. *Na Noite Passada Eu Sonhei...* — Medard Boss.
10. *Expansão e Recolhimento — A essência do t'ai chi* — Al Chung-liang Huang.
11. *O Corpo Traído* — Alexander Lowen.
12. *Descobrindo Crianças — A abordagem gestáltica com crianças e adolescentes* — Violet Oaklander.
13. *O Labirinto Humano — Causas do bloqueio da energia sexual* — Elsworth F. Baker.
14. *O Psicodrama — Aplicações da técnica psicodramática* — Dalmiro M. Bustos e colaboradores.
15. *Bioenergética* — Alexander Lowen.
16. *Os Sonhos e o Desenvolvimento da Personalidade* — Ernest Lawrence Rossi.
17. *Sapos em Príncipes — Programação neurolingüística* — Richard Bandler e John Grinder.
18. *As Psicoterapias Hoje — Algumas abordagens* — Ieda Porchat (org.)
19. *O Corpo em Depressão — As bases biológicas da fé e da realidade* — Alexander Lowen.
20. *Fundamentos do Psicadrama* — J. L. Moreno.
21. *Atravessando — Passagens em psicoterapia* — Richard Bandler e John Grinder.
22. *Gestalt e Grupos — Uma perspectiva sistêmica* — Therese A. Tellegen.
23. *A Formação Profissional do Psicoterapeuta* — Elenir Rosa Golin Cardoso.
24. *Gestalt-Terapia: Refazendo um Caminho* — Jorge Ponciano Ribeiro.
25. *Jung* — Elie J. Humbert.

26. *Ser Terapeuta — Depoimentos —* Ieda Porchat e Paulo Barros (orgs.)
27. *Resignificando — Programação neurolingüística e a transformação do significado —* Richard Bandler e John Grinder.
28. *Ida Rolf fala sobre Rolfing e a Realidade Física —* Rosemary Feitis (org.)
29. *Terapia Familiar Breve —* Steve de Shazer.
30. *Corpo Virtual — Reflexões sobre a clínica psicoterápica —* Carlos R. Briganti.
31. *Terapia Familiar e de Casal — Introdução às abordagens sistêmica e psicanalítica —* Vera L. Lamanno Calil.
32. *Usando sua Mente — As coisas que você não sabe que não sabe —* Richard Bandler.
33. *Wilhelm Reich e a Orgonomia —* Ola Raknes.
34. *Tocar — O Significado humano da pele —* Ashley Montagu.
35. *Vida e Movimento —* Moshe Feldenkrais.
36. *O Corpo Revela — Um guia para a leitura corporal —* Ron Kurtz e Hector Prestera.
37. *Corpo Sofrido e Mal-Amado — As experiências da mulher com o próprio corpo —* Lucy Penna.
38. *Sol da Terra — O uso do barro em psicoterapia —* Álvaro de Pinheiro Gouvêa.
39. *O Corpo Onírico — O papel do corpo no revelar do si-mesmo —* Arnold Mindell.
40. *A terapia mais breve possível — Avanços em práticas psicanalíticas —* Sophia Rozzanna Caracushansky.
41. *Trabalhando com o corpo onírico —* Arnold Mindell.
42. *Terapia de vida passada —* Livio Tulio Pincherle (org.).
43. *O caminho do Rio — a ciência do processo do corpo onírico —* Arnold Mindell.
44. *Terapia Não-Convencional — as técnicas psiquiátricas de Milton H. Erickson —* Jay Haley.
45. *O Fio das Palavras — um estudo de psicoterapia existencial —* Luiz A.G. Cancello.
46. *O Corpo Onírico nos Relacionamentos —* Arnold Mindell.
47. *Padrões de distresse — Agressões emocionais e forma humana —* Stanley Keleman.
48. *Imagens do Self — O processo terapêutico na caixa-de-areia —* Estelle L. Weinrib.
49. *Um e um são três — O casal se auto-revela —* Philippe Caillé
50. *Narciso, a bruxa, o terapeuta elefante e outras histórias psi —* Paulo Barros
51. *O Dilema da Psicologia — o olhar de um psicólogo sobre sua complicada profissão —* Lawrence LeShan
52. *Trabalho corporal intuitivo — Uma abordagem Reichiana —* Loil Neidhoefer
53. *Cem anos de psicoterapia... — e o mundo está cada vez pior —* James Hillman e Michael Ventura.
54. *Saúde e Plenitude: um caminho para o ser —* Roberto Crema.
55. *Arteterapia para famílias — abordagens integrativas —* Shirley Riley e Cathy A. Malchiodi.
56. *Luto — Estudos sobre a perda na vida adulta —* Colin Murray Parkes.
57. *O Despertar do Tigre — curando o trauma —* Peter A. Levine com Ann Frederick.
58. *Dor — um estudo multidisciplinar —* Maria Margarida M. J. de Carvalho (org.).
59. *Terapia familiar em transformação —* Mony Elkaïm (org.).
60. *Luto materno e psicoterapia breve —* Neli Klix Freitas.
61. *A busca da elegância em psicoterapia — Uma abordagem gestática com casais, famílias e sistemas íntimos —* Joseph C. Zinker.

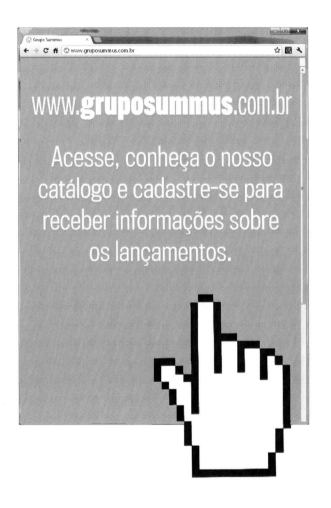